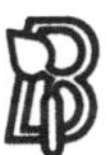

Claudia Eberhard-Metzger
Renate Ries

Verkannt und heimtückisch

Die ungebrochene Macht der Seuchen

Springer Basel AG

Die Deutsche Bibliothek – CIP-Einheitsaufnahme

Eberhard-Metzger, Claudia:
Verkannt und heimtückisch : die ungebrochene Macht der
Seuchen / Claudia Eberhard-Metzger ; Renate Ries.
ISBN 978-3-0348-6026-0   ISBN 978-3-0348-6025-3 (eBook)
DOI 10.1007/978-3-0348-6025-3
NE: Ries, Renate

© 1996 Springer Basel AG
Ursprünglich erschienen bei Birkhäuser Verlag, Basel 1996
Softcover reprint of the hardcover 1st edition 1996

Gedruckt auf säurefreiem Papier, hergestellt aus chlorfrei gebleichtem Zellstoff. TCF ∞
Umschlaggestaltung: Matlik und Schelenz, Essenheim

ISBN 978-3-0348-6026-0

9 8 7 6 5 4 3 2 1

Inhalt

Vorwort

Hierzulande wird kaum zur Kenntnis genommen, daß Infektionen nach wie vor weltweit die häufigste Todesursache sind, und dies mit steigender Tendenz. Die in den Naturwissenschaften gründenden Fortschritte bei der Behandlung, Vorbeugung und Bekämpfung von Epidemien während der letzten hundert Jahre ließen die Infektionskrankheiten aber fast ausschließlich als Gesundheitsrisiko der Dritten Welt erscheinen. In der Aus- und Weiterbildung von Studenten und Ärzten wurde daher in den meisten Industrieländern der Infektiologie weniger Aufmerksamkeit zuteil, und die infektiologische Forschungsförderung erlahmte.

Erst neuerdings gewinnen Infektionen wieder an Interesse. Dazu haben besonders die Erfahrungen mit HIV-Infektionen und Aids, Berichte über oder sogar eigene Beobachtungen von Patienten, die an exotischen Infektionen erkrankten, sowie Pressemeldungen über Seuchen beigetragen.

In den letzten Jahren wurden Berichte über Pest-, Cholera- oder Ebolaepidemien in fernen Ländern auch in Europa vielfach als Bedrohung empfunden, obwohl diese Krankheiten in unseren Breitengraden in diesem Jahrhundert nicht oder nicht mehr epidemisch aufgetreten sind. In diesem Zusammenhang erinnerten die Medien uns an Fälle von eingeschleppten Pocken, Marburg-Krankheit und Lassafieber, die in den sechziger und siebziger Jahren zumindest lokal für Aufsehen gesorgt hatten.

Heute beunruhigt die Öffentlichkeit und auch die Fachwelt, daß Infektionserreger gegen Medikamente resistent werden. Das betrifft Tuberkulose und Malaria, aber auch Krankenhausinfektionen, die regional kaum noch therapierbar sind. Unter dem Stichwort «emerging infections» werden zudem neue Erreger oder Krankheitsbilder beschrieben, die aus dem sich ständig ändernden Wechselspiel zwischen Mensch und übrigem Biotop entstehen.

Das Bewußtsein der Öffentlichkeit wird wesentlich durch die Massenmedien geprägt, wobei vielfach die nur oberflächlich recherchierte Sensationsmeldung über die seriösen Berichte dominiert. Folge ist eine allgemeine Verunsicherung, die weitgehend beseitigt werden könnte, gäbe es nur Autoren, die bereit und fähig wären, infektiologische Forschungsergebnisse allgemeinverständlich darzustellen.

Mit dem vorliegenden Buch wird dieser Anspruch aus meiner Sicht mehr als erfüllt. In vorbildlicher Weise verknüpfen die Autorinnen Medizingeschichtliches und Epidemiologisches mit neuesten Forschungsergebnissen zu einem wertvollen Nachschlagewerk – nicht nur für den interessierten Laien. Gefangen durch die spannende, allgemeinverständliche Darstellung, erwirbt der Leser rasch und nachhaltig umfassende Kenntnisse über die Geschichte und die aktuelle Bedeutung aller wichtigen Infektionen. Das Werk ist dadurch hervorragend geeignet, die Erkenntnisse und Zielsetzungen der Infektiologie einem breiten Leserkreis nahezubringen. Der Leser wird nach der Lektüre die Phänomene der Infektionskrankheiten aus dem persönlichen Umfeld wie auch in der Medienberichterstattung angemessen beurteilen und so zu einer sachlichen Einschätzung beitragen können.

In diesem Sinne wünsche ich dem Buch viel Erfolg durch eine möglichst weite Verbreitung.

Tübingen, im Juni 1996
Professor Jürgen Knobloch

Die unterschätzte Gefahr

Mikroben auf Weltreise:
Seuchenerreger im globalen Dorf

In seinem Mund gebe es mehr Lebewesen als Menschen in den Niederlanden. Mit dieser verblüffenden Mitteilung überraschte 1683 ein holländischer Tuchhändler die ehrenwerten Wissenschaftler der Royal Society of London. Antony van Leeuwenhoek hatte mit seinem primitiven, handgebastelten Lichtmikroskop zahllose kleine «Animalcula» beobachtet, als er den Belag seiner Zähne untersuchte. Solche «kleinen Tierchen» fanden sich auch in anderen Proben – etwa in einem Tropfen Teichwasser oder einer Prise Erdreich. Van Leeuwenhoek bekam als erster Mensch jene wimmelnde Welt zu Gesicht, von der die Forscher heute wissen, daß sie aus Mikroben besteht.

Die Mikroben, auch Mikroorganismen genannt, tragen ihren Namen nicht ohne Grund: Sie sind derart klein, daß sie dem menschlichen Auge verborgen bleiben. Zu ihnen zählen Bakterien und Viren, Einzeller und niedrige Pilze. Wo auch immer auf der Erde Leben existiert, sind auch die Winzlinge anzutreffen. In unglaublicher Vielzahl bevölkern sie den Erdball: Jedes Gramm Ackerboden enthält rund 100 000 Mikroben, auf einen Hektar umgerechnet, sind das 200 bis 600 Kilogramm. Sie schwirren in der Luft, die wir atmen, und tummeln sich in der Nahrung, die wir essen. Sie schwimmen im Wasser, das wir trinken, und siedeln auf Händen und Haaren, im Mund, auf der Haut und im Darm jedes Menschen. «Die Gesamtmasse mikrobiellen Lebens auf unserem Planeten ist nahezu unkalkulierbar groß – man hat sie auf das 5- bis 25fache der Masse allen tierischen Lebens geschätzt», staunt der englische Mikrobiologe John Postgate, Professor an der University of Sussex.

Die Allgegenwärtigen haben noch weitere Besonderheiten: Sie überstehen wie kaum ein anderes Lebewesen extremste Bedingungen und vermehren sich in einem phantastischen Tempo. So könnte beispielsweise eine Zelle des Bakteriums Escherichia coli bei ausreichender Nahrung und Temperatur innerhalb von drei Tagen eine Bakterienmasse produzieren, die größer ist als die Erdmasse.

Bei soviel Einzigartigkeit erstaunt es kaum mehr, daß Mikroben neunzig Prozent der lebenden Substanz auf unserem Planeten ausmachen. Wie gewaltig der Einfluß der Winzlinge auf das Dasein des Menschen ist, verwundert dennoch, selbst dann, wenn man nur eine kleine Auswahl ihres Repertoires betrachtet: Sie halten die Umwelt sauber, sorgen für die Fruchtbarkeit des Bodens, verwandeln Traubensaft in Wein und Malz in Bier. Und sie erzeugen Krankheiten. Auch das erledigen Mikroben mit der ihnen eigenen Perfektion, sind doch die Plagen, die Mikroorganismen verursachen, für den Menschen besonders gefährlich. Denn es genügt den Erregern nicht, nur ein Opfer heimzusuchen. Sie trachten danach, ihre Krankheit zur Seuche ausufern zu lassen: Viele Menschen fallen plötzlich einer schweren Infektion zum Opfer. Das mikrobielle Desaster kann als Epidemie örtlich und zeitlich begrenzt sein oder aber als Pandemie die Welt in Atem halten.

Krankmachende Mikroben plagen den Menschen, seit es ihn gibt. Sie sorgten dafür, daß die Geschichte der Menschheit zur Geschichte der Seuchen geriet. Jahrtausendelang schien es, als reiche eine Mikrobe das Zepter der Weltherrschaft an eine andere weiter. Die Menschheit, fortlaufend neuen Geißeln ausgesetzt, war hilflos. Sie kannte ihre Feinde nicht einmal.

Im Bewußtsein des modernen Menschen aber gehören Seuchen zur Vergangenheit. Pest, Lepra, Cholera oder Tuberkulose gelten mittlerweile als Bedrohungen einer schon fernen, dunklen Zeit. Auch der «Pschyrembel», das bekannteste klinische Wörterbuch im deutschsprachigen Raum, fügt seiner Seuchendefinition hinzu, daß es sich um einen «historischen Begriff» handele.

Der medizinische Fortschritt des 20. Jahrhunderts hat es ermöglicht, daß sich die Einstellung des Menschen gegenüber den gefährlichen Winzlingen wandelte. Innerhalb weniger Jahrzehnte wich die über Jahrhunderte anhaltende tiefwurzelnde Furcht des Menschen vor den unsichtbaren Widersachern sorgloser Gelassenheit. Die Antibiotika, Anfang der vierziger Jahre entdeckt, haben die von Bakterien hervorgerufenen Schrecken zurückgedrängt. Impfstoffe bewirkten auf wundersame Weise, daß lebensbedrohliche Viruserkrankungen ausgerottet wurden. Beeindruckt vom Erfolg der Antibiotika und Impfstoffe, verkündete in den sechziger Jahren der Leiter der US-Gesundheitsbehörde, es sei an der Zeit, «das Buch der Infektionskrankheiten zu schließen». Nur wenige Wissenschaftler oder Ärzte zweifelten daran, daß die Menschheit ihren Triumphzug gegen die Mikroben fortsetzen würde.

Das war ein frommer Wunsch, wie wir heute wissen. Denn die Mikroben, über Jahrmillionen mit allen Wassern der Evolution gewaschen, beherrschen raffinierte Anpassungsmechanismen. Es ist nur eine Frage der Zeit, bis sie es lernen, jedem Antibiotikum, jedem Impfstoff zu trotzen. Verschwunden geglaubte Seuchen wie Tuberkulose, Diphtherie und Pest kehren zurück. Und Gefahren drohen nicht nur von altbekannten Mikroorganismen. Neue Erreger treten auf, gegen die selbst die hochgelobte molekulare Wissenschaft bislang kaum etwas ausrichten kann. Die Immunschwäche Aids, die aus den Tiefen Afrikas aufgetaucht ist und sich zur Pandemie ausgewachsen hat, ist ein Beispiel dafür.

Die dramatische Zunahme sowohl unerforschter als auch altbekannter Infektionskrankheiten könne schon bald zu einer «globalen Krise» führen, warnt die Weltgesundheitsorganisation (World Health Organization: WHO) in ihrem Jahresbericht 1996. Im vergangenen Jahr seien siebzehn Millionen Menschen an Infektionskrankheiten gestorben – darunter neun Millionen Kinder. Nicht Herz-Kreislauf- und Krebserkrankungen sind, global betrachtet, die großen Killer. Nach wie vor belegen von Mikroben verursachte Erkrankungen konkurrenzlos den ersten Platz der Weltrangliste des Todes. Selbst in den medizinisch gutversorgten Vereinigten Staaten von Amerika mußten Wissenschaftler der Centers for Disease Control and Prevention (CDC), der US-Seuchenkontrollbehörde, in Atlanta Anfang 1996 einen beunruhigenden Trend melden: Die Rate der Sterblichkeit bei Patienten mit Infektionskrankheiten war zwischen 1980 und 1992 gestiegen – um 58 Prozent. «Trotz des historischen Versprechens, daß Infektionskrankheiten in den Vereinigten Staaten verschwinden würden, zeigen die neuen Daten, daß die von ihnen verursachte Sterblichkeit in den USA in jüngster Zeit zugenommen hat», urteilen der Wissenschaftler Robert Pinner und Kollegen im Januar 1996 in der Medizinzeitschrift «Journal of the American Medical Association» («JAMA»).

«Die Bedrohung durch Infektionskrankheiten wird in den kommenden Jahren anhalten und sich möglicherweise sogar intensivieren», prophezeit auch der Medizinnobelpreisträger Joshua Lederberg. Der aufkeimenden Gefahr müsse man sich mit wohlüberlegten Strategien in den Weg stellen, schreiben Lederberg und der Virologe Robert Shope bereits 1992 in ihrem Buch «Emerging Infections». Es gelte, Lehren aus der Vergangenheit zu ziehen und die Ursachen für die Rückkehr der Seuchen zu analysieren. Dieses Ziel hat ein Forschungsprogramm, das die Vereinigten Staaten unter der Leitung von CDC-Direktor David Satcher im Jahr 1994 initiiert haben.

Was sind die Gründe für die Rückkehr der Seuchen? Dazu erklärt Professor Reinhard Kurth, Präsident des Paul-Ehrlich-Instituts in Langen bei Frankfurt am Main: «Um Antworten auf diese Frage zu finden, muß man überlegen, unter welchen Bedingungen neuartige Mikroorganismen entstehen und altbekannte Erreger zusätzliche Verbreitungsgebiete finden könnten. Dabei wird man zu der Erkenntnis gelangen müssen, daß es vor allem der Mensch ist, der mit seinem Handeln die Bedingungen für das vermehrte Auftreten von bisher wenig oder nicht beobachteten Infektionskrankheiten schafft.»

Kampf gegen Mikroben: die Probleme der Gegenwart

Kurth mahnt, zunächst müsse man sich vor Augen halten, daß es gegen viele weitverbreitete Infektionskrankheiten keine Impfstoffe gebe: nicht gegen das aidserzeugende HI-Virus, gegen Herpesviren, viele Bakterien und auch nicht gegen Parasiten, etwa Plasmodien, die Erreger von Malaria. Noch negativer bewertet Kurth, daß existierende Impfstoffe schlecht verfügbar seien. Aus finanziellen und organisatorischen Gründen trete der Mangel besonders dort auf, wo die Impfstoffe am dringendsten benötigt würden: in den Ländern der Dritten Welt.

Eine Reihe von Impfstoffen, fordert Kurth, müßte zudem verbessert werden. Vor allem solche, die sich gegen bakterielle Infektionen richten. Mit ihnen sei es bislang nicht möglich, einen Impfschutz von über 95 Prozent zu erreichen. Zudem sei die Schutzkraft der Impfungen häufig zeitlich begrenzt. Bei der Bekämpfung krankmachender Bakterien komme noch ein weiteres um sich greifendes Problem hinzu: Der übermäßige Einsatz von Antibiotika hat die Zahl von resistenten Bakterien stetig ansteigen lassen. Die gewieften Mikroben entkommen den ehemals euphorisch gefeierten «Wundermitteln». «Für die Therapie bakterieller Infektionen findet derzeit ein ständiger Wettlauf zwischen resistenten Erregern und neu entwickelten Antibiotika statt», sagt Kurth.

Nicht zuletzt leisten auch moderne klinische Therapieverfahren neuartigen Infektionen Vorschub. Ein Beispiel ist die Behandlung von Krebserkrankungen mit Zytostatika. Die Antikrebsmedikamente schädigen nicht nur Tumorzellen, sondern beeinträchtigen auch die körpereigene Abwehr. Ein anderes Beispiel ist die Unterdrückung von Abstoßungsreaktionen mit immunhemmenden Medikamenten nach der Verpflanzung von Organen. «Dies führt zu einer ansteigenden Zahl von immungeschwächten Patienten», erklärt Kurth. Menschen, deren Immunsystem – die Antwort der Evolution auf krankmachende Mikroben – an Schlagkraft verloren hat, werden anfällig für neuartige ansteckende Krankheiten. Diese plagen beispielsweise HIV-Infizierte. Bei ihnen können sich Viren, Bakterien oder Pilze breitmachen und tödliche Erkrankungen verursachen. Ein gesundes Immunsystem würde mit solchen Mikroben kurzen Prozeß machen.

Risikofaktor Mensch

Den Ausbruch alter und neuer Epidemien fördern auch der technische Fortschritt, Veränderungen des Lebensstils und der Umwelt. In der Landwirtschaft etwa bewirkt der Zwang zur Produktionssteigerung, daß die Mechanisierung zunimmt und immer mehr Herbizide und Insektizide ausgebracht werden. Beides verändert Flora und Fauna in den Anbaugebieten oft drastisch. Davon profitieren vor allem Viren, die für ihre Verbreitung Zwischenwirte, sogenannte Vektoren, nutzen. Zahlreiche Beispiele demonstrieren, wie sich Viren in Folge agrarwirtschaftlicher Eingriffe in die Natur ausgebreitet haben. Darauf geht unter anderem das Oropouchefieber in Mittel- und Südamerika zurück. Dort wird seit Mitte der sechziger Jahre der Kakaoanbau intensiviert. Stechmücken, die das krankheitserregende Oropouchevirus in sich tragen, finden nach der Ernte in den mit Regenwasser gefüllten Kakaoschalen ideale Brutbedingungen für ihr Larven. In dem Maß, wie sich die Mücken vermehren, steigt die Wahrscheinlichkeit, daß Menschen gestochen und mit den Viren infiziert werden.

Mikroben verbreiten sich auch dort besonders gut, wo die Nutztierhaltung intensiviert wird. Vor allem die gleichzeitige Aufzucht verschiedener Tierarten berge gehörige Risiken, warnt Kurth. Denn dadurch wird es Viren nicht nur leichtgemacht, von einer Tierart zu anderen zu wandern; sie können durch den Wirtswechsel zudem gefährlicher werden. Ein Beispiel ist die enge gemeinsame Haltung von Enten, Hühnern und Schweinen, wie sie etwa in Afrika und Südostasien vielerorts betrieben wird. Wissenschaftler sorgen sich, daß dies die Entstehung neuer gefährlicher Grippeviren begünstigt. Der Grund für ihre Sorge: In Wasservögeln, Haustiergeflügel und in der bäuerlichen Bevölkerung gibt es einen Pool von Grippeviren, die Schweine anstecken können. In deren Körpern treffen die Erreger auf «schweineeigene» Viren, mit denen sie ihre Gene tauschen. «Im Schwein als Mischgefäß können neue Grippevirusstämme mit neuer Immunogenität und Pathogenität für den Menschen auftreten», erläutert Kurth.

Klimaänderungen: Treibhaus der Seuchen

Je wärmer es ist, desto besser geht es den Mikroben. Deshalb fürchten Experten, daß der weltweite Temperaturanstieg die Verbreitung von Krankheitserregern fördert. Klimatologen erwarten, daß im Jahr 2100 die Durchschnittstemperaturen auf der Erde etwa um zwei Grad Celsius über den gegenwärtigen Werten liegen werden. Schon heute ist die mittlere Temperatur der Erdoberfläche 0,5 Grad höher als vor hundert Jahren. Der Meeresspiegel steigt um ein bis zwei Zentimeter pro Jahr, weil eis- und schneebedeckte Regionen abtauen (und wärmeres Wasser ein größeres Volumen besitzt). Diese Zahlen hat das Gremium für Klimaänderungen der Vereinten Nationen Ende 1995 veröffentlicht.

Die Meteorologen wissen, daß es in der Klimageschichte immer dann warm war, wenn es eine hohe Konzentration von Kohlendioxid in der Atmosphäre gab. Und diese steigt seit Beginn des Industriezeitalters stetig. Inzwischen sind Werte erreicht wie nie seit 200000 Jahren. Die Konsequenzen sind möglicherweise schon heute spürbar: 1995 war bei uns das wärmste Jahr seit mehr als einem Jahrhundert, gaben deutsche Meteorologen bekannt. Die WHO betrachtet die Folgen der

klimatischen Veränderungen in einem Bericht aus dem Jahr 1996 als
«eine der größten Herausforderungen der öffentlichen Gesundheits-
versorgung im kommenden Jahrhundert».

Besonders starken Einfluß haben Klimaveränderungen auf Krankheiten, die von Stechmücken übertragen werden. Dazu gehören die Malaria, das Denguefieber und viral bedingte Hirnhautentzündungen.
Heute verursacht die Malaria zwischen ein und zwei Millionen Todesfälle pro Jahr. Seit 1973 hat sich die Erkrankung wieder merklich ausgebreitet. Eine Ursache ist, daß die Stechmücken resistent gegen die Insektizide werden, mit denen sie bekämpft werden sollen. Auch der gefährlichste Malariaerreger, der Einzeller Plasmodium falciparum,
widersteht zunehmend der Wirkung von Medikamenten. Die erhofften
Fortschritte bei der Entwicklung eines Malariaimpfstoffs lassen auf sich
warten. In vielen Regionen, in denen die Malaria bereits als besiegt galt,
hat sie sich erneut ausgebreitet und fordert mehr Opfer als jemals zuvor.

Als Verbreitungsgrenze für die Malaria gilt die Sechzehn-Grad-
Winterisotherme, so der Experte Jonathan Patz von der Johns Hopkins
School of Hygiene and Public Health im amerikanischen Baltimore.
Unterhalb dieser Temperatur kann sich der Erreger nicht vermehren.
Zwischen 20 und 27 Grad dagegen pflanzt sich Anopheles, die Mala-
riamücke, schnell fort, und ihre Stechfreudigkeit ist so groß, daß mit
einer raschen Verbreitung der Infektion zu rechnen ist.

Wie schnell solche klimatischen Faktoren wirken können, belegt ein
Beispiel aus Ruanda. Dort ist die Malaria 1987 nach Rekordtemperaturen und starken Regenfällen in Gebirgshöhen vorgedrungen, in denen
sie bis dato unbekannt war. Modellrechnungen haben ergeben, daß in
den nächsten fünfzig Jahren aufgrund der Klimaveränderung jedes
Jahr etwa eine Million Malariatote zusätzlich zu erwarten sind.

Ähnliches gilt für das Denguefieber. Es wird von der Mücke Aedes
aegypti übertragen. Das Fieber tritt bei einer Temperatur von dreißig
Grad etwa viermal häufiger auf als bei siebzehn Grad. Zudem fördern
bereits leicht erhöhte Temperaturen die Infektiosität des viralen Erregers und die Stechlust der Aedesmücke. Auch die afrikanische Schlaf-
krankheit und das Gelbfieber werden nach Ansicht der WHO-Experten
vom Klimawechsel profitieren. Die Erhöhung der Wassertemperatur
begünstigt wahrscheinlich auch die Ausbreitung von Erkrankungen
wie der Cholera, wie Fachleute befürchten.

Wissenschaftler des Londoner Public Health Laboratory Service haben 1995 ein beängstigendes Schreckensszenario entworfen: Wenn die mittlere Jahrestemperatur geringfügig steigt, kann es passieren, daß bislang auf die Tropen und Subtropen begrenzte Krankheiten auch bei uns heimisch werden – darunter Malaria, Gelbfieber und Bilharziose.

Die renommierten amerikanischen Wissenschaftler Joshua Lederberg und Robert Shope haben eine Arbeit veröffentlicht, in der sie zu einer ähnlich düsteren Prognose kommen wie ihre englischen Kollegen: Über kurz oder lang, fürchten Lederberg und Shope, könnte in New Orleans eine Gelbfieberepidemie ausbrechen – die Überträgermücke Aedes aegypti hat sich schon in den Sümpfen rund um die Stadt eingenistet. Bisher war es für die gefährlichen Insekten erst Hunderte von Kilometern südlich der Südstaatenmetropole, im tropischen Lateinamerika, warm genug, um sich zu vermehren. Weil die geringen Impfvorräte der Vereinigten Staaten innerhalb weniger Tage verbraucht wären, rechnen Lederberg und Shope im Fall eine Epidemie mit bis zu 100 000 Erkrankungen und 1000 Todesfällen innerhalb von 90 Tagen.

Umweltveränderungen: Die Natur schlägt zurück

«Die mikrobiellen Auswirkungen einer Klimaerwärmung sind erst längerfristig zu erwarten. Sie haben derzeit keine praktische Bedeutung», so bewertet Reinhard Kurth die schlimmsten Befürchtungen. Anders sieht es aus mit den Umweltsünden, die der Mensch begangen hat. Sie haben schon jetzt bedenkliche Folgen. Derzeit gibt es beispielsweise über 400 gemeldete Fälle von Affenpocken, die den Menschen heimgesucht haben. Die Erkrankung ist ausschließlich dort aufgetreten, wo der Mensch bislang weitgehend unberührte Waldgebiete gerodet hat. Gefährdet sind vor allem Neusiedler. Wissenschaftler vermuten, daß das Virus, das die Affenpocken verursacht, normalerweise in einheimischen Nagern – in Afrika vor allem in Eichhörnchen – vorkommt. Offenbar kann das Pockenvirus sowohl direkt vom Nager, seinem natürlichen Wirt, als auch über infizierte Affen auf den Menschen übergehen. Mit beiden Tierarten kommen Menschen verstärkt in Kontakt, wenn sie in unberührtes Terrain eindringen.

Auch Fernstraßen schaffen Erregern neue Ausbreitungswege. Der Bau der Transamazonica in Brasilien hat es etwa der Malaria ermöglicht, in die neu erschlossenen Siedlungsgebiete einzudringen. In den frühen achtziger Jahren kam das HI-Virus am schnellsten entlang der Fernstraße von Kampala nach Mombasa voran.

Wie Seuchen entstehen und auf welchen Wegen sie sich verbreiten, wollen die Anthropologin Carol Jenkins vom Institute of Medical Research in Papua-Neuguinea und der Evolutionsbiologe Paul Ewald vom Amherst College in Massachusetts mit einer Studie auf Neuguinea ergründen. Seit 1993 erheben die Forscher erstmalig Daten vor, während und nach einem Waldeinschlag. Ihr Ziel ist es, den Gesundheitszustand von Dorfbewohnern und Waldarbeitern mit virologischen Tests zu dokumentieren. Zusätzlich untersuchen sie Insekten, Nager und Säuger als eventuelle Virusüberträger. Projekte wie das auf Neuguinea sollen helfen, Strategien zu entwickeln, mit denen neu auftretende Erkrankungen und deren Ausweitung zu Epidemien im Ansatz verhindert werden können.

Wuchernde Krankheitszentren: Megastädte

Noch Ende des letzten Jahrhunderts konnte sich nicht einmal ein Visionär wie Jules Verne eine Stadt mit über einer Million Menschen vorstellen. Im Jahr 2010 wird es mehr als 500 solcher Ballungszentren geben; in 26 von ihnen dürfte die Einwohnerzahl zehn Millionen übersteigen. Bereits heute leben erstmalig in der Geschichte mehr Menschen in Städten als auf dem Land.

Im April 1996 warnte die WHO vor einem Zusammenbruch des Gesundheitssystems in Großstädten: Bereits in rund zwanzig Jahren würden mehr als sechzig Prozent der Weltbevölkerung in Städten leben; die schnelle Ausbreitung von Seuchen durch ungenügende sanitäre Einrichtungen drohe das Leben in den übervölkerten Zentren zur Qual zu machen.

Rasch wachsende Städte seien ideale Nährböden für eine rasche Ausbreitung von Krankheiten wie Röteln und Tuberkulose, Aids und Cholera, mahnt die Weltgesundheitsorganisation. Vor allem in den Megastädten – gigantische Moloche mit mehr als zehn Millionen Einwohnern – könne das Gesundheitswesen kollabieren. Die WHO ruft daher alle Verantwortlichen auf, der Gefahr entgegenzutreten. Der Zusammenschluß im Netz «Gesunde Städte» – einem bereits vor zehn Jahren initiierten WHO-Projekt – hat zum Ziel, die medizinische Versorgung der städtischen Bevölkerung sicherzustellen und krankmachende Lebensbedingungen einzudämmen oder ihnen vorzubeugen.

Schon in der Vergangenheit waren es immer wieder Städte, in denen Seuchen entstanden und von denen aus sich die Plagen verbreiteten. Medizinhistoriker kennen vor allem vier Krankheiten, die von den Lebensbedingungen der Menschen in Städten profitierten: Lungenpest, Lepra, Tuberkulose und Syphilis. So wurde London – damals die größte und am dichtesten besiedelte Stadt der Welt – im Jahr 1665 von der Pest heimgesucht. Innerhalb eines Jahres forderte der Schwarze Tod über 100 000 Menschenleben. Der Schriftsteller Daniel Defoe («Robinson Crusoe»), als Kind Augenzeuge der Ereignisse, beschreibt, warum die Pest sich so rasch ausbreiten konnte: «Die Pest ist wie ein großes Feuer. Wenn nur einige wenige der betroffenen Häuser einander berühren, kann man diese wenigen Häuser isolieren oder abbrennen. Aber wenn die Pest in einer eng bebauten Stadt beginnt und vorankommt, dann steigert sich ihr Zorn; sie wütet über den ganzen Ort und verschlingt alle, die sie erreicht.»

In einer Stadt tobte auch die letzte große Choleraepidemie, die Deutschland heimsuchte. Über 8000 Hamburger starben im Sommer 1892 an der vom Kommabazillus verursachten Darmerkrankung. Als Robert Koch das Zentrum der Seuche im Gängeviertel besichtigte, war er entsetzt über die Lebensbedingungen der Menschen: «Ich habe noch nie solche ungesunden Wohnungen, Pesthöhlen und Brutstätten für jeden Ansteckungskeim gesehen», kommentierte der Gelehrte die Zustände.

Daß man aus der Vergangenheit wenig gelernt hat, zeigt die gegenwärtige Entwicklung. Wie Magnete ziehen Städte die Mikroben an – und der Mensch tut das Seine, um sie willkommen zu heißen. Hongkong beispielsweise schüttet jeden Tag eine Million Tonnen Fäkalien in das südchinesische Meer. Im Dezember 1982 wurde Kairo von Abwässern überflutet, in denen die Menschen an einigen Stellen knietief wateten. Vierzig Prozent der Einwohner von Nairobi hausten 1979 in Wohnungen, die so heruntergekommen waren, daß die betreffenden

Stadtviertel absichtlich in keine offizielle Straßenkarte aufgenommen wurden. 1978 beurteilte die Weltbank rund achtzig Prozent der Häuser in Addis Abeba als «ungeeignet für die Unterbringung von Menschen».

So war es denn auch eine Stadt, in der 1994 der Schwarze Tod des Mittelalters wiederauftauchte: Die Pestfälle im indischen Surat schokkierten die Welt. Surat war, typisch für die Dritte Welt, binnen weniger Jahre zu einer Metropole mit über zwei Millionen Einwohnern geworden. Neue Industrien, Diamantschleifereien und Textilfabriken hatten eine Million Land- und Armutsflüchtlinge angelockt: Doch die Stadt war nicht darauf eingerichtet, die Menschen zu beherbergen. Die Arbeiter lebten in elenden Slums, ohne die einfachsten hygienischen Einrichtungen, umgeben von Müllbergen, in denen sich die Ratten tummelten.

Auch das Denguefieber ist in vielen tropischen Megastädten mittlerweile zur Dauererscheinung geworden. Der Grund: Zur Wasserversorgung dienen meist offene Behälter, die für infizierte Mückenlarven ideale Brutstätten sind. «Ursache für den Ausbruch fast aller Seuchen sind soziale Probleme: katastrophale Wohnbedingungen, mangelnde Hygiene, schlechtes Trinkwasser und unkontrolliertes Abwasser», resümiert Thomas Hoppe vom Hamburger Bernhard-Nocht-Institut für Tropenmedizin. Allein auf verseuchtes Trinkwasser sind nach Schätzungen der Weltgesundheitsorganisation achtzig Prozent der weltweit dramatisch zunehmenden Seuchen – vor allem der Cholera und ähnlicher epidemischer Darmerkrankungen – zurückzuführen.

Häufigste Krankheitsursache: Armut

Spätestens das Beispiel der unkontrollierten Verstädterung und ihrer ärgsten Konsequenzen zeigt den wahren Grund aller Seuchen. Im Mai 1995 veröffentlichte die WHO einen Report, der feststellt: Die wichtigste Krankheitsursache in der Welt ist Armut. Unter Menschen, die ein Leben im Elend fristen müssen, finden die Mikroben besonders leicht besonders viele Opfer.

Elend und Armut werden wohl auch weiterhin zum Vorteil der Mikroben erhalten bleiben. Das lassen Berechnungen der Weltbank befürchten. Danach wird die Zahl der Armen in den Entwicklungsländern zur Jahrtausendwende rund 1,1 Milliarden betragen; davon werden 511 Millionen in Südasien, 304 Millionen in Afrika südlich der Sahara und 126 Millionen in Lateinamerika leben.

Hauptleidtragende der Armut und der mit ihr verschwisterten Erkrankungen sind Kinder. In den armen Ländern sind vierzig Prozent aller Verstorbenen jünger als fünfzehn Jahre; in reichen Ländern dagegen sterben nur vier Prozent aller Kinder unter fünfzehn. Von Mikroben hervorgerufene Durchfallerkrankungen und akute Infektionen der Atemwege verursachen die Hälfte der Todesfälle in armen Ländern; Wundstarrkrampf bei Neugeborenen, Masern und Keuchhusten ein weiteres Viertel.

Wer aber sich und seine Kinder im wohlhabenden Teil der Welt in Sicherheit wiegt, täuscht sich. Denn Mikroben kennen keine Grenzen. Joshua Lederberg: «Der Erreger, der auf einem fernen Kontinent ein Kind tötet, kann morgen dein Kind töten und übermorgen eine Pandemie entfesseln.» Leichtsinn und Sorglosigkeit können in der reichen Welt zur tödlichen Falle werden, zumal sie einhergehen mit einer noch nie dagewesenen Mobilität. Sie hat die Welt zum Dorf, zum «global village», gemacht. Nicht nur den Menschen ermöglichen die modernen Verkehrsmittel ein kosmopolitisches Dasein – auch Mikroben nutzen das Tempo der High-Tech-Welt, um innerhalb weniger Stunden von einem Kontinent zum anderen gelangen.

Für den Risikofaktor Mobilität finden sich ebenfalls Vorbilder in der Vergangenheit. Cortez und seine Truppen brachten die Pocken nach Südamerika. Die Syphilis machte sich in Europa breit, nachdem Kolumbus und seine Leute aus Westindien zurückgekehrt waren. Die auf diesem Weg verbreiteten Erreger waren und sind stets besonders gefährlich für Bevölkerungsgruppen, die nie zuvor mit dem Erreger in Kontakt gekommen sind und demzufolge keine natürliche Immunität erwerben konnten. Die Masern etwa wuchsen sich zu Beginn dieses Jahrhunderts zu einer schweren Epidemie auf den Falklandinseln aus, als die dort bis dahin unbekannte Krankheit eingeschleppt worden war. Gleiches ereignete sich Ende der dreißiger Jahre auf den Färöerinseln.

Gefährliches Reisefieber

In modernen Zeiten tragen Geschäfts- und Urlaubsreisende nicht unerheblich dazu bei, Mikroben rund um den Globus zu befördern. Rund fünfzig Millionen Europäer sind alljährlich in der Ferne unterwegs, sei es beruflich oder privat; allein auf das deutsche Konto gehen etwa vier bis fünf Millionen Abstecher in tropische und subtropische Regionen. Die Statistiken der Mediziner enthüllen die Schattenseite der Weltoffenheit: Jeder zweite deutsche Ferntourist ist während des Urlaubs zumindest für einige Tage krank. Zehn Prozent der Reisenden müssen ärztlich versorgt werden, jeder fünfzigste ist nach seiner Rückkehr arbeitsunfähig.

Trotz des ausgeprägten Reisefiebers, das vor allem die Deutschen seit Jahren erfaßt hat, ist die Beratung und Aufklärung für interkontinentale Ausflügler noch immer ungenügend. Eine repräsentative englische Studie hat ergeben, daß die Deutschen von allen Europäern zwar am intensivsten um Aufklärung über etwaige Gesundheitsrisiken bemüht sind. Die meisten versäumen es allerdings, Informationen rechtzeitig – das heißt mehr als einen Monat vor Reiseantritt – einzuholen. Rund ein Drittel der Reiselustigen informiert sich überhaupt nicht. Sie starten in exotische Länder in der fälschlichen Ansicht, daß ein Aufenthalt in den Tropen ebenso ungefährlich sei wie ein Sonntagsausflug in den Pfälzer Wald.

Mangelndes Gefahrenbewußtsein und fehlende Eigeninitiative der Reisenden sind nur eine Ursache. Wie die britische Umfrage auch zeigt, bewerten die Hausärzte – die häufigste Informationsquelle deutscher Touristen – die Risiken nicht in jedem Fall richtig. Europaweit schätzt ungefähr ein Viertel der Allgemeinmediziner die Verbreitung so mancher Infektionskrankheit als zu geringfügig ein, um eine Impfung zu empfehlen. So waren 27 Prozent der befragten Reisenden nicht gegen Typhus geschützt, weil ihr Hausarzt eine Immunisierung für verzichtbar gehalten hatte. Etwa 23 Prozent reisten im Vertrauen auf die ärztliche Empfehlung ohne Impfung gegen Hepatitis A.

Noch düsterer ist es um den Gesundheitsschutz Geschäftsreisender bestellt. Auf sie entfällt im europäischen Durchschnitt rund ein Drittel aller Reisen in risikoreiche Zielgebiete. Nur etwa drei Prozent lassen sich von ihrem Betriebsarzt beraten oder impfen.

Bei der Studie hat sich herausgestellt, daß die Befragten insgesamt unzureichend geschützt waren: Bestenfalls ein knappes Drittel aller Deutschen und Franzosen und weniger als zwanzig Prozent der Italiener und Spanier waren gegen irgendeine Infektionskrankheit geimpft – aber alle waren auf dem Sprung in ein Hochrisikogebiet. Von den Reisenden am meisten gefährdet sind Rucksacktouristen ohne Impfschutz, die oft mehrere Monate lang unter schlechten hygienischen Bedingungen und in engem Kontakt mit der einheimischen Bevölkerung unterwegs sind.

Angesichts dieser Arglosigkeit wundert es nicht, daß Fernreisende immer häufiger mit einer Tropenkrankheit heimkehren. So stieg beispielsweise in Großbritannien zwischen 1970 und 1985 die Zahl importierter Malariafälle von 101 auf 2112 jährlich. 1993 kehrten etwa 8000 Westeuropäer mit dem gefährlichen Wechselfieber in die Heimat zurück; 300 bezahlten ihre Sorglosigkeit mit dem Leben. Wissenschaftler schätzen, daß sich mittlerweile jeder tausendste Fernreisende während eines Aufenthalts in den Tropen oder Subtropen mit Malariaerregern infiziert.

Auch in Deutschland wächst die Zahl der gemeldeten Malariaerkrankungen seit 1993 wieder deutlich: Nachdem sie bereits 1994 um elf Prozent stieg, waren es 1995 schon fünfzehn Prozent. In diesem Jahr erkrankten in Deutschland 947 Menschen an Malaria, 18 starben. Etwa achtzig Prozent der Infektionen erfolgten in Afrika, am häufigsten in Kenia, Ghana, Nigeria, Kamerun und Togo. Die Analyse der gemeldeten Malariaerkrankungen der vergangenen drei Jahre zeigt, daß etwa die Hälfte der deutschen Touristen, die nach Afrika reisen und an Malaria erkranken, keine, eine unzureichende oder eine falsche Chemoprophylaxe durchgeführt hatten. Die aktuelle Malariastatistik für Deutschland weist nach Ansicht von Christian Schönfeld vom Landesinstitut für Tropenmedizin in Berlin auf eine «desolate Situation» hin. Die Rate der Sterblichkeit sei in der Bundesrepublik mit drei Prozent die höchste im deutschsprachigen Raum, teilte Schönfeld im Frühjahr 1996 mit.

Schönfeld klagt, viele Ärzte seien nicht in der Lage, Reisende kompetent zu beraten. Nach Meinung des Tropenmediziners setzt eine fachkundige ärztliche Beratung die Kenntnis der Resistenzlage des Erregers, des vorherrschenden Erregertyps, der Übertragungsrate und der Verträglichkeit der Malariamedikamente voraus. Zu bedenken sei darüber hinaus, daß das Malariarisiko selbst innerhalb eines Landes sehr unterschiedlich sein könne. Die gängigen Karten der Weltgesundheitsorganisation seien «viel zu pauschal». Nach Schönfeld muß die Entscheidung für oder gegen eine kontinuierliche Chemoprophylaxe oder eine Notfallbehandlung anhand des konkreten Reiseziels, der Reisedauer, des Reisestils und der persönlichen Krankheitsvorgeschichte des Reisenden getroffen werden.

Nicht nur die Malaria, auch das Denguefieber droht sich in Deutschland zu einer Gefahr auszuweiten. Wissenschaftler eines Kongresses über importierte Virusinfektionen am Münchener Max-von-Pettenkofer-Institut schätzten im Mai 1995, daß jährlich wenigstens 2000 Bundesbürger an dem tropischen Fieber erkranken.

Um zu verhindern, daß exotische Seuchen in Deutschland eingeschleppt werden, fordern Wissenschaftler, ein Gremium aus Experten, erfahrenen Laboratorien und Kliniken einzurichten, das im akuten Fall mit der Diagnose, der Therapie und der Vorbeugung betraut werden solle. «Die Voraussetzungen zur Bekämpfung eingeschleppter exotischer Seuchen sind in Deutschland vorhanden», befindet Jürgen Knobloch, Ordinarius für Tropenmedizin und Geschäftsführender Direktor des Instituts für Tropenmedizin der Universität Tübingen: «Es fehlt jedoch ihre organisatorische Verknüpfung durch ein Gremium, das verbindlich die Abwicklung von Einzelfällen und Epidemien regelt.»

Was ist zu tun?

Um dem Ausbruch von Epidemien vorzubeugen, fordern die Experten außerdem zusätzliche und verbesserte Impfstoffe und Therapeutika. Sichergestellt werden müßten zudem die finanziellen Voraussetzungen, damit Impfstoffe dort eingesetzt werden könnten, wo sie am meisten benötigt würden. Auch sei es wichtig, daß die öffentliche Gesundheitsfürsorge verbessert werde und sich jeder einzelne für seine Gesundheit verantwortlich fühle. Die Fachleute verlangen darüber hinaus vor allem eines: die Verminderung der durch den Menschen verursachten Risiken. «Diese sind fast immer Konsequenzen aus dem wenig kontrollierten Bevölkerungswachstum», erklärt Reinhard Kurth.

Notwendig ist nach Meinung der Seuchenkundler zudem ein weltweites Überwachungs- und Informationsnetz. Auf diese Weise könnten einzelne Verdachtsfälle überall auf dem Globus frühzeitig erfaßt sowie sicher diagnostiziert und behandelt werden. Nur so ist es möglich, bereits im Ansatz zu verhindern, daß eine Infektionskrankheit sich zur unkontrollierbaren Seuche auswächst. Überwachungszentren sollten vor allem in den Slums tropischer Megastädte angesiedelt werden, schlagen die Experten vor.

Die gefährlichen Mikroben werden schließlich nur dann erfolgreich zu bekämpfen sein, wenn die Staaten von ihren Isolationstendenzen ablassen. Denn jede Strategie zur Prävention aufkeimender Infektionskrankheiten kann nur dann Früchte tragen, wenn sie in der ganzen Welt verankert ist. Dazu aber ist es notwendig, die Lebensbedingungen der Menschen in den Entwicklungsländern zu verbessern und eine angemessene medizinische Grundversorgung sicherzustellen. Bei der Auseinandersetzung zwischen Mikrobe und Mensch heißt es wachsam sein. «Es gibt es keine Garantie, daß wir in diesem Kampf die Überlebenden sind», sagt Lederberg.

Eine weitere zentrale Forderung der Wissenschaftler ist, die Grundlagenforschung wiederzubeleben. Sie könnte dazu beitragen, die Evolution der Mikroben besser zu verstehen. Neue Erkenntnisse weisen beispielsweise darauf hin, daß menschliche Verhaltensweisen darüber entscheiden, ob sich Krankheitserreger zu harmlosen oder gefährlichen Formen weiterentwickeln. «Ohne eine evolutionäre Sicht wird sich die Vergangenheit wiederholen. Wenn wir variable Keime mit Medikamenten hemmen, werden dagegen resistente Stämme auftreten», erklärt Paul Ewald, Vorsitzender der Abteilung Biologie des Amherst College. Diese Wandlungsfähigkeit der Mikroben übersteige zweifellos die Möglichkeiten des Menschen, den Mikroorganismen zuvorzukommen. Für die Bekämpfung gefährlicher Krankheitserreger sei deshalb eine neue Sicht der Dinge notwendig: «Aus gefährlichen Formen sollten wir harmlosere hervorgehen lassen können – nicht weil ein friedliches Nebeneinander von Parasit und Wirt das unvermeidliche Ziel der Evolution wäre, sondern weil wir die Koexistenz zu dem für Erreger vorteilhaftesten Ergebnis machen.»

Lebenslanges Kräftemessen

Erreger und Mensch

Laura war kaum vier Wochen alt, als sich das erste Mal Pilze in ihrem Rachen breitmachten. Der Kinderarzt behandelte sie daraufhin mit Medikamenten, und die Beschwerden des Kindes verschwanden. Zwei Wochen später aber suchten die besorgten Eltern erneut den Arzt auf. Laura hatte hohes Fieber, starker Husten quälte sie. Eine bakterielle Infektion beider Lungenflügel war die Ursache, stellte sich heraus. Laura erhielt dagegen Penicillin. Noch während sie das Antibiotikum einnahm, begannen die Pilze in ihrem Rachen wieder zu wuchern. Erneut erhielt das Mädchen Medikamente, die die Eindringlinge aus ihrem Körper vertreiben sollten. Lungenentzündung und Racheninfektion besserten sich mit Hilfe der Arzneimittel; allerdings ungewöhnlich langsam.

Es dauerte keine vierzehn Tage, bis die verzweifelten Eltern das fiebernde Kind wieder zum Arzt bringen mußten. «Erneute Pilzinfektion im Rachen», lautete die Diagnose. Eine Röntgenaufnahme zeigte, daß auch die Bakterien sich wieder in ihrer Lunge angesiedelt und eine schwere Entzündung verursacht hatten. Dieses Mal blieb die medikamentöse Behandlung erfolglos. Sowohl die Pilze im Rachen des Mädchens als auch die Bakterien in der Lunge vermehrten sich unbeeindruckt weiter.

Laura starb im Alter von drei Monaten. Bei der Autopsie stellte sich heraus, daß ihr kleiner Körper dem Überfall der Mikroben kaum etwas entgegenzusetzen hatte: Laura war ohne Thymusdrüse auf die Welt gekommen. Und mit diesem Organ fehlte ihr ein zentraler Bestandteil des Immunsystems – jenes hochkomplexen Wunderwerks, das die Natur in Jahrmillionen geschaffen hat, um die tägliche Bedrohung durch die allgegenwärtige Mikrobenflut abzuwehren.

«Die hochentwickelte Immunabwehr des Menschen formte sich im Zug der Evolution durch das fortwährende Ringen zwischen mannigfaltigen, äußerst wandlungsfähigen Mikroorganismen und deren Wirten. In jedem Individuum wird dieser Kampf neu ausgefochten», schreibt der Immunologe William Paul vom amerikanischen Nationalen Institut für Infektionskrankheiten in Bethesda, Maryland. «Unzählige mikrobielle Herausforderungen meistern die Abwehrkräfte im Laufe eines Lebens; zahllosen Gegnern machen sie den Garaus. Von vielen Schlachten, die in unserem Körper geschlagen werden, merken wir nicht einmal etwas. Nicht immer jedoch kann das Immunsystem den Angreifern trotzen. Oft ist eine tödlich verlaufende Infektion die einzige, dafür aber endgültige Niederlage in einem ansonsten siegreichen Feldzug.»

Lauras Immunsystem hatte von Anfang an keine Chance, der Mikrobeninvasion Herr zu werden. Denn ohne Thymus war es dem neugeborenen Mädchen nicht möglich, bestimmte Immunzellen – sogenannte T-Lymphozyten (T steht für Thymus)– zu bilden, die in Blut und lymphatischen Organen wie den Lymphknoten und der Milz vorkommen und eine wichtige Rolle bei der Abwehr von Krankheitserregern spielen. Bei Laura, zeigte die Autopsie, waren die Gebiete von Lymphknoten und Milz, die normalerweise von Lymphozyten besiedelt sind, völlig leer.

Seele des Immunsystems

Lange Zeit war den Wissenschaftlern nicht bekannt, welche Funktion der Thymus erfüllt. Sie glaubten, die oberhalb des Herzens gelegene Drüse sei schlichtweg nutzlos. Denn welche Bedeutung sollte schon ein Organ haben, welches nach der Pubertät so stark zusammenschrumpft, daß es im Brustkorb eines Erwachsenen nur noch mit Mühe aufzufinden ist? Erst in den fünfziger Jahren erkannten die Immunologen die Aufgabe der Drüse: «Sie ist die Seele des Immunsystems», schreibt der amerikanische Immunologe John Dwyer, «eine Art Internat, dessen Zöglinge gemeinhin als T-Lymphozyten bezeichnet werden.»

Wenn ein Embryo zehn Wochen alt ist, hat die Thymusdrüse schon ihren Platz im Körper eingenommen und kann erste Zellen als Schüler aufnehmen. Um ihre Zöglinge anzulocken, produziert die Drüse Substanzen, denen bestimmte Zellen nicht widerstehen können. Sie folgen den «Lockstoffen», wandern zur Thymusdrüse und lassen sich in ihrem Inneren nieder. Die meisten dieser Zellen entstammen der Leber des im Mutterleib heranwachsenden Kindes. Nach der Geburt sind es Zellen des Knochenmarks, die in der Thymusdrüse zu Topspezialisten ausgebildet werden. Insgesamt durchlaufen mehr als 500 Milliarden Zellen die Schulung in der Drüse. Das Lernziel aller Zellen, die das Thymusinternat besuchen, ist wohldefiniert. Es heißt: Antigene erkennen.

Den Begriff «Antigen» verwenden die Immunologen für alles Fremde, das in unseren Körper gelangt und die Verteidigungsmechanismen in Gang setzt. Zusätzlich zu den Krankheitserregern scheint die Auswahl an Stoffen, die als Antigene wirken können, unendlich groß zu sein. Eiweiße, Kohlenhydrate, Fette, Nukleotide, organische und anorganische Verbindungen können Immunreaktionen auslösen. «Auf den ersten Blick mag dieser Umstand unbegreiflich erscheinen. Er ist aber die unausweichliche Folge der Evolution eines anpassungsfähigen Immunsystems, das in der Lage sein muß, sich einer ebenso unglaublichen wie großen Zahl verschiedener Mikroorganismen zu erwehren», erläutern die englischen Immunologen Norman Staines und Jonathan Brostoff.

Solche Antigene zu erkennen ist die Aufgabe der künftigen T-Lymphozyten. Im Thymus, ihrer Ausbildungsstätte, werden die geeigneten Gene einer Schülerzelle aktiviert. Daraufhin baut diese ein antennenartiges Gebilde und streckt es nach außen. Anders als eine Fernsehantenne kann diese jedoch nur ein einziges Signal erkennen: Jeder T-Lymphozyt ist spezialisiert auf «sein» Antigen. Immunologe Dwyer: «Eine T-Zelle, die darauf programmiert ist, ein Stückchen Masernvirusoberfläche zu erkennen, patrouilliert durch den Körper und wartet auf den großen Moment, in dem – vielleicht auf einem Kindergeburtstag – durch Anhusten Masernviren in den Körper gelangen. Dann und nur dann kann diese T-Zelle ihrer Lebensaufgabe nachkommen.»

In welcher Weise die T-Lymphozyten nach dem Kontakt mit dem Antigen ihre Aufgabe erfüllen, hängt davon ab, in welcher der vier Klassen des Thymusdrüseninternats sie ausgebildet wurden. Da gibt es die Helfer-T-Lymphozyten. Sie unterstützen andere Zellen bei ihrer Vorbereitung darauf, einen Fremdling abzuwehren. Die Killer-T-Lymphozyten sind aggressiver. Sie fallen in erster Linie über Körperzellen her, die von Viren, zum Beispiel einem Grippevirus, befallen sind. Killerzellen töten Körperzellen, die das Pech hatten, von einer Mikrobe heimgesucht zu werden. Der Preis scheint hoch – aber mit der geopferten körpereigenen Zelle geht auch das Virus zugrunde. So verhindern die Killerzellen, daß sich die Eindringlinge vermehren und eine Körperzelle nach der anderen für ihre Zwecke mißbrauchen.

Die Suppressor-T-Lymphozyten wiederum mäßigen die Angriffslust der aggressiven Zellen. Sie bestimmen die Intensität und Dauer des Kampfes, regulieren also die Immunantwort, um schädliche Überreaktionen im «Eifer des Gefechts» zu verhindern. Eine vierte Gruppe von T-Lymphozyten schließlich ist in der Lage, Substanzen – sogenannte Lymphokine – auszuscheiden. Mit diesen Botenstoffen rufen sie zusätzliche Immuntruppen zur Verstärkung herbei.

Alle diese T-Lymphozyten produziert die Thymusdrüse in den ersten sieben Lebensjahren. Danach stellt sie ihre Arbeit nach und nach ein. Warum das so ist, wissen die Forscher nicht genau. Sie erklären es sich damit, daß ein Mensch während seiner ersten Lebensjahre mit so gut wie allen Antigenen in Kontakt kommt, die eine Immunreaktion auslösen können. Der Thymus ist erforderlich, um die T-Lymphozyten auf die anflutenden Antigene zu trainieren. Sind die T-Lymphozyten ausgebildet, dann ist der Thymus entbehrlich, wenn Antigene auftauchen.

Viele T-Lymphozyten leben länger als sechzig Jahre; den größten Teil dieser Zeit patrouillieren sie rastlos durch die Blut- und Lymphgefäße, aufmerksam auf der Suche nach allem, was sie während ihres Unterrichts in der Thymusdrüse als fremd kennengelernt haben. Nach der Pubertät braucht die Thymusdrüse nur noch sporadisch aktiv zu werden; deshalb nimmt ihre Zellzahl ab – sie schrumpft.

Gierige Freßzellen

Die T-Lymphozyten zählen zu jener Komponente der Abwehr, die die Fachleute «zellvermittelte Immunität» nennen. Daß es überhaupt Zellen gibt, die schädliche Eindringlinge angreifen und eliminieren können, ist seit 1883 bekannt. Ilja Iljitsch Metschnikow, ein russischer Zoologe, war der erste Mensch, der derartige Zellen und ihre Funktion beobachtete – in einem Seestern. Unter dem Mikroskop betrachtete er fasziniert Zellen, die unablässig durch den Körper des durchsichtigen

Tieres wanderten. Es sah so aus, als suchten sie den Körper nach irgend etwas ab.

Metschnikow kam auf die Idee, kleine Dornen, die von einem Mandarinenbäumchen in seinem Garten in Messina stammten, unter die Haut eines «wunderschönen Seesterns, so durchscheinend wie Wasser», einzuführen. Es passierte, was er vermutet hatte: Die beweglichen Zellen schwärmten aus, sammelten sich um die winzigen Dornen – und verschlangen sie.

Ein Jahr darauf beobachtete der Zoologe die freßgierigen Zellen auch bei Daphnia pulex, dem Wasserfloh. Dem zierlichen, durchscheinenden Tierchen konnten die Sporen eines Pilzes nichts anhaben, weil bestimmte Zellen die eingedrungenen Fremdkörper verschlangen. Metschnikow nannte diesen Vorgang «Phagozytose» und die Zellen, welche die Fähigkeit besaßen, sich Eindringlinge einzuverleiben und dadurch unschädlich zu machen, «Phagozyten»: Freßzellen.

Später entdeckten die Wissenschaftler, daß es im Körper des Menschen verschiedene Typen solcher Phagozyten gibt. Sie stammen jedoch alle von gemeinsamen Stammzellen des Knochenmarks ab. Freßzellen wie die Monozyten des Bluts oder die Makrophagen im Gewebe sind die zellulären Bestandteile der natürlichen, unspezifischen Abwehr. Unspezifisch bedeutet, daß diese Zellen gleichsam blindwütig jeden Mikroorganismus zu verschlingen suchen, dem es gelungen ist, Haut und Schleimhäute zu passieren.

Noch bevor all das bekannt war, hatte Metschnikow aus seinen Beobachtungen bei niederen Tieren die Theorie entwickelt, daß Bakterien durch bestimmte Zellen zerstört werden können. Seine Überlegungen zur zellulären Immunität (Traité de l'immunité, 1903) machten ihn ebenso berühmt wie umstritten, war doch die vorherrschende Lehrmeinung seiner Zeit, daß die Immunität gegen infektiöse Krankheiten nicht von alles verschlingenden Freßzellen, sondern von chemischen Eigenschaften des Bluts abhängig sei.

Beides stimmt, wissen die Immunologen heute. Das Immunsystem verläßt sich nicht allein auf die Abwehrkraft der T-Lymphozyten und Freßzellen. Es ergänzt diese «zelluläre» durch die «humorale» Immunität. Dieser historische, aber noch heute verwendete Begriff geht zurück auf das lateinische Wort «humor» für Flüssigkeit, weil die «chemischen Eigenschaften» des Bluts – die modernen Wissenschaftler nennen sie «Antikörper» oder «Immunglobuline» – über das Blutserum übertragbar sind.

Emil von Behring und Shibasaburo Kitasato entdeckten die Antikörper bereits 1890 während ihrer Assistenzzeit bei dem berühmten deutschen Bakteriologen Robert Koch in Berlin. Die großen, y-förmigen Eiweißmoleküle schwimmen im Blut und heften sich an Eindringlinge wie Viren und Bakterien. Sie umhüllen sie wie ein Mantel und steigern dadurch den «Appetit» der Freßzellen. Jeder Antikörper reagiert gezielt – spezifisch – auf «sein» Antigen: Antikörper gegen Milzbrandbazillen sind gegen Typhuserreger wirkungslos.

Zielsichere Abfangjäger

Anfang der sechziger Jahre unseres Jahrhunderts erkannten Gerald Edelman von der Rockefeller-Universität in New York und Rodney Porter von der Universität Oxford, wie Antikörper aufgebaut sind: Jedes der y-förmigen Moleküle besteht aus vier Ketten von Aminosäuren, den Bausteinen aller Eiweiße. Zwei dieser Ketten sind gleich lang, die beiden anderen gleich kurz. Aufgrund ihres unterschiedlichen Molekulargewichts sprechen die Wissenschaftler von schweren und leichten Ketten. In jedem der beiden Arme des Ypsilons bilden eine schwere und eine leichte Kette gemeinsam eine Erkennungsstelle für ein Antigen. Aus den vielen Kombinationsmöglichkeiten verschiedener leichter und schwerer Aminosäureketten erklärt sich die unglaubliche Vielfalt der Antikörper – allerdings nur zum Teil.

Was den Menschen befähigt, eine so gigantische Zahl unterschiedlicher Antikörper herzustellen, war ein Rätsel, das die Forscher seit Beginn der Immunologie faszinierte. Erst in den letzten Jahren konnte dieses «Paradoxon der Antikörpervielfalt» aufgeklärt werden. Der Däne Nils Kaj Jerne erhielt dafür 1984 den Nobelpreis, der Japaner Susumu Tonegawa im Jahr 1987. Sie fanden heraus, daß die Gene, in denen die Information für den Bau der schweren Ketten niedergeschrieben ist, nicht schon in der befruchteten Eizelle als solche vorhanden sind. Statt dessen verteilt sich die Information auf den Chromosomen auf vier weit auseinanderliegende Gruppen von Genen.

Die Zahl der Mitglieder dieser Teil-Genfamilien begründet die Vielfalt der Antikörper: Es gibt mehr als hundert verschiedene V-Gene («V» für englisch «variable», veränderlich), zwölf D-Gene (englisch «diversity», Vielfalt) und vier J-Gene (englisch «joining», verbindend). Hinzu kommen noch einige C-Gene (englisch «constant», unveränderlich). Während der Entwicklung einer Zelle, die Antikörper produziert, springt ein Mitglied jeder Genfamilie aus seiner ursprünglichen Position heraus und vereinigt sich mit jeweils einem Mitglied der drei anderen Familien zu einem vollständigen «V-D-J-C-Gen». Dieses genetische Umarrangieren schafft enorm viele Möglichkeiten von Genkombination für den Bau der schweren Kette.

Das gleiche spielt sich ab, wenn die Gene für die leichten Ketten zusammengesetzt werden. «Die Strategie, umfassende Immunität durch genetische Umorganisation zu erreichen, ist geradezu genial», urteilt Charles Janeway, Professor für Immunologie an der amerikanischen Yale-Universität.

Zellen, die auf diese Weise Antikörper herstellen, nennen die Wissenschaftler «B-Lymphozyten», weil sie dem Knochenmark (englisch «bone marrow») entstammen. Der Mensch besitzt wahrscheinlich zehn Billionen B-Lymphozyten. Eine solche Zelle ist «eine Fabrik mit Chefetage, aber wenig Produktionsfläche», erklärt der Immunologe Gustav Nossal, Direktor des Walter-und-Eliza-Hall-Instituts für medizinische Biologie im australischen Melbourne. Ein ruhender B-Lymphozyt ist kaum mehr als ein Zellkern, umhüllt von einem dünnen Saum Zytoplasma. Sobald er aber auf ein passendes Antigen – etwa ein Virus – trifft, teilt er sich mehrfach und baut Tausende von Montageplätzen in seinem Zytoplasma auf, an denen Antikörper hergestellt werden. Neu geschaffen wird außerdem ein ausgedehntes Kanalsystem für die Verpackung und die Aussendung der Moleküle. Eine einzelne B-Zelle kann mehr als zehn Millionen Antikörpermoleküle pro Stunde aus sich herauspumpen.

Die Vermutung, daß Abwehrzellen auf einzelne Antigene «abgerichtet» sein könnten, hatte bereits Paul Ehrlich. Von ihm stammt eine Zeichnung aus dem Jahr 1896. Sie zeigt eine Zelle, die einem B-Lymphozyten auffällig ähnlich sieht. In seiner «Seitenkettentheorie» vermutete Ehrlich, daß die Kopplung eines Antigens an einen bereits auf dieses Ereignis «vorbereiteten» B-Lymphozyten die Zelle dazu anregt,

Antikörper zu produzieren und auszuscheiden. «Es ist erstaunlich, wie nahe Ehrlich der Wahrheit kam», schreibt der englische Immunologe Ivan Roitt 1987. Für ihre genialen Überlegungen zur Funktionsweise des Immunsystems erhielten Ehrlich und Metschnikow im Jahr 1908 den Nobelpreis für Physiologie und Medizin.

Heute wissen die Immunologen, daß der Mensch fünf verschiedene «Obergruppen» von Antikörpern produziert. Jede weist eine bestimmte biologische Aktivität auf. Die Wissenschaftler nennen diese Obergruppen «Klassen» und bezeichnen sie als Immunglobuline M, D, E, G und A. Sie sind in der Evolution nacheinander entstanden. Mit jedem neu erschienenen Modell hat sich das Abwehrsystem besser für den Kampf gegen bedrohliche Eindringlinge gewappnet.

Das Immunglobulin M ist der älteste Versuch der Natur, einen Antikörper zu schaffen. Auch gegenwärtig existieren auf der Erde noch primitive Tierarten, etwa der Hai, die ausschließlich das Immunglobulin M herstellen können. Ein Mensch würde mit dieser «urtümlichen» Antikörperausstattung nicht überleben. Gelegentlich kommt es jedoch vor, daß Kinder mit einer derart eingeschränkten Immunkapazität geboren werden.

Die wichtigste Antikörperklasse, die der Mensch produziert, ist das Immunglobulin G. Die Natur hat es im Lauf der Zeit immer weiter verfeinert. Inzwischen können die Wissenschaftler vier Unterarten des Immunglobulins G unterscheiden. Eine Unterart bewahrt uns beispielsweise vor den meisten Bakterien – wenn sie sich nicht mit einer schützenden Zuckerschicht umgeben haben. Als Antwort auf diesen mikrobiellen Verpackungstrick hat die Natur eine zweite Unterart entwickelt. Sie ist imstande, Mikroorganismen trotz dieses Schutzanzugs anzugreifen und zu zerstören. Eine weitere Unterart schützt uns vor Viren – solange sie im Blutkreislauf treiben und noch nicht in einer Zelle «untergetaucht» sind.

Die Natur hat ausgeklügelte Waffen gegen Mikroben entwickelt. Doch noch immer sind nicht alle «Waffengattungen» aufgezählt. Ende des vorigen Jahrhunderts machten Wissenschaftler bei Untersuchungen an Bakterien im Blutserum eine merkwürdige Entdeckung. Sie beobachteten, daß die Bakterien während der Anzucht in frischem Serum nach einiger Zeit abstarben. Zwei Faktoren schienen dafür verantwortlich zu sein: Der erste war hitzestabil; wie sich später herausstellte, handelte es sich dabei um die Antikörper. Der zweite büßte bei einer Temperatur von 56 Grad Celsius seine Wirksamkeit ein. Der hitzeempfindliche Faktor komplementierte die Wirkung des hitzestabilen. Die Wissenschaftler bezeichneten ihn daher als «Komplement».

Das Komplement entpuppte sich später als System aus mindestens achtzehn verschiedenen Eiweißen, die ständig im Blut treiben. Das Komplementsystem ist der wichtigste humorale Mechanismus des unspezifischen Abwehrsystems, wissen die Immunologen heute. Wenn Fremdkörper in den menschlichen Organismus eindringen, wird das Komplementsystem aktiviert: In einer Art Kettenreaktion entstehen biologisch aktive Eiweiße (Enzyme), die eine wichtige Rolle bei der Vernichtung der Eindringlinge spielen.

Das Komplementsystem kann über zwei Wege aktiviert werden. Die Wissenschaftler sprechen vom «klassischen» und vom «alternativen» Weg. Den klassischen Weg stimulieren meist Antikörper, die bereits auf den Eindringling gestoßen sind und das Komplement gleichsam um Unterstützung bitten. Der alternative Weg funktioniert auch ohne Antikörper. Das Resultat der Komplementaktivierung ist in jedem Fall gleich: In der Umhüllung des Mikroorganismus entstehen zahllose kleine Löcher. Durch sie strömt Wasser ein – so lange, bis die Mikrobe platzt.

Ausgeklügelte Teamarbeit

Die verschiedenen Zellen und Moleküle des Immunsystems arbeiten in einer konzertierten Aktion zusammen, um Mikroben abzuwehren. In den Jahrmillionen der Verteidigung gegen die allgegenwärtige Mikrobenschar hat sich die Immunabwehr zu einer einzigartigen Kampfmaschine entwickelt, die an Organisation und Komplexität nur noch mit dem zentralen Nervensystem vergleichbar ist. In ihrer detailreichen Raffinesse läßt sich die Arbeit der Abwehrteams kaum beschreiben – aber schon wenige strategische Eckpunkte vermitteln den gigantischen Aufwand, den die Natur betreibt, um Eindringlinge zu vertreiben.

Angriffsziel ist letztlich immer ein Antigen, gewöhnlich ein fremdes Eiweißmolekül eines Bakteriums oder eines anderen in den Körper gelangten Erregers. Spezielle Zellen wie die Makrophagen durchstreifen den menschlichen Organismus, verschlingen eingedrungene Antigene und zerlegen sie in ihrem Inneren in handliche Einzelteile. Diese erste Phase der Immunabwehr ist unspezifisch: Eindringlinge werden angegriffen und vertilgt, ohne genauer hinzusehen, um wen es sich dabei eigentlich handelt. Versagt dieser erste Verteidigungswall – etwa weil die Invasoren so zahlreich sind, daß sich selbst die gierigen Freßzellen überfressen –, tritt die hochentwickelte spezifische Immunabwehr auf den Plan. Dazu präsentieren beispielsweise die Makrophagen Antigenbruchstücke auf ihrer Zelloberfläche. Dadurch werden die T-Lymphozyten auf die drohende Invasion aufmerksam: Mit ihren empfangsbereiten Antennen tasten sie die Makrophagen ab und erkennen die körperfremden Bruchstücke. Da der menschliche Körper über mehr als fünf Milliarden verschiedene T-Zellen verfügt, wird nahezu jeder Eindringling quasi mit Steckbrief erwartet.

Diese Spezifität hat den entscheidenden Vorteil, daß die Immunantwort gegen den Erreger maßgeschneidert werden kann. Zunächst hält das Immunsystem wenige Zellen für jede mögliche Fremdinvasion bereit. Dringt nun tatsächlich eines der vielen Antigene in den Körper ein, wird eine zielgerichtete Vermehrungskaskade ausgelöst. Das fremde Antigen stimuliert nur die Zellen, die schon zuvor dafür geprägt worden sind. Auf diese Weise wird die Immunantwort besonders schlagkräftig; sie wird «antigenspezifisch».

Ist die Bedrohung erkannt, beginnen einige T-Lymphozyten, Lymphokine zu produzieren. Die Botenstoffe mobilisieren weitere Elemente des Immunsystems. Zu ihnen zählen die B-Lymphozyten. Sobald die B-Lymphozyten aktiviert sind, laufen in ihrem Inneren die Antikörper vom Fließband. Treffen Antikörper auf das ihnen zugewiesene Antigen, umlagern sie es. Dadurch können sie es neutralisieren oder seinen Abbau durch das Komplementsystem beziehungsweise durch Freßzellen beschleunigen.

Sobald die Gefahr vorüber ist, verwandeln sich einige T- und B-Lymphozyten in Gedächtniszellen. Sie zirkulieren im Kreislauf und verhelfen dem Immunsystem zu einem jahrzehntelangen «immunologischen Gedächtnis». Sollte der gleiche Erreger ein zweites Mal auftauchen, hat er keine Chance – die Gedächtniszellen erinnern sich an ihn; er wird sofort von der spezifischen Immunabwehr eliminiert.

Grob vereinfacht, richtet sich jede Komponente des Immunsystems gegen Keime, die eine bestimmte Nische im menschlichen Körper befallen. Zum Beispiel zerstören die Antikörper besonders wirksam Bakterien, die außerhalb menschlicher Zellen leben – etwa im Blut oder in der Flüssigkeit um die Lungenzellen. Einmal in Körperzellen eingedrungen, sind die Erreger dem Zugriff der Abfangjäger jedoch entzogen. In diesem Fall trägt das Geschwader der Lymphozyten entscheidend dazu bei, jene Bakterien und Viren zu vernichten, die es geschafft haben, sich im Inneren von Körperzellen zu verstecken.

Mikrobe und Mensch: Wer wird gewinnen?

«Der Mensch existiert in annähernd heutiger Form seit etwa 200000 Jahren», sagt Aviron Mitchison, Direktor des Deutschen Rheuma-Forschungszentrums in Berlin. «Wahrscheinlich haben wir es vor allem unserem Immunsystem zu verdanken, daß wir von Parasiten, Bakterien, Viren, deren Giften und anderen Gefahren für die komplexe Biochemie unseres Körpers bisher nicht ausgerottet worden sind.» Das solle uns die Zuversicht geben, daß wir auch in Zukunft an Mikroorganismen nicht zugrunde gingen: «Und dennoch – ein solcher Optimismus könnte eine böse Selbsttäuschung sein.»

Denn auch die Mikroben schlafen nicht. Ständig entstehen neue, bisher unbekannte Formen, die das Immunsystem erst kennenlernen muß. Der Weltgesundheitsbericht 1996 mahnt: Allein in den letzten zwanzig Jahren sind dreißig neue Infektionskrankheiten aufgetaucht, darunter die Immunschwäche Aids. Gerade die Bedrohung durch das aidserzeugende HI-Virus offenbart die Fallstricke unseres eleganten Abwehrsystems. Die Mechanismen, die uns eigentlich vor Krankheiten schützen sollen, leisten Aids Vorschub. Denn das Virus siedelt bevorzugt in T-Lymphozyten und anderen Abwehrzellen. Der Aidserreger nutzt damit ausgerechnet die raffiniertesten Abwehrmechanismen des Immunsystems, um zu überleben. Die zunächst wirkungsvolle Immunantwort gegen den heimtückischen Eindringling, die vielen Infizierten noch jahrelange Gesundheit gewährt, wird schließlich durch fortwährende Erbgutveränderungen – Mutationen – des Virus untergraben: Das Immunsystem sieht schließlich den Wald nicht mehr vor lauter Bäumen.

Selbst den im Vergleich zu den Aidserregern harmlosen Grippeviren gelingt es, das Immunsystem zum Narren zu halten. Ihre genetische Variationsbreite macht sie zu saisonalen Dauerplagegeistern der Menschen unserer Breitengrade. Wissenschaftler haben kürzlich aufschlußreiche Details darüber herausgefunden, wie es die Viren schaffen, das Erinnerungsvermögen der Abwehrzellen trotz immer wiederkehrender Neuinfektionen zu trüben. Die Viren täuschen die Abwehr mit einem Molekül, Hämagglutinin genannt, das sie auf ihrer Oberfläche tragen. Mit seiner Hilfe krallen sich die Winzlinge in die Membran einer menschlichen Zelle, schleusen ihr Erbmaterial ein und vermehren sich in ihrem Inneren.

Diese Zellpiraterie kann ihnen nur gelingen, wenn sie den Antikörpern, die im Blut zirkulieren, entkommen. Auch dazu dient das Hämagglutinin: Es befähigt die Viren, den äußeren Teil des Moleküls durch Mutationen schnell zu verändern. Die Antikörper, die der Organismus zum Schutz gegen künftige gleichartige Infektionen bildet, sind exakt auf die Struktur dieser Oberfläche zugeschnitten – sie passen wie ein Schlüssel zum Schloß. Doch alle Akribie nützt hier nichts. Ständige Erbgutveränderungen oder gar der Austausch des gesamten Moleküls geben den Grippeviren an ihrer Oberfläche eine veränderte immunologische Erkennungsstelle. Die zuvor genau abgestimmte Immunabwehr läuft ins Leere, weil die Grippeerreger sich unter einer neuen Flagge eingeschlichen haben, die das Immunsystem nicht kennt.

Dies sind nur zwei Beispiele dafür, wie es Mikroben gelingt, das Wunderwerk Immunsystem auszutricksen. Werden Mensch und Krankheitserreger bei soviel mikrobieller Perfidie überhaupt weiter koexistieren können? Wird eine Seite gewinnen? Mikroben entwickeln sich weiter, aber auch das Immunsystem ruht sich nicht auf seinen Lorbeeren aus. «Mit ziemlicher Sicherheit ist die Evolutionsgeschwindigkeit des menschlichen Immunsystems größer als je zuvor», behauptet Aviron Mitchison. Begründung: Das sei als Reaktion unserer langlebigen Art auf die Scharen von Mikroben zu verstehen. Mikroben vermehrten sich viel schneller als wir; sie könnten sich daher auch viel schneller weiterentwickeln und an veränderte Bedingungen anpassen.

Gegen den Sieg der Mikroben über den Menschen sprechen auch Überlegungen der Evolutionsbiologen. Von Richard Dawkins, Zoologe an der Universität Oxford, stammt das Konzept des «gemeinsamen

Lebensplans». Er hat beobachtet, daß die Beziehung zwischen einem Krankheitserreger und seinem Wirt irgendwo im Bereich zwischen friedlicher Koexistenz und einem Kampf auf Leben und Tod liegen kann. Der Trend gehe jedoch bislang immer in Richtung gemeinsamer Lebenspläne.

Was bedeutet das? Ein Virus beispielsweise, das seine Erbsubstanz in die Zelle eines Wirts eingeschmuggelt hat, hat die gleichen Bedürfnisse wie sein unfreiwilliger Gastgeber. Beide teilen fast vollständig den gleichen Lebensplan: Solange die Wirtszelle am Leben bleibt, wird auch das Virus leben und sich vermehren können. Im Gegensatz dazu hat ein Virus, das seinen Wirt nach kurzer Zeit tötet, nur einen kleinen Teil des Lebensplans mit ihm gemeinsam. Da aber ein Erreger weiter übertragen werden muß, ist es für ihn in aller Regel vorteilhaft, den Wirt länger leben zu lassen und einen entsprechend größeren Teil des Lebensplans mit ihm zu teilen.

Das ist die Richtung, in die sich die Evolution fast ohne Ausnahme bewegt hat. «Egoistische» Lebenspläne bringen nur neue Erreger mit – etwa Viren, die erst vor kurzer Zeit auf eine andere Spezies übergesprungen sind. Sie müssen erst lernen, daß es sich für eine Mikrobe selten auszahlt, ihren Wirt zu töten.

Die Frage ist nur, ob die Menschheit darauf vertrauen kann, daß die Tradition «Leben und leben lassen» auch in der modernen Welt fortbestehen wird. Noch nie hatten Erreger mehr Gelegenheit, unvorbereitete Opfer zu finden. Die Zeit, die dem Immunsystem zur Verfügung steht, ist kürzer geworden. Flugverkehr, Bevölkerungswachstum und das dichtgedrängte Leben in Millionenstädten vermehren die Kontakte von Mensch und Krankheitserreger und beschleunigen die Ausbreitung von Infektionen drastisch.

Kann das Immunsystem rechtzeitig auf die neuen evolutionären Herausforderungen reagieren? Es gibt berechtigte Gründe, optimistisch zu sein. Schließlich hat die Immunabwehr in der Evolutionsgeschichte des Menschen schon mehr als einmal unter Beweis gestellt, daß sie imstande ist, aus ihrer unermeßlichen Schatzkammer neue Verteidigungsstrategien gegen die andauernde Bedrohung durch Mikroben hervorzuzaubern. Wie dieser Zauber letztlich funktioniert, ist den Wissenschaftlern trotz all ihres Wissens noch immer ein Rätsel. Der Immunologe Gustav Nossal schreibt: «Das Abwehrsystem ist zu einem lehrreichen Modell für den Lebensprozeß geworden. Der Vorhang um das Geheimnis des Lebens wurde so weit gelüftet, daß künftige Forschungen auf einer stabilen Basis aufbauen können. Aber es immer noch genug verborgen, um auch den unerschrockensten Entdecker herauszufordern.»

Alte Geißeln der Menschheit

Der Schwarze Tod

Pest

«Am Morgen des 16. April trat der Arzt Bernard Rieux aus seiner
Wohnung und stolperte mitten auf dem Flur über eine tote Ratte (...)
Am selben Abend sah er aus dem Dunkel des Gangs eine dicke Ratte
auftauchen, mit feuchtem Fell und unsicherem Gang. Das Tier blieb
stehen, schien sein Gleichgewicht zu suchen, wendete sich gegen den
Arzt, blieb wieder stehen, drehte sich mit einem leisen Schrei im Kreis
und fiel schließlich zu Boden, wobei aus den halb geöffneten Lefzen
Blut quoll.»
Das sind die ersten Anzeichen, mit denen in der nordafrikanischen
Stadt Oran eine furchtbare Seuche ausbricht. Immer mehr Ratten sterben auf den Straßen, und bald erliegen auch die ersten Menschen der
erbarmungslos um sich greifenden Plage, die «das Maß des Menschlichen übersteigt». Bedrückend wirklichkeitsnah läßt Albert Camus in
seinem Roman einen Schrecken wiederauferstehen, der aus der zivili-
sierten Welt längst verbannt schien: die Pest. Camus zeigt die erstik-
kende Atmosphäre, die Menschen angesichts der tödlichen Bedrohung
befällt. «Wie hätten sie an die Pest denken sollen, die der Zukunft, dem
Reisen und dem Gedankenaustausch ein Ende macht?» heißt es in dem
1947 erschienenen Werk des französischen Literaturnobelpreisträgers:
«Sie glaubten sich frei, und keiner wird je frei sein, solange es Geißeln
der Menschheit gibt.»
Die Pest gilt als die Menschheitsgeißel schlechthin. Millionen von
Europäern starben im Mittelalter am Schwarzen Tod. Sein maßloses
Wüten in der Vergangenheit wirkt bis in die Gegenwart hinein und hat
im kollektiven Unterbewußtsein der Menschen unauslöschliche Erin-
nerungen hinterlassen. «Diese Schweinerei von einer Krankheit!»
schreibt Camus, «sogar die, die sie nicht haben, tragen sie im Kopf.»
Wo auch immer das Wort «Pest» ausgesprochen wird, reagieren die
Menschen mit Panik. Das letzte Mal in der westindischen Stadt Surat,
in der die Seuche 1994 auftrat. Kurz nach dem Aufflackern der Krankheit sollen 600 000 Menschen aus der Stadt geflohen sein, Ärzte weigerten sich, Kranke zu behandeln, Flüchtende lieferten sich blutige

Kämpfe mit Polizisten, die sie aufhalten wollten. Die Pest des Jahres 1994 zeigte nicht nur die anhaltende existentielle Furcht vor dem Schwarzen Tod. Sie demonstrierte auch, daß die schlimmste aller Seuchen nicht tot ist. Sie schläft nur.

Mag die Pest im heutigen Europa nur noch traumatische geschichtliche Erfahrung sein; für eine Reihe von Ländern ist die Seuche eine aktuelle Gefahr. Sie findet dort einen idealen Nährboden, wo Übervölkerung herrscht, die hygienischen Verhältnisse katastrophal sind und die medizinische Versorgung nicht ausreicht. Die entsetzten Reaktionen überall in der Welt auf die Pest in Indien enthüllten eines überdeutlich: die zunehmende Angst des reichen Westens vor den Krankheiten des Elends. Denn die Welt ist klein geworden. Reiseverkehr und Handel lassen sich nicht mehr zurückdrehen. Sie führen auch dorthin, wo Menschen im Elend leben, und können Krankheiten in die Wohlstandszonen mitbringen. Schon einmal, im Mittelalter, hat sich die Seuche entlang der Handelsstraßen ausgebreitet.

Die Katastrophe des 14. Jahrhunderts

Die Geschichte der Pest beginnt wohl tief im Inneren Asiens. Den Seuchenherd vermuten Wissenschaftler am Balchaschsee in der Wüstensteppe Ostkasachstans. Dort jedenfalls entdeckten Archäologen in christlichen Katakomben Hinweise auf ein plötzliches Massensterben um das Jahr 1340 – mehrere Grabinschriften nennen die Pest als Todesursache.

Vom Balchaschsee aus erreichte die Seuche in den folgenden Jahren in östlicher Richtung China und in westlicher Richtung Südrußland. Zwei Pestausbrüche im Jahr 1346 in den Karawanenstationen Astrachan am Wolgadelta und Sarai, nahe des heutigen Wolgograd, am Unterlauf der Wolga sind historisch belegt. Beide Stationen liegen an einer der Straßen, auf denen Händler chinesische Seide nach Europa transportierten.

Von Sarai aus wanderte die Seuche weiter nach Westen zur Halbinsel Krim. Dort, in der Stadt Kaffa, dem heutigen Feodossija, nahm jenes Unheil seinen Lauf, das rund ein Drittel der damals etwa sechzig Millionen Bewohner des europäischen Kontinents innerhalb von nur fünf Jahren (1347 bis 1352) dahinraffen sollte. Diesen apokalyptischen Siegeszug der Seuche werten Historiker als die einschneidendste demographische Katastrophe, die die Menschheit je erlebt hat. «Auf heutige Verhältnisse übertragen, müßte man ihr Wüten mit einem weltweiten Atomkrieg vergleichen», schreiben die französischen Medizinhistoriker Jacques Ruffié und Jean-Charles Sournia.

Was in Kaffa, dem reichen genuesischen Handelszentrum am Schwarzen Meer, geschehen sein soll, hat ein Zeitgenosse, Gabriele de Mussis aus Piacenza, überliefert. In seinem Bericht «Über die Krankheit oder Seuche, die im Jahre des Herrn 1348 auftrat» erzählt der Jurist, es seien bereits 1346 «in den Gebieten des Ostens unendlich viele Stämme der Tataren und Sarazenen sehr rasch an einer unerklärlichen Krankheit gestorben». Auch in dem tatarischen Heer, das seit Sommer 1346 die Stadt Kaffa belagerte, war die Seuche ausgebrochen. Der Tatarenkahn Djam Bek mußte deshalb die Belagerung abbrechen. Bevor seine Truppen aber das Feld räumten, schleuderten sie noch einige Pestleichen mit Katapulten über die Stadtmauern, um die «Christen zu verpesten».

Ob die Seuche tatsächlich durch Pestleichen in die Stadt eindrang oder auf anderem Weg hineingelangte, ist unter Historikern umstritten, da sich inzwischen herausgestellt hat, daß sich der «Augenzeuge» de Mussis in der fraglichen Zeit überhaupt nicht in Kaffa aufhielt. Als wahrscheinlicher gilt heute, daß sich die Eingeschlossenen in Kaffa bereits lange zuvor mit der Pest infiziert hatten. Die Ansteckung durch Ratten, die pestverseuchte Flöhe in ihrem Pelz trugen und sich zu beiden Seiten der Stadtmauer tummelten, dürfte dafür genügt haben.

Handelsschiffe als Unheilsboten

Unbestritten ist, daß Handelsschiffe das Unheil von Kaffa nach Europa brachten. Monat für Monat hielten die Chronisten den todbringenden Vormarsch der Seuche fest. Sie berichten von zwölf pestverseuchten Genueser Galeeren, die von Kaffa über den Nahen Osten an einem Oktoberabend des Jahres 1347 die sizilianische Stadt Messina anliefen. Die wenigen Matrosen, die noch lebten, waren in einem erbärmlichen Zustand. Da niemand den Unglücksschiffen einen dauerhaften Ankerplatz gewährte, verpesteten sie auf ihrer Fahrt von Hafen zu Hafen ganz Sizilien.

Selbst die Mutterstadt Genua verweigerte den Todesgaleeren Ankerplätze. Am 1. November 1348 wurden die Schiffe vor Marseille gesichtet. Schon wenig später starb der Bischof, und alle seine Domherren folgten ihm kurz darauf, wie die Legende zu berichten weiß. Draußen vor dem Hafen trieben, dem Wind preisgegeben, die Geisterschiffe mit ihrer Leichenfracht, und niemand wagte es, sich ihnen zu nähern, obwohl sie vollgeladen waren mit Seide und kostbaren Viktualien.

Von Marseille aus erreichte die Pest schnell das Hinterland, die Provence. Dort soll sie in den Ortschaften fünfzig bis siebzig Prozent der Bevölkerung hingerafft haben. Gleichzeitig transportierten andere Schiffe die Krankheit weiter. Am 1. Januar 1349 gelangte die Pest nach Pisa und dann, am 25. Januar, nach Venedig. Dort starben täglich 600 Menschen. Von diesen Häfen aus wurde ganz Europa verseucht von Sevilla bis Bergen, von Chester bis Moskau.

Deutschland erfaßte die Pest in den Jahren 1349 und 1350. Besonders hart traf es den Norden. Alte Chroniken bezeugen Zehntausende von Toten. In Hamburg sollen 50 bis 66 Prozent der Bevölkerung im Lauf des Jahres 1350 an der Pest gestorben sein. Ebensolche Verluste hatte die Hansestadt Bremen zu verzeichnen: von den 10 000 bis 12 000 Einwohnern im Jahr 1350 lebten nach dem Siegeszug der Pest nur noch etwa 4000. In Lübeck war nach Angaben der «Lübecker Detmar-Chronik» an manchen Orten kaum jeder zehnte am Leben geblieben.

Im deutschen Sprachraum starben im Verlauf von nur vier Jahren 200 000 Dörfer aus. Noch weitaus mehr als Deutschland war Italien betroffen. In den Archiven fanden die Historiker Angaben, wonach «zwei Drittel der Menschen vom Schwarzen Tod mitgenommen worden» seien. «Diese schreckliche Pest (...) grassiert nun schon seit 25 Jahren über die Erde und entvölkert nicht nur unsere, sondern fast alle Länder der Erde», schreibt der italienische Dichter Petrarca 1374 an einen Freund.

Die Menschen nannten die Krankheit von Beginn an «Schwarzen Tod». Sie meinten damit die dunkle Verfärbung der Haut, von der die Ärzte heute wissen, daß sie durch Blutergüsse ausgelöst wird. Der Pesterreger stört die Gerinnung des Bluts, das deswegen aus den Gefäßen sickert. Die zeitgenössischen Ärzte jedoch kannten weder den Erreger, noch waren sie mit den unterschiedlichen Symptomen der Beulen- und Lungenpest vertraut. Dennoch schilderten sie die deren Anzeichen erstaunlich genau. «Die Toten», berichtet ein namenlos gebliebener Autor, «zeigten auf dem Körper breite, schwarze Punkte, die wie kleine Blumen aussahen (...). Wenn man die Leichen sah, wirkten sie wie ein häßlicher Gegenstand.»

Eine sehr genaue Beschreibung der Symptome und Verlaufsformen der beiden wichtigsten Pestarten stammt von einem Leibarzt Papst Clemens' VI., Guy de Chauliac, der in Avignon Zeuge der Pest wurde: «Das große Sterben begann im Januar und dauerte sieben Monate. Man konnte zwei Krankheitsformen unterscheiden. Die erste zeigte sich in den ersten beiden Monaten mit anhaltendem Fieber und blutigem Auswurf. Alle starben innerhalb von drei Tagen. Die zweite Form ging ebenfalls mit ständigem Fieber einher, zeigte aber auch Geschwüre und Beulen auf der Körperoberfläche, zumal in der Achsel- und Leistengegend. Diese Kranken starben innerhalb von fünf Tagen. Diese Krankheit war so ansteckend, besonders die Form mit dem blutigen Auswurf, daß nicht nur ein Verweilen bei den Kranken, sondern ein bloßer Blick schon zur Ansteckung genügte.»

Bis auf den bloßen Blick, der die Ansteckung bewirken sollte, entspricht die Beschreibung Chauliacs den Tatsachen. Er unterscheidet richtig zwischen der Bubonenpest, bei der die Lymphdrüsen beulenförmig anschwellen und die innerhalb von drei bis fünf Tagen zum Tod führt, und der Lungenpest, die blutigen Auswurf hervorruft und die Infizierten schon nach ein bis drei Tagen umbringt.

Der Verlauf der Krankheit und die hohe Sterblichkeit versetzten die Menschen des 14. Jahrhunderts in Angst und Schrecken. Wie sehr, macht der Satz Agnolo di Turas, eines Chronisten aus Siena, deutlich: «Alle dachten, das Ende der Welt sei gekommen.» Je maßloser die Pest wütete, desto verzweifelter suchten die Menschen nach Mitteln und Wegen, dem Schrecken Einhalt zu gebieten.

Genua entwickelte 1348 als eine der ersten Städte ein Konzept gegen die Ansteckung: die Quarantäne. Fremde, Waren und Schiffe wurden vierzig Tage lang abgesondert. Andere Orte in Italien und Frankreich folgten diesem Beispiel. Der weiträumigste Versuch einer Landquarantäne war der österreichische Pestkordon, der an der Südostgrenze der

Monarchie auf einer Länge von 1900 Kilometern verhindern sollte, daß
die Seuche aus dem osmanischen Reich eindrang.

Da der Schwarze Tod trotzdem weiter wütete, begannen die Menschen, in den Ärzten, Pflegern und Totengräbern die Verbreiter der Pest
zu sehen. Sie wurden von der Bürgerschaft ausgesperrt und mußten
rote Lederwämse anziehen. Schellen an den Füßen kündigten ihr Kommen an, mit einem roten Stab sollten sie andere Personen von sich
fernhalten. Die Ärzte rüsteten sich später mit Schnabelmasken, dicken
Kristallbrillen und hohen Stelzen. Der Schnabel war gefüllt mit Riechstoffen und sollte die Atemluft vom Pestgift reinigen. Mit Hilfe der
Brillen hoffte man, die vermutete Ansteckung durch Blickkontakt zu
verhindern. Angst vor Infektion bewirkte auch, daß die Ärzte die
Beulen ihrer Patienten mit bis zu sechs Fuß langen Messern öffneten.
Der knöchellange «Arbeitsanzug» der Pestärzte aus Leder oder mit
Wachs überzogenem Leinen könnte tatsächlich einen gewissen Schutz
gegen Flöhe und die Tröpfcheninfektion geboten haben.

Schlangengift und Krötenpulver – verzweifelte Heilversuche

Der berühmte mittelalterliche Arzt Paracelsus empfahl, die Pestbeulen
mit gedörrten Kröten zu behandeln. Er hoffte, die Tiere würden das
Gift der Pestilenz aus dem Körper ziehen. Beste Heilkraft sagte man
auch einem Mittel nach, das der Rat der Freien Reichsstadt Nürnberg
den Menschen ans Herz legte: Ein junger Hahn sollte bei lebendigem
Leib gerupft und mit seinem Hinterteil auf die Pestbeule gesetzt werden. Starb das Tier, nahm man das nächste und so fort, bis endlich ein
Hahn am Leben blieb. Jetzt galt die Krankheit als geheilt. Andere
vertrauten lieber der «Unzucht mit alten Weibern», brachten Gott Opfergaben dar oder legten strenge Pestgelübde ab.

Zu den chirurgischen Verfahren zählte neben der Inzision und der
Kauterisation, also dem Aufschneiden und Ausbrennen von Bubonen,
vor allem der Aderlaß. Die weite Verbreitung der Inzision ging sicher
auch auf die Beobachtung zurück, daß Pestkranke, deren Beulen aufbrachen, wesentlich bessere Überlebenschancen hatten. Im späten Mittelalter wurde der Aderlaß zum am häufigsten angewandten Mittel.
Alte Quellen übermitteln die damaligen Regeln für einen pestspezifi-

schen Aderlaß: Den «Hauptgliedern» Hirn, Herz und Leber wurden die Achsel-, Hals- und Leisten-Lymphknoten zugeordnet. Bubonen, die sich an diesen Stellen bildeten, wurden als Reinigungsversuche des jeweiligen Hauptglieds gedeutet, durch die die Pestmaterie nach außen abgestoßen werden sollte. Der Aderlaß an der dem jeweiligen Hauptglied zugeordneten Vene sollte diesen Prozeß unterstützen. Die Vene wurde angeschnitten, das heraustretende Blut ließ man in eine offene Schüssel rinnen. Danach sollte das Blut weggegossen werden, möglichst nicht in ein stehendes Gewässer, sondern in einen Fluß. Vermutlich hat auch diese eher schädliche als hilfreiche Therapie dazu beigetragen, die Krankheit weiterzuverbreiten.

Zur Vorbeugung wurde empfohlen, sich ausgewogen zu ernähren, körperliche Bewegung zu vermeiden und aufs Baden zu verzichten, damit nicht unnötig Poren geöffnet würden, durch die pestilenzverseuchte Luft in den Körper eindringen könne. Am besten aber sei die Flucht aus der verpesteten Gegend. Dies hatte bereits der «Vater der Heilkunde», der Grieche Hippokrates, im vierten Jahrhundert vor Christus geraten. Der Epidemie aber entkam auf diesem Weg meist nur, wer es sich leisten konnte. «Flüch bald, flüch ferr, kom spät herwieder, dann fürwar das sind drei nüzere Krüter», heißt es in einem zeitgenössischen «Pestregiment». Auch der Reformator Martin Luther bejaht in seiner Schrift «Ob man vor dem Sterben fliehen möge» aus dem Jahr 1527 grundsätzlich das Recht zur Flucht; allerdings bescheinigt er den Daheimgebliebenen einen «starken Glauben» und erklärt sie zu «moralischen Siegern».

Wer sich die Flucht nicht leisten konnte, verbrannte vorzugsweise Kräuter und Gewürzmischungen in eigens dafür entwickelten Räucherpfannen oder hängte sich Riechäpfel an den Gürtel, um die giftigen Dämpfe fernzuhalten. Als besonders wirkungsvolles Gegengift galt Theriak, eine komplizierte Mischung aus Opiaten, Schlangengift und Pulver von getrockneten Kröten.

All diese Versuche zur Vorbeugung und Heilung zeigen, wie niedrig der Stand der Heilkunst im Mittelalter war; seit der Antike hatte es kaum einen Fortschritt gegeben. In einem italienischen zeitgenössischen Bericht heißt es schlichtweg, daß bei der Pest der Rat eines Arztes nichts tauge, da die Mediziner «in ihrer Unwissenheit» nicht einmal erkennen würden, «woher sie rühre». Trotzdem wollten sie, sofern sie nicht das Weite gesucht hätten, eine «unverschämte Geldsumme auf die Hand haben, wenn sie ein Haus betraten».

Verhängnisvolle Planetenkonstellation – das Pariser Pestgutachten

Natürlich dachten kluge Leute darüber nach, woher die Pest kam. Eine der ersten Stellungnahmen stammt aus dem Jahr 1348. Sie findet sich in einem Gutachten, das die Magister der medizinischen Fakultät der Universität Paris im Oktober im Auftrag König Philipps VI. von Frankreich vorlegten. Den Text werten Historiker als «eines der allerwichtigsten, wenn nicht das allerwichtigste Dokument zum Schwarzen Tod». Es hat sich in einer Reihe von Abschriften aus dem 14. Jahrhundert erhalten; drei davon bewahrt die Wissenschaftliche Allgemeinbibliothek der Stadt Erfurt auf.

Die Pariser Magister führen die Pest auf eine Konjunktion der drei oberen Planeten Saturn, Jupiter und Mars am 20. März 1345 zurück. Die Begründung erhält ihren Sinn im Zusammenhang mit der Humoralpathologie. Sie reicht bis in die Antike zurück und geht von vier Primärqualitäten aus: heiß, kalt, feucht und trocken. Diese werden den vier Körpersäften (humores) zugeordnet. Blut ist feucht und heiß, gelbe Galle ist trocken und heiß, schwarze Galle ist kalt und trocken, Schleim ist kalt und feucht. Diese Kombinationen von Primärqualitäten werden Planeten zugeordnet. Der Jupiter ist feucht und heiß, der Mars trocken und heiß, der Saturn kalt und trocken, der Mond kalt und feucht. Die große Konjunktion vom 20. März 1345 – besonders der feuchte und heiße Jupiter in Beziehung zum trockenen und heißen Mars – hatte nach Ansicht der Pariser Magister das Wasser von der Erde abgezogen. Dabei seien üble Dämpfe aufgestiegen, die die Luft verdorben hätten. Die verdorbene Luft, das Miasma, gelange durch Atmen, aber auch durch die Poren in den Körper. Dort lasse sie die feuchte Umgebung des Herzens faulen, wodurch die Pesterkrankung entstehe. Der verpestete Mensch gebe die Krankheit nach außen ab, so daß die Menschen selbst zu den Verursachern der Epidemie gehörten und man gut daran tue, ihre Nähe zu meiden. Hüten solle man sich vor allem vor fünf Dingen, die alle mit einem F anfangen: Fatigua, Fames, Fructus, Femina, Flatus (Ermüdung, Hunger, frische Früchte, Frauen und Blähungen).

Auch das Pariser Pestgutachten greift auf die Empfehlung antiker Ärzte zurück: «Cito longe fugas et tarde redeas» – man möge flugs hinwegeilen und spät zurückkehren.

Strafgericht Gottes

Auf dem System der Pariser Magister fußen die Überlegungen des Lübecker Franziskanermönchs Detmar, der gegen 1385 über Gründe für die verheerenden Pestwellen der vergangenen Jahrzehnte grübelte. Er denkt die Erklärungen des Pestgutachtens theologisch zu Ende: «Alles was zuvor beschrieben wurde, daß die Planeten und Sterne Einfluß auf das Sterben genommen haben sollten, soviel ist wahr, daß sie nicht die erste und höchste Ursache sind, sondern Gott allein.» Denn die Planeten seien ja nichts anderes als Hilfsmittel und Zeichen, deren sich Gott bediene, um seinen Willen umzusetzen. Für den Franziskaner steht deshalb fest, «daß die Bosheit der Menschen, die sich in der letzten Zeit noch vermehrt hat (...), eine Ursache ist, deretwegen sich auch die Strafen der Vergeltung vermehren». Diese Ansicht, daß die Pest ein Strafgericht Gottes für die Verfehlungen und Untaten der Menschheit sei, vertrat die große Mehrheit der Gläubigen, zumal sich weder die wortreichen Ratschläge der Ärzte noch die geschäftigen Abwehrmaßnahmen der Behörden als wirkungsvoll erwiesen.

Der Glaube an eine «Strafe Gottes» legte den Gedanken nahe, daß die einzige Rettung in besonders intensiver Reue bestehe. Dies erklärt ein Massenphänomen, das zur Zeit der Pest in Deutschland um sich griff: die Geißler oder Flagellanten, die wahrscheinlich seit dem Frühjahr 1349, von Österreich kommend, unterwegs waren. In Kutten gehüllt, auf die das Kreuzeszeichen aufgenäht war, vollzogen die Teilnehmer der zu endlosen Zügen anschwellenden Scharen öffentliche Bußübungen, deren blutiger Höhepunkt die Selbstgeißelung war. Möglicherweise haben die umherziehenden Geißler dazu beigetragen, die Seuche zu verbreiten.

Brunnenvergifter und Pestschmierer – die Suche nach Schuldigen

Mehr diesseitigen Charakter hatte das sich schnell in Europa verbreitende Gerücht, die Pest komme aus vergifteten Quellen und Brunnen. Der Untat verdächtigt wurden die Juden, die den Christen schaden oder sie gar ausrotten wollten. Die Folge waren entsetzliche Pogrome. Im Januar und Februar 1349 wurden in Freiburg und Konstanz, in Basel und Straßburg die meisten jüdischen Einwohner ermordet. Der Wahn ergriff fast hundert Städte in Süddeutschland, den Rhein entlang bis in die Niederlande, in Franken, Thüringen und Sachsen. Das Ausmaß der Mordaktionen war so groß, daß Historiker von der «schwersten Katastrophe des mitteleuropäischen Judentums» vor den nationalsozialistischen Greueltaten sprechen.

Ein anderes Gerücht, das zur gleichen Zeit entstand und sich hartnäckig hielt, stammte aus Italien. Die Chronisten berichten von «unerhörten Pestschmierereien». Vierzig Männer und Frauen hätten Salben aus Pestbeulen zubereitet und die Türriegel jener Häuser damit bestrichen, deren Besitzer sie töten wollten. Auch die dieser Heimtücke Geziehenen wurden Opfer von Folter und Hinrichtungen.

Nach unzähligen Zyklen der Vernichtung, von denen allerdings keiner mehr so furchtbar war wie der Schwarze Tod der Jahre 1347 bis 1352, verschwand die Pest weitgehend aus Mitteleuropa. Warum, weiß niemand so genau. Londoner Aufzeichnungen datieren die letzte Epidemie in der Stadt auf das Jahr 1665. Sie endete ein Jahr später nach der größten Feuersbrunst, die je in der englischen Hauptstadt gewütet hatte. Ob das Feuer die Seuche beendete, ist unter Experten umstritten. Als Kind Augenzeuge der Ereignisse war der spätere Schriftsteller und Journalist Daniel Defoe. Sein 1722 erschienenes Buch «Die Pest zu London» beschreibt eindringlich die Heimsuchung seiner Stadt. Sein Eindruck: «Selbsterhaltung schien das einzige Gesetz zu sein.»

Im Mai 1720 kam die Pest zum letztenmal nach Europa. Angeblich wurde sie von einem Schiff eingeschleppt, bei dessen Abfertigung die Quarantänebestimmungen nicht beachtet wurden. Die Seuche verbreitete sich von 1720 bis 1722 in Marseille und der Provence. Die Pest von Marseille schockierte Europa. Die Folge waren strenge seuchenpolizeiliche Maßnahmen. Ob aber diese Maßnahmen, die Fortschritte im Gesundheitswesen und der allgemeinen Hygiene dazu beigetragen haben, die Pest aus Europa zu drängen, ist bis heute ungeklärt.

Eine andere These der Wissenschaftler ist, daß seit dem 17. Jahrhundert die aus dem Osten kommende Wanderratte die Hausratte verdrängt habe. Scheuer als ihre Vorgängerin, habe sie nicht in direkter Nähe des Menschen gelebt. Dadurch könnte sich die Gefahr einer Ansteckung mit pestinfizierten Flöhen vermindert haben.

Oder hatte sich der Pesterreger genetisch verändert, wie manche Forscher glauben? Hatte die Mutation seine Aggressivität gedämpft? Denkbar ist auch, daß weniger ansteckende verwandte Stämme die gefährlichen Erreger verdrängten. So könnte Yersinia pseudotuberculosis, ein dem Pesterreger ähnlicher, aber minder gefährlicher Keim, mitgeholfen haben, eine Immunität aufzubauen, die auch gegen die Pestbakterien schützt.

Als die Epidemie, aus welchen Gründen auch immer, so abrupt aus Europa verschwand, war das, was die jahrhundertelangen Greuel verursacht hatte, allerdings noch immer nicht bekannt. Mehr als 150 Jahre sollten vergehen, bis Wissenschaftler den Erreger dingfest machen konnten. Der Durchbruch gelang ihnen, nachdem Mitte des 19. Jahrhunderts der Schwarze Tod in Zentralasien wiederaufgeflackert war. Die Krankheit verbreitete sich in der zweiten Hälfte des Jahrhunderts über Südchina und erreichte 1894 Hongkong. Über zwölf Millionen Menschen starben.

Die Entdeckung des Pestbazillus

Wissenschaftler und Ärzte aus aller Welt reisten nach Osten, um zu helfen. Unter ihnen befanden sich der Schweizer Alexandre Yersin, ein Mitarbeiter des Institut Pasteur in Paris, und der japanische Wissenschaftler Shibasaburo Kitasato, ein Schüler von Robert Koch. Yersin und Kitasato entdeckten im Juni 1894 unabhängig voneinander den Pesterreger im Eiter von Bubonen. Kitasato identifizierte ihn wenige Tage vor Yersin, was einen langen Prioritätenstreit nach sich zog. Yersin konnte den Erreger schließlich in Reinkultur züchten.

Was beide Wissenschaftler unter dem Mikroskop fanden, war ein unbewegliches, stäbchenförmiges und nur zwei Mikrometer kleines

Bakterium. Es wird heute nach Yersin Yersinia pestis genannt. Mit dem Bericht Yersins in den «Annales de l'Institut Pasteur» und der Meldung über die Entdeckung des Pesterregers durch Kitasato in der Wissenschaftszeitschrift «Lancet» im Sommer des Jahres 1894 begann eine neue Epoche in der Erforschung der Epidemie. Eine Epoche, die bis heute nicht zu Ende ist.

Yersin entdeckte, welche Rolle die Ratten bei der Übertragung der Krankheit spielen. Seit 1898 weiß man, daß Flöhe das Pestbakterium von der infizierten Ratte zum Menschen transportieren. Etwa dreißig Floharten eignen sich als Überträger für Pestbakterien. Besonders effizient ist jedoch der «Pestfloh» mit dem wissenschaftlichen Namen Xenopsylla cheopis. Er wird als häufigste Infektionsquelle für den Menschen angesehen. Er ist vor allem mit der Hausratte, Rattus rattus, vergesellschaftet. Weil sie nahe beim Menschen lebt, ist sie häufig das letzte Glied in der Übertragungskette.

Die Flöhe saugen das Blut ihrer «Wirte» und nehmen so die Bakterien auf. Stirbt die Ratte an der Infektion, kommt die Blutzirkulation zum Stillstand, der Körper kühlt ab. Das zwingt die wärmeliebenden Flöhe, sich einen anderen Gastgeber zu suchen. Mit ihrem Biß übertragen die infizierten Flöhe den Pesterreger auf den neuen Wirt, sei es Mensch oder Tier. Besonders gefährlich sind «blockierte» Flöhe. Bei ihnen haben die Pestbakterien den Verdauungstrakt verstopft. Der hungrige, todgeweihte Floh unternimmt immer wieder verzweifelte Saugversuche und pumpt dabei große Mengen von Bakterien in die Bißwunde. Neben dieser direkten Art der Übertragung können die Pesterreger beispielsweise auch über Hautverletzungen von einem erkrankten in einen gesunden Organismus vordringen.

Von seiner Eintrittsstelle aus wandert der Pesterreger in die nächstgelegenen Lymphknoten. In ihnen vermehrt er sich. Bemerkbar macht sich die Infektion nach zwei bis fünf Tagen. Dann verfärben sich Lymphknoten bläulich und schwellen an: Das sind die Pestbeulen oder Bubonen. Hohes Fieber und Benommenheit stellen sich ein, Schüttelfrost quält die Betroffenen. Mehr als neunzig Prozent der Fälle, wissen die Wissenschaftler heute, verlaufen als Bubonen- oder Beulenpest. In fünfzig bis neunzig Prozent der unbehandelten Fälle von Bubonenpest dringen die Erreger aus den Lymphknoten in die Blutbahn vor. Dort verursachen sie eine Sepsis, eine Blutvergiftung.

Außerdem siedeln sich die Bakterien in vielen Organen an. Gelangt Yersinia pestis in den kleinen Blutkreislauf, entsteht die sekundäre Lungenpest mit hochinfektiösem blutigem Auswurf. Wer Kontakt mit solchen Patienten hat, kann sich direkt mit primärer Lungenpest infizieren. Sie tötet ihre Opfer, wenn sie unversorgt bleiben, mit beinahe hundertprozentiger Sicherheit. Neue Forschungsarbeiten weisen darauf hin, daß die Yersiniabakterien auch deshalb so gefährlich sind, weil es ihnen gelingt, das menschliche Abwehrsystem zu entwaffnen. Sie schleusen in die Makrophagen, die Freßzellen des Immunsystems, ein Protein ein, das dort eine interne Signalkette stört.

Aus der Sicht des modernen Arztes bedeutet die Behandlung der einst schlimmsten aller Infektionen kaum mehr eine Herausforderung. Bei frühzeitiger Erkennung haben Patienten dank der Antibiotika sehr gute Heilungschancen. Als wirksamstes Mittel gegen Yersinia pestis hat sich das Antibiotikum Streptomycin erwiesen. Es wird seit 1948 angewendet. Als Mittel zweiter Wahl gilt Chloramphenicol. Daneben wirken auch Aminoglykoside oder Kombinationen aus Tetracyclinen und Sulfonamiden gut.

Bereits 1897 wurde ein erster Impfstoff gegen die Pest entwickelt. Der Wert der modernen Impfung mit lebenden, aber abgeschwächten Bakterien ist umstritten. Der Impfschutz hält drei bis sechs Monate an – er wirkt aber nur gegen die Beulen-, nicht gegen die Lungenpest. Zudem ist die Impfung schlecht verträglich. Die Weltgesundheitsorganisation empfiehlt sie deshalb nur Risikogruppen. Dazu zählen Mitarbeiter von Versuchslabors, die mit Pestkulturen arbeiten, und Bauern, Landarbeiter oder Fallensteller in Regionen, in denen Yersinia pestis in Nagerpopulationen verbreitet ist.

Sorge bereitete den Ärzten lange Zeit, daß es keine einfache und schnelle Nachweismethode für den Erreger gab. Wertvolle Zeit vergeht heute noch oft, weil die Mikrobiologen das winzige Bakterium erst mühsam unter dem Mikroskop im Gewebesaft verdächtiger Lymphknoten beziehungsweise in Auswurf oder Blut suchen müssen. Viele Pestfälle werden zudem von Ärzten zunächst als Magenverstimmung, Bronchitis oder Lungenentzündung mißdeutet. Eine raschere Diagnose erlauben mittlerweile jedoch immunologische Verfahren oder die Polymerasekettenreaktion, eine hochempfindliche molekularbiologische Nachweismethode.

Der Schwarze Tod heute

Weil schon länger keine größeren Epidemien mehr aufgetreten sind, gilt die Pest mittlerweile als besiegt. Diesen Optimismus teilt die WHO aber nicht. Denn in den letzten Jahren wurden der obersten Gesundheitsbehörde immer wieder Pestfälle aus Amerika, Afrika und Asien gemeldet. Im Jahr 1993 starben allein in Zaire 70 von 267 infizierten Menschen.

Experten glauben, daß die Statistiken unvollständig sind und mit einer großen Dunkelziffer gerechnet werden muß. Was registriert wird, ist aber beeindruckend genug: Von 1979 bis 1992 zählte die WHO 14856 Pestinfektionen mit 1451 Todesfällen in 21 Ländern. Selbst in den Vereinigten Staaten gab es 1992 noch 13 Infektionen und 2 Todesfälle.

Nach Nordamerika war das Bakterium schon neunzig Jahre zuvor – nach der letzten großen Epidemie in Asien – auf einem Handelsschiff gekommen. In San Francisco erkrankten aber seinerzeit nur wenige Menschen, der Erreger breitete sich vor allem unter den amerikanischen Eichhörnchen aus – eine ihm willkommene Alternative zu den Ratten. Von der Pest betroffen sind in Nordamerika deshalb zumeist Jäger, die sich direkt bei einem Nager angesteckt haben. Von Menschen eingeschleppt wurde die Pest in die Vereinigten Staaten in jüngster Vergangenheit zweimal: 1966 von einem Vietnamveteranen und 1990 von einer Forscherin aus Bolivien.

Im Jahr 1995 trat die Pest in den afrikanischen Ländern Madagaskar, Mosambik, Simbabwe, Tansania, Uganda und Zaire auf. Gemeldet wurden Pestfälle auch aus Bolivien, Brasilien, Peru und Vietnam. Es verwundert also kaum, daß die Weltgesundheitsorganisation vor der Rückkehr der Pest warnt. Sie kann überall dort plötzlich aus ihrem «Schlaf» erwachen, wo ihr katastrophale soziale und sanitäre Verhältnisse den Boden bereiten.

Vor allem in Indien, dem Subkontinent der schärfsten Kontraste zwischen Arm und Reich, befürchteten Seuchenexperten schon seit langem eine neue Pestepidemie. Als dann die Seuche 1994 tatsächlich in der völlig übervölkerten Stadt Surat auftauchte, sahen sie ihre Warnungen in trauriger Weise bestätigt. Der Ursprung der Epidemie liegt vermutlich in der Region von Latur, 350 Kilometer südöstlich von Bombay. Dort hatten bei einem Erdbeben im Jahr 1993 innerhalb von

Minuten 10 000 Menschen den Tod gefunden. Indische Wissenschaftler hatten frühzeitig darauf hingewiesen, daß sich im Erdbebengebiet die Ratten und mit ihnen die pestübertragenden Flöhe rasch vermehrten. Doch ihre eindringlichen Mahnungen blieben ohne Konsequenz.

Die offizielle Statistik verzeichnet in Surat von August bis Oktober 1994 6344 vermutete, 234 erwiesene Pestfälle und 56 Tote. Anfang 1995 erklärte die WHO Indien wieder für pestfrei: Seit dem 26. Oktober 1994 waren keine neuen Fälle mehr registriert worden; auch bei Ratten und anderen in Häusern lebenden Nagetieren habe es seit zwei Monaten keine Pestfälle mehr gegeben.

Angesichts der relativ geringen Zahlen wollen Experten nicht von einer Pestepidemie sprechen. Schon früh waren sogar Zweifel aufgekommen, ob es sich bei der Krankheit in Surat überhaupt um die Pest gehandelt habe. Stutzig gemacht hatte die Wissenschaftler die nur schwache Virulenz des Erregers. Zudem waren Stimmen laut geworden, die behaupteten, Yersinia pestis sei während der «Epidemie» nicht ein einziges Mal eindeutig identifiziert worden.

Daraufhin beauftragte die indische Regierung bereits Anfang Oktober 1994 eine internationale Wissenschaftlergruppe mit einer Untersuchung. Die Experten aus renommierten Labors in den Vereinigten Staaten, Frankreich und Rußland konnten Yersinia pestis unabhängig voneinander in Gewebeproben identifizieren, die von in Surat verstorbenen Menschen stammten. Die Tests belegten eindeutig, daß es sich in Indien tatsächlich um die Pest gehandelt hatte.

Doch die Wissenschaftler stellten noch etwas fest: Diese Pest war von einem neuartigen Erregerstamm hervorgerufen worden. Er weist bislang noch nie beobachtete Eigenschaften auf. Neben verschiedenen anderen molekularbiologischen Besonderheiten zeigt er eine schwache Virulenz. Offen geblieben ist bislang die Frage, woher der neue Bakterienstamm kommt.

Die Pest kehrt nicht zurück. Sie ist da. Und sie schlägt zu, wo sich die Gelegenheit dazu bietet. «Während Rieux den Freudenschreien lauschte, die aus der Stadt empordrangen», heißt es bei Camus, als die Pest in der Stadt Oran nach langem Leid endlich ihre mörderische Wucht verliert, «erinnerte er sich daran, daß diese Fröhlichkeit ständig bedroht war. Denn er wußte, was dieser frohen Menge unbekannt war und was in den Büchern steht: daß der Pestbazillus niemals ausstirbt

oder verschwindet, sondern jahrzehntelang in den Möbeln und der
Wäsche schlummern kann, daß er in den Zimmern, den Kellern, den
Koffern, den Taschentüchern und den Bündeln alter Papiere geduldig
wartet und daß vielleicht der Tag kommen wird, an dem die Pest zum
Unglück und zur Belehrung des Menschen ihre Ratten wecken und
erneut aussenden wird (...).»

Die Kranken mit dem Löwengesicht

Lepra

In Lumpen gehüllt und grausam entstellt, saß der Bettler vor dem Kirchenportal. In der Hand hielt er eine hölzerne Klapper, mit der er versuchte, die vorbeieilenden Passanten auf sich aufmerksam zu machen. Schließlich erbarmte sich ein Wundarzt. Er näherte sich der jämmerlichen Gestalt, um ihr ein Almosen zuzustecken. Dabei beobachtete er Seltsames. Der Bettler, erkannte der verblüffte Doktor, hatte sein Gesicht «mit einem rohten Leim dermassen zugerichtet, dass es schiene, als ob es voller dicker Blässlin oder Blätterlin, und den Aussätzigen gleich were». Die Folge der Entdeckung war eine Anzeige beim Magistrat der Stadt; der Bettler wurde verhaftet. Eine gründliche körperliche Untersuchung durch mehrere Mediziner bestätigte den Verdacht: Der angeblich Aussätzige war völlig gesund. Er hatte sein Lepraleiden nur vorgetäuscht, «dass ihm die Leute auss Erbärmde sehr viel stewretten». Beim Verhör gestand der Übeltäter, daß er sich auf die Nachahmung zahlreicher weiterer Krankheiten verstehe. Mit keiner ließe sich jedoch so viel Geld verdienen wie mit dem simulierten Aussatz.

Der Bericht über den vermeintlich leprakranken Trickbetrüger stammt aus der Feder von Ambroise Paré, einem der berühmtesten Chirurgen des 16. Jahrhunderts. Die Aufregung der Menschen in der bretonischen Stadt Vitry über den Missetäter, der sich Almosen erschlich, indem er die schreckliche Krankheit vortäuschte, muß groß gewesen sein. Paré überliefert, die Bevölkerung habe den Scharfrichter während der öffentlichen Auspeitschung des Verurteilten derart angestachelt, daß der Delinquent «in wenig Tagen hernach» an den Folgen der heftigen Schläge starb.

Aus der Sicht der mittelalterlichen Menschen erscheint die Aufregung verständlich. Gemahnte sie doch der furchterregende Anblick der tatsächlich von der Lepra Befallenen beinahe alltäglich an die Bedrohung durch die Seuche, welche die Betroffenen zu «Aussätzigen» machte, deren Los nur mit einem mildtätigen Almosen ein wenig zu lindern war.

Hilflose Therapieversuche

Die zeitgenössischen Ärzte konnten gegen die «Miselsucht» nichts ausrichten. Weder mit zerstoßenen getrockneten Vipern, mit denen sie die nässenden Geschwüre der Kranken bedeckten, noch mit Fröschen, noch mit Hühnern, die mit Schlangen gemästet worden waren und auf den Speiseplan der Patienten gesetzt wurden. Selbst die Kastration half nichts, mit der man die Kranken von ihrem angeblich «außergewöhnlichen und unerträglichen Geschlechtstrieb» zu befreien suchte, wie in alten Schriften nachzulesen ist.

Was blieb, war über Jahrhunderte jene Anweisung, die bereits im 3. Buch Mose geschrieben steht: «Wer nun aussätzig ist, soll zerrissene Kleider tragen und das Haar lose und den Bart verhüllt und soll rufen: Unrein! Unrein! Und solange der Ausschlag an ihm ist, soll er unrein sein, allein wohnen und seine Wohnung außerhalb des Lagers sein.» Der so aus der Gemeinschaft Ausgegrenzte war auf die Barmherzigkeit seiner Mitmenschen angewiesen, um zu überleben.

Die Lepra ist eine der ältesten Krankheiten des Menschen. Und sie besitzt einen besonderen Status, der sie von anderen Leiden abhebt, verursacht doch keines derart furchterregende Entstellungen. «Der Aussatz erscheint zunächst als eine spektakuläre Erkrankung am Äußeren des Menschen, an der Haut, die immer schon als das geheimnisvolle Medium zwischen äußerer und innerer Welt betrachtet wurde. Betroffen ist in erster Linie das Antlitz, das seine menschlichen Züge verliert. Es nimmt Zeichen des Löwen an. Die Stimme wird hohl und kreischend, katzenhaft. Der Körper bekommt einen süßlichen Fäulnisgeruch. Das Humanum verschwindet hinter der Maske der Bestie.» So erklärt der Medizinhistoriker Heinrich Schipperges das mit der Lepra verbundene Stigma.

Der besondere Stellenwert der Lepra zeigt sich schon an dem Versuch, ihre Geschichte nachzuzeichnen. Bei kaum einem anderen Thema, klagen Medizinhistoriker, gebe es so viele Interpretationsschwierigkeiten und wissenschaftliche Spekulationen. Bis ins zweite Jahrtausend vor unserer Zeitrechnung haben sie die Spur des Aussatzes zurückverfolgt: Er fand sich an exhumierten Leichen aus China und an Mumien aus dem alten Ägypten. Auf den berühmten, aus dem achtzehnten Jahrhundert vor Christus stammenden Gesetzestafeln des babylonischen Königs Hammurabi ist die «Bennu-Krankheit» beschrieben, die Medizinhistoriker als Lepra identifiziert haben. Mit Sicherheit bezieht sich ihrer Ansicht nach die um 600 vor Christus in Indien geschriebene Lehrsammlung Susruta Samhita auf die Lepra. In Indien soll die Krankheit auch entstanden sein und sich von dort aus durch Völkerwanderungen, Kreuzzüge, Entdeckungsfahrten, Sklavenhandel, Handelsverkehr und Pilgerzüge verbreitet haben.

Tot bei lebendigem Leibe

Daß die Lepra im mittelalterlichen Europa zu einer Bedrohung geworden war, zeigt das dritte Laterankonzil des Jahres 1179. Es verbot den Leprakranken, mit Gesunden zu verkehren. Es verfügte rechtskräftig, daß Betroffene besondere Kleider tragen und durch Klappern oder Hornsignale auf sich aufmerksam machen mußten. Im 11. Jahrhundert schon waren die ersten Leprosorien, Siechenhäuser, entstanden, in denen die Kranken isoliert wurden, um der Verbreitung der Seuche vorzubeugen. Im 12. Jahrhundert existierten in Europa bereits 19000 Leprosorien; allein auf dem Gebiet der heutigen Bundesrepublik waren es 750.

Die Zwangsisolierten erhielten regelmäßige Zuwendungen; sie profitierten auch von vielen Testamenten zu ihren Gunsten. In großen Städten bildeten sich Bruderschaften, etwa die «Fraternitas Sancti Spiritus» in Köln, die sich speziell der Aussätzigen annahmen. Überliefert ist, daß die Kölner Bruderschaft den Leprösen alljährlich in der Fastenzeit eine Tonne Heringe, im Herbst einen Ochsen und am Tag vor Fronleichnam jedem Kranken Weißbrot und Wein zukommen ließ.

Mag die Versorgung der Kranken gewährleistet gewesen sein; «die 'Aussonderung' als solche», schreibt Schipperges, «kann man sich nicht radikal genug vorstellen: Der Kranke galt bei lebendigem Leibe schon als tot.» Zwar durften die Kranken gelegentlich das Siechenhaus verlassen, etwa um auf Pilgerfahrt zu gehen oder um zu betteln, damit sie einen finanziellen Beitrag für ihre Gemeinschaft leisten konnten. Dabei mußten sie aber zahlreiche Auflagen beachten. So war es ihnen verboten, in Flüssen zu baden oder barfuß zu laufen. Sie sollten Wasser und Boden nicht verunreinigen. Sie durften nur Getränke zu sich nehmen, die mildtätige Spender in ein Fäßchen gossen, das die Kranken bei sich trugen. Sprachen sie mit Passanten, mußten sie sich gegen den Wind stellen, damit sie ihre Gegenüber nicht ihren Ausdünstungen aussetzten. An der Messe konnten sie nur von weitem teilnehmen, die Kommunion nur erhalten, wenn ihnen der Priester die Hostie am Ende eines langen Brettchens reichte.

Der Ausschluß aus dem weltlichen Leben bedeutete oft auch die Aufhebung der bürgerlichen Rechte. Der Ehebund eines Leprakranken galt als nichtig, er durfte nicht vor Gericht auftreten und kein Testament machen. Beendete der Tod schließlich das traurige Leben des Kranken, waren dem Verstorbenen nicht einmal die üblichen Trauerfeierlichkeiten sicher. Man bestattete den Leichnam nicht auf einem christlichen Friedhof, sondern auf einem eigens dazu vorgesehenen Gelände innerhalb des Leprosoriums.

Mit der Zeit verringerte sich die Anzahl der Leprosenhäuser: Waren es im 12. Jahrhundert noch 750, sind es 130 im 15., 80 im 16. und nurmehr 30 im 17. Jahrhundert. Dies liegt daran, daß die Zahl der Leprafälle in Europa sank. Warum, können die Wissenschaftler bis heute nicht recht erklären. Die einen nennen als möglichen Grund verbesserte hygienische Verhältnisse; andere halten dagegen, daß sich die Menschen im 16. Jahrhundert nicht mehr wuschen als im 12. und ihre Kleidung, Häuser und Straßen auch nicht sauberer wurden.

Spekuliert wird außerdem darüber, ob die Lepra verschwand, weil die Pest auftauchte. Dieser Theorie nach hat der Schwarze Tod unter den zwangsisolierten Leprösen schweren Tribut gefordert und auf diese mörderische Art der älteren Krankheit ein Ende bereitet.

Auf allen Kontinenten zu Hause

In Wahrheit aber ist die Krankheit nie verschwunden. Auch aus Europa nicht. Die Annahme des modernen Menschen, der Aussatz gehöre ins «finstere Mittelalter», ist ebensoweit verbreitet wie trügerisch. Auch daß die Lepra eine Krankheit der weit entfernten Tropen sei, ist eine zwar eingefahrene, aber falsche Vorstellung. Die Lepra ist auf allen Kontinenten und in allen Klimazonen zu Hause. In Europa sind der Weltgesundheitsorganisation derzeit 7874 Leprapatienten bekannt. Die

Hälfte von ihnen lebt in der Türkei, etwa fünf Prozent in Italien. Auch in Portugal, Spanien, Griechenland, Zypern und Südrußland kommt die Lepra vor. In England wurde das letzte Leprakrankenhaus erst 1968 geschlossen. In die Bundesrepublik Deutschland sind zwischen 1981 und 1992 73 Leprakranke eingereist. Viele kamen aus Asien, in sieben Fällen waren es deutsche Bürger.

Nach Angaben des Deutschen Aussätzigen-Hilfswerks in Würzburg sind weltweit schätzungsweise zwölf Millionen Menschen an Lepra erkrankt. Davon leben rund 62 Prozent in Asien, 34 Prozent in Afrika und 3 Prozent in Südamerika. Der Rest der Welt teilt sich das verbleibende Prozent. Größter Lepraherd ist Süd- und Südostasien, wovon der indische Subkontinent mit rund vier Millionen Kranken am härtesten betroffen ist. Experten fürchten, daß die Infektionsgefahr besonders in den indischen Großstädten zunehmen wird. Sie begründen dies mit der gewachsenen Mobilität von Menschen in den Slums, die von der Lepra am häufigsten heimgesucht werden. Nach wie vor zählt die WHO die Lepra zu den gefährlichsten Infektionskrankheiten.

Auch der zutiefst inhumane Umgang mit Leprakranken, die brutal abgesondert, dem Hungertod preisgegeben oder gar eingemauert werden, gehört nach Erfahrungen von Ärzten in Pakistan und Indien keineswegs der Vergangenheit an. Denn noch immer hat die Krankheit ihr Stigma nicht verloren. Vor allem in Ländern, in denen sie endemisch, also örtlich begrenzt, vorkommt, begegnen die Menschen Leprakranken nach wie vor mit Angst, Abscheu und Ekel. 1948 sah sich die International Leprosy Association genötigt, eine Resolution zur Abschaffung des stigmatisierenden Begriffs «Aussätziger» zu verabschieden. Statt dessen soll von «Leprapatient» gesprochen werden. Selbst in einer modernen Industrienation wie den Vereinigten Staaten hat der Kongreß im Januar 1991 den Vorschlag des Gesundheitsministeriums zurückgewiesen, die Lepra von der Liste der Erkrankungen zu streichen, die zur Abweisung von Immigranten führen.

Sensationelle Entdeckung in Norwegen

Seit dem Jahr 1873 ist bekannt, daß ein Bakterium die Lepra verursacht. Entdeckt hat den Mikroorganismus Armauer Hansen, damals Assi-

stenzarzt in einem Lepraspital in Bergen an der norwegischen Westküste. Daß ausgerechnet ein Norweger diesen Fund machte, ist kein
Zufall. Denn im Gegensatz zu Mitteleuropa hatte die Lepra in Norwegen über das Jahr 1850 hinaus stetig zugenommen. 1860 gab es dort
mehr als 2500 Leprakranke, rund 1,7 Promille der Bevölkerung litt an
Aussatz, in einzelnen Dörfern an der Westküste waren es gar 7 Prozent.

Hansen spürte die 1 bis 5 Mikrometer langen und 0,2 bis 0,8 Mikrometer dünnen Stäbchenbakterien in der Haut und im Nasenschleim
seiner Patienten auf. Mit dieser Entdeckung beginnt die moderne Bakteriologie – erst neun Jahre später stieß Robert Koch auf den Tuberkel-
bazillus.

Hansen zweifelte zunächst an seiner Erkenntnis. Er überprüfte seine
mikroskopischen Untersuchungen wieder und wieder. Erst eineinhalb
Jahre nach seiner ersten Beobachtung teilte er seine Befunde der Fachwelt mit. Sie waren eine Sensation, denn bis dahin hatte man die Lepra
für eine Erbkrankheit gehalten. Im Jahr 1880 gelang dem Breslauer Arzt
Albert Neisser der endgültige Nachweis, daß der von Hansen sieben
Jahre zuvor beschriebene Erreger tatsächlich die Lepra übertrug. Es
kam daraufhin zum Streit, wer der Entdecker von «Mycobacterium
leprae» sei.

Das Leprabakterium ähnelt stark dem Tuberkuloseerreger. Es hat
jedoch einige Besonderheiten, die es von allen anderen Bakterien unterscheiden. Sie erklären, warum die Lepra für die Medizin lange Zeit
eine rätselhafte Erkrankung war – und zum Teil bis heute geblieben
ist. Obwohl das Leprabakterium zu den ersten Krankheitserregern
zählt, die Forscher aufgespürt haben, weiß auch die moderne Wissenschaft über diesen Mikroorganismus immer noch weit weniger als
über die meisten anderen: Mycobacterium leprae macht es den Forschern schwer, seine heimtückischen Tricks zu enträtseln. Bis heute
ist es beispielsweise nicht möglich, das Bakterium auf künstlichen
Nährböden zu züchten. Dies ist ein gravierendes Forschungshinder-
nis. Außerhalb des menschlichen Körpers läßt es sich bisher nur in
den Fußballen von Mäusen und im südamerikanischen Gürteltier
Dasypus novemcinctus vermehren. Dieses Tier dient derzeit als
Hauptquelle für Mycobacterium leprae, um biochemische und immunologische Untersuchungen nicht zuletzt für die Impfstoffentwicklung durchzuführen.

Erreger mit Eigenarten

Eine besonders auffällige Eigenart von Mycobacterium leprae ist, daß es sich unglaublich langsam vermehrt: Bis aus einem Erreger zwei neue entstehen, vergehen zwei bis drei Wochen. Andere Krankheitserreger dagegen verdoppeln sich innerhalb weniger Tage, manche Bakterienarten brauchen dazu oft nur wenige Minuten. Die Trägheit des Erregers erklärt, warum es oft Jahrzehnte dauert, bis die Krankheit ausbricht. Die genaue Inkubationszeit kennt man nicht. Sie kann drei Monate, aber auch vierzig Jahre betragen.

Der Lepraerreger vermehrt sich überwiegend in den Schwann-Zellen; diese hochspezialisierten Zellen befinden sich in den peripheren Nerven. Sie umgeben die Nervenzellen wie ein schützender Mantel und ernähren sie. Dringt der Lepraerreger in eine Schwann-Zelle ein, gerät sie aus ihrem biochemischen Gleichgewicht. Sie beginnt, entzündungsfördernde Substanzen zu bilden. Infolge wird die Schwann-Zelle undicht, die Ernährung der Nervenzelle ist nicht mehr gewährleistet. Schließlich schränken die Nervenzellen ihre Arbeit mehr und mehr ein. All dies spielt sich im frühen Stadium vorwiegend in der Haut ab. Deshalb beeinträchtigt die Krankheit zunächst vor allem jene Nervenfasern, die Empfindungen wie Hitze, Kälte oder Schmerzen vermitteln. Im Spätstadium ist der gesamte Körper mit Leprabakterien überschwemmt. In einem Milliliter Blut sind dann bis zu 100 000, in einem Gramm Haut bis zu einer Milliarde Leprabakterien nachzuweisen.

Der Weg, auf dem das Leprabakterium übertragen wird, ist noch immer nicht vollständig bekannt. Die meisten Wissenschaftler glauben, daß die Lepra durch Tröpfcheninfektion verbreitet wird. Ansteckungsquellen sind wahrscheinlich keimhaltiges Nasensekret und der Auswurf, das Sputum, kranker Menschen. Im Nasenschleim ausgeschiedene Leprabakterien bleiben mindesten eine Woche lebensfähig. Der Erreger ist auch in der Haut zu finden. Eine Übertragung von Haut zu Haut halten Experten aber für wenig wahrscheinlich; allerdings wurde sie vereinzelt bei hochinfektiösen Patienten mit offenen Hautwunden beschrieben. Auch die Milch leprainfizierter Mütter kann Bakterien enthalten, und Säuglinge laufen Gefahr, beim Stillen angesteckt zu werden. Nachgewiesen wurde auch, daß Mycobacterium leprae durch die Plazenta von der Mutter auf das Kind übergeht.

Der an Lepra erkrankte Mensch gilt bisher als einzige Infektionsquelle. Seit kurzem wird jedoch auch über eine Zoonose diskutiert, eine Krankheitsübertragung vom Tier auf den Menschen. Es wurden nämlich bei Mangabeyaffen in Nigeria, in einem Schimpansen aus Sierra Leone und in Gürteltieren aus Louisiana und Texas Erreger entdeckt, die von Mycobacterium leprae nicht zu unterscheiden sind.

Insekten sind nie eindeutig als Überträger der Lepra nachgewiesen worden. In Ländern mit hohem Lepravorkommen und einer Vielzahl von stechenden Insekten läßt sich ein solcher Infektionsweg nach Meinung von Experten jedoch nicht ausschließen, da das Bakterium in den Mundwerkzeugen von Fliegen, Moskitos und Wanzen gefunden worden ist.

Krankheit der Armut

Kommen gesunde Menschen mit dem Lepraerreger in Kontakt, setzt sich das Immunsystem mit dem Bakterium auseinander. Bei 95 Prozent aller mit Mycobacterium leprae infizierten Personen sind die körpereigenen Abwehrtruppen erfolgreich; die Krankheit bricht nicht aus. Lepra bekommt, wer dafür disponiert ist. Die Faktoren, welche die Erkrankung begünstigen, sind komplex: Die Abwehr des Menschen muß geschwächt sein. Mangelhafte hygienische Verhältnisse, enges Zusammenleben unter schlechten Bedingungen und Fehlernährung können das Immunsystem schädigen.

Die Wissenschaftler diskutieren auch genetische Faktoren, weil Studien an eineiigen Zwillingen ein überraschendes Ergebnis erbracht haben: Wenn ein Zwilling an Lepra erkrankt, erkrankt mit großer Wahrscheinlichkeit auch der andere. Im Erbgut von Mäusen haben Molekularbiologen auf Chromosom 1 ein Gen gefunden, daß die Widerstandskraft gegenüber mykobakteriellen Infektionen zu kontrollieren scheint. Genkartierungen des menschlichen Erbguts ergaben Hinweise auf ein Gen auf Chromosom 2, das die Empfänglichkeit gegenüber Lepra – und Tuberkulose – beeinflussen könnte. Weitere Aufschlüsse erhoffen sich die Forscher von der Einrichtung von Genbanken und der Erstellung einer Genkarte von Mycobacterium leprae, an denen derzeit gearbeitet wird.

Variationen des Jammers

Bei Menschen, die an Lepra erkranken – es sind rund fünf Prozent aller Infizierten –, zeigt sich zunächst kaum mehr als ein kleiner, weißer, gefühlloser Hautfleck. Dies ist das Frühstadium; die Ärzte nennen es «indeterminierte Form». Welchen weiteren Verlauf die Krankheit nimmt, hängt von der Abwehrkraft des jeweiligen Menschen ab. Ist sie gut, kann die Lepra spontan ausheilen. Dies ist bei zirka fünfzehn Prozent der Patienten im Frühstadium der Fall. Rund drei Prozent der Erkrankten dagegen können den Erreger nicht vollständig abwehren. Bei ihnen geht das Frühstadium in die tuberkuloide Form der Lepra über, deren Hautveränderungen denen der Hauttuberkulose ähneln – daher die Bezeichnung.

Bei etwa zwei Prozent aller Infizierten fehlt die Abwehrkraft völlig, so daß sich die Bakterien ungehemmt im Körper vermehren. Es bildet sich die schlimmste Verlaufsform der Krankheit – die lepromatöse Lepra, auch Knotenlepra genannt. Zwischen den genannten Verlaufsformen gibt es noch die dimorphe Lepra, auch Borderline Lepra genannt. Der Lepraarzt muß jede dieser Varianten erkennen, um eine optimale Behandlung seiner Patienten einleiten und Therapierisiken abschätzen zu können.

Die lepromatöse Lepra ist hochinfektiös, an ihr Erkrankte sind eine gefährliche Ansteckungsquelle. An einem Tag können Patienten über die Nasen-, Rachen- und Kehlkopfschleimhaut mehr als zwanzig Millionen Bakterien ausscheiden. Ihre Haut ist entstellt durch zahlreiche kleine Flecken, die in Papeln und Knoten übergehen. Typisch sind blaßrote bis braune Knoten, die als Leprome bezeichnet werden. Anfangs finden sie sich häufig an den Ohrmuscheln und Ohrläppchen, später zersetzen sie Wangen, Lippen, Kinn und Stirn. Sie befallen auch Knie, Ellbogen, Gesäß und Genitalien. Wird der Patient nicht behandelt, zerstört die Krankheit früher oder später die Nasenscheidewand, und es formt sich die charakteristische «Sattelnase». Im weiteren Verlauf geht das gesamte Nasenskelett zugrunde, der Gaumen wird perforiert. Darüber hinaus lockern sich die Schneidezähne, die Zunge bildet sich zurück, die Stimme wird rauh; die Körperhaare fallen aus, ebenso Augenbrauen und Wimpern. Das charakteristische Bild des «Löwengesichts» (Facies leonina) entsteht.

Der Ausfall von Augennerven führt häufig zu Blindheit. Nervenausfälle sind auch die Ursache für die Gefühllosigkeit in den Gliedmaßen. Die Betroffenen verbrennen oder verletzen sich leicht. Entzündungen und Abszesse folgen, schließlich stirbt das Gewebe ab. Im Endstadium verlieren die Patienten Finger und Zehen. Die Infektion greift dann auch Sehnenscheiden, Gelenke und Knochengewebe an. Die Patienten verstümmeln mehr und mehr.

Derartige Schäden lassen sich mit den besten Medikamenten nicht mehr beheben. Es erst gar nicht soweit kommen zu lassen, ist das Ziel der Leprakontrollmaßnahmen. Sie bauen auf eine frühe Diagnose und eine rasche Behandlung mit wirksamen Arzneimitteln.

Schicksal einer Wunderwaffe

Über effektive Präparate verfügen die Ärzte seit 1941. Damals revolutionierte der amerikanische Leprologe Guy Faget mit dem Sulfonamid DDS (Diamino Diphenyl Sulfon, abgekürzt Dapson) die Lepratherapie. Euphorisch feierten die Lepraärzte die neue «Wunderwaffe», ließ sie doch hoffen, die Plage innerhalb weniger Jahrzehnte aus der Welt zu schaffen. Mehr als zwei Jahrzehnte lang war die Substanz das Standardtherapiemittel in den Spitälern rund um den Globus. Erste Zeichen dafür, daß die heimtückischen Bakterien die neugewonnene Sicherheit gefährden könnten, tauchten in den sechziger Jahren auf: 1964 beobachteten Lepraärzte in Malaysia erstmals, daß Dapson bei ihren Patienten keine Wirkung mehr zeigte. Die Bakterien waren resistent geworden.

Die Widerstandsfähigkeit der Bakterien breitete sich aus. Im Jahr 1982 mußte die WHO bekanntgeben, daß Dapson bei einem Drittel der neuinfizierten Leprakranken in dreißig Ländern nicht anschlug. Der schöne Traum von einer leprafreien Welt war ausgeträumt. Eine neue Strategie mußte entwickelt werden.

Gefunden wurde sie in Anlehnung an die Tuberkulosetherapie, bei der die Ärzte nicht ein Medikament – wie bei der Monotherapie mit Dapson –, sondern mehrere unterschiedlich wirkende Arzneimittel einsetzen. Derart in die pharmakologische Zange genommen, dürfte auch Mycobacterium leprae kaum mehr einen Mutationsausweg finden, hofften die Lepraforscher. Die Strategie erwies sich als richtig, die Kombinationstherapie (Multi Drug Therapy, MDT) war geboren. Sie wurde 1969 erstmals propagiert und dann schrittweise mit beeindrukkenden Erfolgen angewandt. 1982 erklärte die WHO sie zur Standardtherapie.

Hoffnung durch Gentechnik

Alle wirksamen Kombinationen, von denen es heute mehrere gibt, enthalten nicht nur Bakteriostatika – Medikamente, die das Wachstum der Bakterien hemmen –, sondern auch Bakteriozide, Wirkstoffe also, die Bakterien töten. Gegenwärtig werden nach Angaben der Weltgesundheitsorganisation etwa 38 Prozent der geschätzten und 53 Prozent der registrierten Leprafälle mit einer Kombinationstherapie behandelt. In der Regel werden derzeit Kombinationen aus Dapson, Rifampicin und Clofazimin angewandt. Dapson verhindert, daß die Bakterien sich teilen und wachsen, Rimfampizin und Clofazimin töten sie. Rifampicin ist von den bisher bekannten Mitteln gegen die Lepra der potenteste Wirkstoff. Er wirkt zu über neunzig Prozent bakteriozid, so daß innerhalb von zehn bis vierzehn Tagen die Bakterien nicht mehr übertragen werden können.

Neben ihrer großen Wirksamkeit hat die Multi Drug Therapy noch weitere Vorteile. Einer ist, daß sich die Behandlungsdauer erheblich verkürzt hat. Währte die Therapie mit Dapson noch Jahrzehnte, so benötigt die MDT je nach Erkrankungstyp nur noch zwischen sechs Monaten und zwei Jahren. Dies hat einen bedeutsamen Nebeneffekt: Die Patienten kommen bereitwilliger und regelmäßiger zur Therapie.

Mittlerweile gibt es drei neue bakteriozide Medikamente, nämlich Ofloxazin, Minocyclin und Clarithromyzin. In Kombination mit Rifampicin könnten sie die Dauer der Therapie weiter verkürzen.

Bei rechtzeitiger Anwendung einer MDT ist zudem ein Großteil der Nervenschäden und Behinderungen zu vermeiden; bereits bestehende Behinderungen verschlechtern sich nicht weiter. Bisherige Resultate zeigen, daß die Rückfallrate bei einer Kombinationstherapie deutlich niedriger ist als bei der Monotherapie. Sie liegt unter drei Prozent.

Doch die MDT hat auch einen Nachteil: Sie ist teuer. Außerdem kann sie erst nach intensiver Vorbereitung angewendet werden. Sie stellt hohe Ansprüche an die Ausbildung der Ärzte und Schwestern und verlangt, daß die Patienten regelmäßig überwacht werden. Ihr Erfolg ist jedoch unumstritten und drückt sich in deutlichen Zahlen aus: Die Anzahl registrierter Leprafälle fiel von über 5,3 Millionen im Jahr 1985 auf rund 2,3 Millionen im Jahr 1993.

Eine völlig neue Behandlungsstrategie könnte die Gentechnik eröffnen. Ausgangspunkt der Überlegungen ist, daß die Körper von Menschen, die an Lepra erkranken, offenbar keine wirksamen Abwehrstoffe bilden. Interleukin-2, ein Botenstoff des Immunsystems, ist ein neuer Hoffnungsträger im Kampf gegen die Lepra. Interleukin-2 wird im Körper normalerweise nach einer Infektion gebildet. Es regt die Abwehrzellen des Immunsystems an. In Leprakranken könnte gentechnisch hergestelltes Interleukin-2 die körpereigenen Abwehrtruppen aktivieren, die bei dieser Erkrankung sonst gar nicht oder nur ungenügend mobilisiert werden. Auch andere Infektionskrankheiten, bei denen die sogenannte zellgesteuerte Immunantwort ungenügend verläuft, könnten so behandelt werden.

Schutzimpfung gegen Lepra?

Die Erfolge bei der medikamentösen Behandlung der Lepra könnten durch eine Impfung komplettiert werden. Erste Impfversuche erfolgten schon in den zwanziger Jahren in Uganda und Burma mit einer BCG-Vakzine, die ihre Entwicklung und ihren Namen den französischen Bakteriologen Albert Calmette und Charles Guérin verdankt (BCG: Bacillus Calmette-Guérin). Vorausgegangen war die Beobachtung, daß der Antituberkuloseimpfstoff BCG auch gegen eine Infektion mit Mycobacterium leprae schützen kann. Die Versuche blieben jedoch erfolglos. In den sechziger Jahren wurden 250 000 Personen, unter anderem wieder in Uganda und Burma, mit BCG geimpft. Die Ergebnisse variierten stark: In Uganda konnte eine Schutzwirkung von achtzig Prozent erreicht werden, in Burma lediglich von zwanzig Prozent.

Derzeit setzen die Wissenschaftler auf Kombinationsimpfstoffe. Sie enthalten meist BCG sowie abgetötete Leprabakterien, die in Gürteltieren herangezüchtet wurden. Forscher erproben die neuen Impfstoffe derzeit in großen Studien in Indien, Venezuela und Malawi. Zwischenauswertungen zeigen vielversprechende Ergebnisse.

Sowohl die therapeutischen Erfolge als auch die Fortschritte bei der Impfstoffentwicklung haben die WHO 1994 veranlaßt, ein ehrgeiziges Ziel zu formulieren: Bis zum Jahr 2000 soll die Lepra weltweit ausgerottet sein. Konkret bedeutet das: weniger als ein Krankheitsfall pro 10000 Einwohner.

Ob das Ziel einer leprafreien Welt erreicht wird, ist allerdings offen. Das hat weniger medizinische Gründe als wirtschaftliche. Zwar werden heute vielerorts Lepraprogramme durchgeführt, doch erfährt bisher nur jeder vierte der geschätzten zwölf Millionen Leprakranken regelmäßige, richtige und ausreichende Behandlung. In vielen armen Ländern hat die Leprakontrolle zudem nur einen niedrigen Stellenwert, es fehlt an effektiven Aufklärungs- und Behandlungsprogrammen. Hinzu kommt häufig eine schlechte Infrastruktur und der Mangel an gut ausgebildetem Personal. Zu den weiteren Erschwernissen zählen das der Lepra anhaftende Stigma und die mangelnden Kenntnisse der Gesundheitsdienste über die frühen Zeichen der Krankheit. Die Experten fürchten deshalb, daß das Bild der fortschreitenden und zur unwiderruflichen körperlichen Verstümmelung führenden Lepra noch weit über Jahr 2000 hinaus zur Welt gehören wird.

«Mit den uns heute zur Verfügung stehenden Mitteln ist die Ausrottung der Lepra theoretisch möglich», faßt Romana Drabik, eine erfahrene Lepraärztin, die Situation zusammen: «Ich betone theoretisch. Denn Lepra ist eine Krankheit der Armut. Medizinische Maßnahmen allein können nicht zum Erfolg führen.»

Narben und Tod

Pocken

Die Türen sind hermetisch versiegelt. Ausgeklügelte Kontrollsysteme sichern den Zugang zum Hochsicherheitslaboratorium tief im Inneren eines schwerbewachten Gebäudes der Centers for Disease Control and Prevention (CDC), der US-amerikanischen Seuchenkontrollbehörde, im amerikanischen Atlanta. Dort lagert einer der meistgefürchteten Massenmörder der Geschichte: das Pockenvirus. Weitere Kulturen des gefährlichen Erregers hält das Staatlich-Russische Forschungszentrum für Virologie und Biotechnologie in Kolzowo bei Nowosibirsk unter Verschluß. In die sibirischen Weiten hatte man im September 1994 die tödliche Fracht von Moskau aus deportiert – aus Angst, die Sicherheitsvorkehrungen in der russischen Hauptstadt könnten nicht ausreichen, um zu verhindern, daß die gefährlichen Viren zufällig entwichen oder von Terroristen gestohlen würden.

Nirgendwo sonst außer in Atlanta und in Kolzowo ist das Pockenvirus auf unserem Planeten noch anzutreffen. Daß es jemals wieder ein menschliches Opfer findet, wollen die Verantwortlichen unter allen Umständen verhindern. Denn zwölf Jahre nach Ende der weltweiten Pockenschutzimpfungen haben die meisten Menschen ihre Immunität gegen die Viren verloren. Wirksame Medikamente gibt es nicht. «Ein erneuter Ausbruch könnte innerhalb der wenigen Monate, die für die Produktion neuen Impfstoffs notwendig sind, ungefähr eine Million Menschen töten oder erblinden lassen», mahnt die Weltgesundheitsorganisation. Das WHO-Exekutivkomitee hat deshalb in seiner 97. Sitzung am 24. Januar 1996 ein einzigartiges Vorhaben beschlossen: die absichtliche und vollständige Auslöschung einer Spezies durch eine andere. Falls die WHO-Generalversammlung zustimmt, sollen die Pokkenviren in Atlanta und Kolzowo am 30. Juni 1999 endgültig vernichtet werden. Damit wäre ein Schlußstrich unter die unheilvolle Geschichte des Pockenerregers gezogen, die vor rund 3000 Jahren begann.

In Ägypten oder Indien, nehmen die Wissenschaftler heute an, ist das Virus erstmals aufgetaucht. Vermutlich hat eine genetische Veränderung, eine Mutation, bewirkt, daß sich eine seit Urzeiten vorhandene, aber für den Menschen harmlose Virusvariante in den Killer verwandelte. Hautveränderungen, die wahrscheinlich von Pockennarben herrühren, haben die Forscher beispielsweise am mumifizierten Kopf von Pharao Ramses V. gefunden. Erste schriftliche Zeugnisse, die auf die Krankheit hinweisen könnten, stammen von dem römischen Arzt Galen. Sein prominentester Patient, Kaiser Mark Aurel, soll an den Pocken gestorben sein. Historiker nehmen an, daß die «Antoninische Pest», die zwischen 160 und 180 nach Christus wütete und Hunderttausende von Opfern forderte, eine Pockenepidemie gewesen ist.

Um 700 tauchte das Virus in Japan und Nordafrika auf. Wie der Erreger durch die Reisen der Entdecker und Eroberer in Amerika eingeschleppt wurde, haben spanische Soldaten und Priester festgehalten. Unter den Menschen in der Neuen Welt, die nie zuvor mit dem Erreger in Kontakt gekommen waren, fand das Virus unzählige Opfer. Die Ureinwohner Australiens erlebten 1789 ihre erste Pockenepidemie, ungefähr ein Jahr, nachdem die Briten dort ihre erste Strafkolonie auf dem Gebiet des heutigen Sydney eingerichtet hatten.

Das Jahrhundert der Pocken

Zehn Prozent der verzeichneten Sterbefälle der Menschheitsgeschichte werden den Pocken zugeschrieben. In Europa stand das 18. Jahrhundert unter der Schreckensherrschaft der Blattern, wie die Pocken auch genannt werden. Sie wütete damals schlimmer als Pest, Lepra und Syphilis. Jährlich sollen den Pocken in diesem Jahrhundert schätzungsweise 400 000 Europäer, davon etwa 70 000 Deutsche, zum Opfer gefallen sein.

Gefürchtet waren die Pocken nicht nur wegen der hohen Sterblichkeit, sondern auch wegen der tiefen, kraterförmigen Narben, die 65 bis 80 Prozent der Überlebenden unwiderruflich entstellten. «Wenn ein Heer von 30 000 Mann gegen eines von gleicher Größe antrat, konnte man sicher sein, daß auf jeder Seite etwa 20 000 Pockennarbige standen», veranschaulicht Voltaire in seinem Roman «Candide». Die Blattern hatten für die Überlebenden noch weitere Folgen: Erblindung, Taubheit und Lähmungen zählten zu ihrer schrecklichen Hinterlassenschaft.

Die Pocken waren im damaligen Europa keine neue Krankheit; sie griffen nur außerordentlich weit und hart um sich. «Es ist aus Erfahrung erwiesen, daß fast alle Menschen die Pocken bekommen», heißt es in einer zeitgenössischen Quelle. Dort, wo die Pocken zuvor noch nie aufgetaucht waren und die Bevölkerung keine Immunität aufbauen konnte, wütete die Seuche immer besonders entsetzlich. So geschah es auch in Island. Die Insel zählte im Jahr 1703 rund 50 000 Einwohner – vier Jahre später, nach einer ersten schweren Pockenepidemie, waren nur noch 34 000 Menschen am Leben.

Großen Anteil hatten die Pocken an der damals ohnehin hohen Kindersterblichkeit. Sie waren eine der häufigsten, wenn nicht die häufigste Todesursache der Kinder. Während des 18. Jahrhunderts wurde es üblich, ein Kind erst dann zur Familie zu rechnen, wenn es die Pocken überlebt hatte. Schätzungsweise jedes neunte starb an Blattern, bevor es das zehnte Lebensjahr vollendet hatte. Die Krankheit war so weit verbreitet, daß sie geradezu zur Selbstverständlichkeit wurde. «Es ist nur ein Pockenkind», sagte man dem Hallenser Medizinprofessor Juncker, als er sich bei einer Beerdigung über die Gleichgültigkeit der Trauergemeinde wunderte.

«Die Pocken waren eine 'demokratische' Krankheit», schreibt der Sozialhistoriker Manfred Vasold. Das Virus infizierte jeden; keine soziale Schicht war vor ihm sicher. Zugang verschaffte es sich sowohl in die Katen der Bauern als auch in die Schlösser von Fürsten und Königen. «Am Neujahrstag dieses Jahres [1750] sah ich, daß mein Frisierbursche ein rotes Gesicht und ganz verschwollene Augen hatte. Ich fragte ihn, was ihm fehle; er antwortete, er habe starkes Kopfweh und Fieber. (...) Am Abend meldete man mir, die Pocken hätten sich bei ihm gezeigt», erinnert sich Katharina die Große in ihren Memoiren. Die Zarin fürchtete panisch, ebenfalls die Pocken zu bekommen, weil der Bedienstete sie gekämmt hatte. Doch sie blieb zeit ihres Lebens von ihnen verschont. Möglicherweise, vermuten Experten, hatte Katharina in ihrer Kindheit eine leichte, unerkannt gebliebene Pockenerkrankung durchgemacht und war so immun geworden. Weniger Glück war Georg IV. von Sachsen beschieden. Er küßte seine an den Pocken sterbende Geliebte auf den Mund. Wenig später starb auch er an den Blattern.

Zahlreiche Berichte von der verbreiteten Pockenangst sind aus dem 18. Jahrhundert überliefert. Immer wieder erwähnte beispielsweise

Liselotte von der Pfalz in ihren Briefen vom französischen Hof die Pocken. 1713 wütete in Paris eine fürchterliche Epidemie. Sie soll 20 000 Menschen hingerafft haben. Die österreichische Kaiserin Maria Theresia durchlitt die Krankheit 1767 als fünfzigjährige Frau. Danach, so ist es überliefert, habe sie alle Spiegel aus den Wohnräumen der Residenz entfernen lassen, damit ihr der eigene Anblick erspart bleibe. Auch in der Öffentlichkeit zeigte sie sich fortan kaum noch. Der kleine Wolfgang Amadeus Mozart und seine Schwester erlitten die Pocken während derselben Epidemie. Auch die Komponisten Gluck, Haydn und Beethoven erkrankten an den Blattern; sie überlebten die Krankheit, waren jedoch von ihr gezeichnet. «Wenn auf Portraits oder anderen Konterfeis der Großen die Pockenkrater nicht zu sehen sind, dann darf man sich darüber heute nicht wundern: Die Maler hatten den Auftrag, derartige Details zu übersehen», schreibt Vasold. Noch im 20. Jahrhundert hat Josef Stalin Fotografien seiner Person retuschieren lassen – er hatte die Pocken als Kind durchgemacht.

«Als habe der Teufel Erbsen auf ihren Gesichtern gedroschen»

«Pocken» oder «Blattern» wurde die Seuche aufgrund der zahllosen Pusteln genannt, die auf der Haut der Erkrankten entstehen. Was die Ursache der Seuche war, blieb bis zu Beginn des 20. Jahrhunderts verborgen. Erst im Jahr 1906 entdeckte der in Mexiko geborene und in Hamburg arbeitende Arzt Enrique Paschen die «Pockschen Körperchen» unter dem Mikroskop. Das war nur möglich, weil die Pockenerreger die größten Viren sind, die man kennt. Die kompliziert aufgebauten, quaderförmigen Partikel sind mit Hilfe des Lichtmikroskops gerade noch zu erkennen.

Heute ist bekannt, daß es zwei Typen von Pockenviren gibt, die eng miteinander verwandt sind: Variola major führt zu einer Sterblichkeit von 25 Prozent; an Variola minor stirbt etwa 1 Prozent der Infizierten. Die Erreger werden durch unmittelbaren Kontakt von Mensch zu Mensch übertragen, zumeist über Ausscheidungen der Atemwege.

Im menschlichen Körper angekommen, vermehrt sich das Virus zunächst in den oberen Atemwegen und tritt schließlich ins Blut über. Mit dem Blutstrom gelangt es in Lunge, Milz, Leber und andere innere

Organe. Steigt die Virenkonzentration in diesen Organen, dringt der Erreger von dort aus zum zweitenmal ins Blut ein. Bis zu diesem Zeitpunkt sind ungefähr zwölf Tage vergangen. Jetzt treten die ersten Krankheitszeichen auf. Die Betroffenen leiden an Schüttelfrost, hohem Fieber und Kopfschmerzen, der Rücken schmerzt, Bauch und Oberschenkel röten sich. Von diesem Stadium an vermehrt sich das Virus in Zellen der Haut weiter. Betrachtet man die Zellen unter dem Elektronenmikroskop, wird eine Besonderheit der Erreger sichtbar: Sie vermehren sich innerhalb ihrer Wirtszellen in einem abgegrenzten Bezirk, der sogenannten «Virusfabrik».

Innerhalb von drei bis vier Tagen nach dem Befall der Haut bilden sich Bläschen, nach zwei Wochen zeigt sich die Krankheit mit all ihren schlimmen Symptomen. Ist der Verlauf besonders schwer, fließen die Pusteln ineinander und entstellen den Körper, besonders das Gesicht, auf furchterregende Weise. Die Pusteln sind voll von infektiösen Erregern. Schließlich trocknen sie ein, die Krusten fallen ab. Zurück bleiben häßliche Narben. Theodor Fontane schreibt, in seiner Kindheit habe man von den Pockennarbigen gesagt, «der Teufel habe Erbsen auf ihrem Gesicht gedroschen». Er selbst kannte einen, der «nicht erbsengroße Knuten, sondern halbhandbreite Narbenflächen» im Gesicht hatte.

Gefürchtete Komplikationen, die häufig zum Tod führten, waren Lungen-, Rippenfell- und Nierenbeckenentzündung. Auch Gehirnhäute und Ohren konnten von den Viren befallen werden. Eine Infektion der Augen machte die Kranken vorübergehend oder bleibend blind. Mozart konnte nach seiner Pockenerkrankung im Herbst des Jahres 1767 mehr als eine Woche lang nichts sehen.

Übrigens plagen die Pocken nicht nur den Menschen. Sie suchen auch Säugetiere, Vögel und Insekten heim. Es gibt für jede Tierart eigene, auf sie spezialisierte Erregerstämme.

Das Verdienst der Lady Mary Montagu

Die Versuche, sich gegen die ekelerregende Krankheit zu schützen, gehen bis ins 10. Jahrhundert zurück. Die Chinesen verarbeiteten alte Krusten von Pockenerkrankten zu Pulver und bliesen es Patienten in die Nase. Indische Brahmanen ritzten zerkleinerte Krusten in die Haut gesunder Menschen ein, in Persien aß man die Krusten, Türken infizierten sich selbst mit der Flüssigkeit aus den Pockenbläschen. Solche Pockenschutzmethoden bezeichnete man als «Inokulation» oder «Variolation». Im großen und ganzen wirkten sie. Aus Gründen, die bis heute noch nicht ganz verstanden sind, verlief die so ausgelöste Erkrankung meist schwächer als die übliche Variante. War sie überstanden, waren die auf diese Weise «Geimpften» vor den echten Pocken meist geschützt.

In Westeuropa wurden die althergebrachten Pockenschutzpraktiken nur langsam bekannt. Im Jahr 1718 brachte Lady Mary Wortley Montagu, die Gattin des britischen Botschafters in der Türkei, die Inokulation nach Europa. Sie beschreibt die in der Türkei üblichen Maßnahmen ausführlich in einem Brief an eine Freundin in der Heimat: «Die Blattern, die bei uns so gefährlich und verbreitet sind, werden hier mittels der Pfropfung, wie sie es nennen, ganz unschädlich.» Viele alte Frauen vollzögen diese Operation gewerbsmäßig alljährlich im Herbst. Zu dieser Zeit schicke einer zum anderen, «um zu fragen, ob vielleicht eine Familie Pocken haben möchte».

Wenn genügend Kinder und Jugendliche gebracht worden seien, beobachtete Lady Montagu, komme eine «alte Frau mit einer Nußschale, gefüllt mit Stoff der besten Gattung von Pocken». Daraufhin öffne sie eine Ader mit einer langen Nadel und «bringt in die Wunde so viel Stoff, als auf dem Nadelkopf haftet und verbindet die kleine Wunde». Die Kinder spielten den Rest des Tages miteinander und blieben gesund bis zum achten Tag. «Dann werden sie von Fieber ergriffen und hüten zwei, selten drei Tage das Bett. Im Gesicht treten sehr selten mehr als 20 bis 30 Pusteln auf, die keine Narben hinterlassen.» Acht Tage später seien die Kranken wieder so munter wie zuvor. Tausende würden sich alljährlich dieser Prozedur unterziehen. Ein Todesfall sei dabei noch nie beobachtet worden. «Ich glaube, ich bin von der Sicherheit des Experimentes so vollkommen befriedigt, daß ich die Absicht habe, dasselbe an meinem lieben kleinen Sohn zu versuchen», schließt Lady Montagu.

Tatsächlich ließ die Lady ihren fünfjährigen Sohn «pfropfen». Nach England zurückgekehrt, stieß ihre Begeisterung für die türkische Methode jedoch auf den heftigen Widerstand der Mediziner. Um zu beweisen, wie überzeugt sie selbst von der Ungefährlichkeit der Inokulation war, ließ sie in London vor einer neugierigen Zuschauerschar auch ihrer Tochter die Pocken übertragen. Sie löste damit eine hitzige Diskussion aus, die sich über Jahre hinzog.

Nachdem die Methode an einigen zum Tod verurteilten Verbrechern erprobt worden war, entschloß sich der englische König Georg, seine Kinder ebenfalls «einpocken» zu lassen. Doch erst der schwere Blatternausbruch 1752 in London, als siebzehn Prozent aller Toten auf das Konto der Pocken gingen, überzeugte das Londoner College of Physicians, daß die Inokulation sinnvoll war. «England begann sich gegen das Übel zu wehren», schreibt Manfred Vasold. Dies habe den englischen Bevölkerungsstand begünstigt «und auf diesem Umweg vielleicht auch die Industrialisierung und Urbanisierung».

Auch in Deutschland war das Einpfropfen der Pocken als sogenanntes «Blattern-Beltzen» bereits vereinzelt in der Volksmedizin praktiziert worden. Eines der frühesten medizinischen Werke, das auf das Verfahren hinweist, ist das 1721 in Wittenberg veröffentlichte Buch des Arztes Abraham Vater «Das Blattern-Beltzen oder die Art und Weise die Blattern durch künstliche Einpfropfung zu erwecken». Weitere Verbreitung fand die Einpockung jedoch erst in der zweiten Jahrhunderthälfte. Goethe, der 1758/59 die Pocken durchlitt, erinnert sich in «Dichtung und Wahrheit», daß die Pocken in seiner Kindheit «von reisenden Engländern» eingepfropft worden seien, die damit viel Geld verdient hätten.

Schließlich versuchten sich auch deutsche Ärzte an der neuen Methode. Einer der ersten war der Arzt Reimarus, der 1757 in Hamburg praktizierte. Er hatte das Verfahren in seinen Studienorten Edinburgh und London kennengelernt. Gegen Ende des 18. Jahrhunderts soll die Inokulation zumindest in den Oberschichten mancher deutscher Städte häufig angewandt worden sein.

Eine Ursache für die schleppende Verbreitung dieses Verfahrens waren seine Kosten. Eine zweite war, daß die Erfolge genau betrachtet doch relativ begrenzt blieben, wenn auch eine Reihe von Ärzten mit der Inokulation bereits die Utopie einer pockenfreien Welt heranbrechen sah. Besonders schwer wog der Nachteil, daß sich die Infektion mit Menschenpocken zu einer «echten» Pockenerkrankung ausweiten konnte – mit dem Risiko lebenslanger gesundheitlicher Schäden wie

Erblindung oder Lähmungen oder gar des Tods. Vom württembergischen Oberfinanzrat Friderich Eser stammt eine Beschreibung der Folgen, die die Inokulation haben konnte. Als Kind hatte er die «Nebenwirkungen» im Sommer des Jahres 1800 am eigenen Leib erfahren: «Die Pockenkrankheit sollte vermöge der Impfung einen milden Verlauf nehmen. Allein sie trat in rapider Weise auf, der ganze Körper wurde mit Blattern bedeckt (...), und auf den Armen entstanden tiefe, bis auf das Bein gehende eiternde Wunden, deren Heilung mehrere Wochen erforderte und deren Narben noch nach 60 Jahren sichtbar sind.»

Wie groß das Risiko war, schätzten die Gelehrten unterschiedlich ein. Eine Berechnung von James Jurin, Sekretär der Royal Society of London, aus dem Jahr 1727 besagt, das Risiko, an den eingeimpften Pocken zu sterben, betrage 2:182, wohingegen die Wahrscheinlichkeit, auf üblichem Weg den Pockentod zu erleiden, 2:17 sei. Nach Johann Peter Süßmilch, dem Begründer der deutschen Bevölkerungsstatistik, starb jeder 300. Impfling, und zehnmal mehr hätten mit Folgekrankheiten zu rechnen. «Ich will zugeben, daß Eltern ihre Kinder nicht dürfen in Gefahr setzen. Man wird mir aber auch zugeben müssen, daß Eltern aus zweyen Übeln und Gefährlichkeiten das kleinste wählen müssen, wenn sie beide unvermeidlich sind», heißt es bei Süßmilch, der ein Verfechter des Pocken-Beltzens war. Schließlich sei auch die Seefahrt gefährlich; da sie sich aber wirtschaftlich lohne und das Risiko gering sei, fahre man weiterhin zur See. Immanuel Kant hielt diesem Argument in seiner «Metaphysik der Sitten» entgegen: «Wer sich die Pocken einimpfen zu lassen beschließt, wagt sein Leben aufs Ungewisse.» Der Seefahrer mache den Sturm, dem er sich anvertraue, ja nicht selbst. Wer sich aber die Pocken beibringen lasse, ziehe sich die Krankheit selbst zu, «die ihn in Todesgefahr bringt».

Die Pioniertat eines Landarztes

Befürworter und Gegner des Blattern-Beltzens stritten sich erbittert. Bis kurz vor dem Jahr 1800 eine neue Form des Pockenschutzes aufkam, die ein neues Kapitel in der Geschichte der Medizin aufschlagen sollte. Stallmägde waren die ersten, die bemerkten, daß die Euter von Kühen oft von pockenähnlichen Pusteln befallen waren. Sie machten auch als erste die Erfahrung, daß bei den Melkerinnen, die mit solchen Kühen in Kontakt gekommen waren, Entzündungsbläschen an den Händen entstanden. Die Frauen fieberten daraufhin ein paar Tage, wurden danach jedoch wieder völlig gesund – und waren fortan vor den gefährlichen Menschenpocken gefeit. Schon im 18. Jahrhundert soll in der Bauernschaft mit Kuhpocken experimentiert worden sein. In den Göttinger «Allgemeinen Unterhaltungen», einem Gelehrtenblatt, war beispielsweise 1769 zu lesen, daß Menschen, die einmal die Kuhpocken gehabt hätten, sich «gänzlich schmeicheln, vor aller Ansteckung von unseren gewöhnlichen Blattern gesichert zu sein». Im «Wandsbeker Boten» stand geschrieben, ein Pächter habe fünf seiner sechs Kinder mit Kuhpocken geimpft, und als das sechste Kind später an den Pocken erkrankt sei, habe es die anderen nicht angesteckt. Auch in England war die bäuerliche Weisheit «Wer die Kuhpocken gehabt hat, kann die Menschenpocken nicht bekommen» verbreitet.

Edward Jenner, ein 1749 geborener Wundarzt aus dem englischen Berkeley in der Grafschaft Gloucestershire, beschloß, der Sache auf den Grund zu gehen. Edward Jenner war nach der türkischen Methode gegen Pocken inokuliert worden. Am 14. Mai 1796 entnahm Jenner der Melkerin Sarah Nelmes einige Tropfen Flüssigkeit aus den Kuhpockenbläschen ihrer Hand. Diese Flüssigkeit träufelte er anschließend vor den Augen zahlreicher Zuschauer in eine winzige Wunde, die er dem achtjährigen James Phipps zuvor beigebracht hatte. Jenner wartete, bis sich auch bei dem Kind Pusteln entwickelten und wieder abheilten, um schließlich die entscheidende Gegenprobe zu machen: Er übertrug dem Jungen sechs Wochen, nachdem er ihm die Kuhpocken eingeträufelt hatte, echte Menschenpocken und einige Monate darauf noch einmal. Der gewagte Menschenversuch ging gut aus: James Phipps blieben die Pocken erspart.

Heute wissen die Forscher, daß Jenner mit dem Immunsystem herumexperimentierte, einem hochentwickelten, genetisch gesteuerten Netz von Zellen, das fremde Eindringlinge auf molekularer Ebene erkennt und angreift. Die weniger gefährlichen Kuhpockenviren hatten das Immunsystem von James Phipps in Habachtstellung versetzt. Als die echten Pockenviren in den Körper des Kinds gelangten, trafen sie auf eine gutvorbereitete und schlagkräftige Front körpereigener Abwehrtruppen.

Der 14. Mai 1796 gilt heute als der Geburtstag der Vakzination – so nannte Jenner die neue Form der Impfung nach dem lateinischen Wort «vacca» für «Kuh». Im Jahr 1798, nach weiteren Tests, wollte Jenner der Royal Society in London seine Entdeckung vortragen. Die hochangesehene Vereinigung lehnte die Publikation jedoch wegen «mangelnder Überzeugungskraft der vorgelegten Daten» ab. Daraufhin veröffentlichte er seine 75 Seiten umfassende Arbeit «Untersuchungen über die Ursachen und Wirkungen der Kuhpocken oder Kuhblattern» auf eigene Kosten. Er hatte mit dieser Investition großen Erfolg: Jenners Methode verbreitete sich so rasch wie kaum eine andere medizinische Innovation in England, Kontinentaleuropa und bald auch der ganzen Welt.

Jenner, den manche Zeitgenossen zunächst als Scharlatan beschimpft hatten, erfuhr immer mehr Ehrungen. Unter anderem erhielt er eine Gratifikation des englischen Parlaments in der stolzen Höhe von 10 000 Pfund. Jenner komme das unbestrittene Verdienst zu, die Vakzination in die wissenschaftliche Medizin eingeführt zu haben, urteilt Eberhard Wolff vom Institut für Geschichte der Medizin in Stuttgart. Mit dieser effizienten und sicheren Methode habe er «eine neue Ära der Präventivmedizin begründet». Die Einführung der Pockenschutzimpfung vor zwei Jahrhunderten sei ein Vorgeschmack dessen, was «wir heute als moderne Medizin kennen». Auf einer zeitgenössischen Medaille zu Ehren Jenners heißt es enthusiastisch: «Triumph! Getilget ist des Scheusals lange Wuth».

Doch die Freude war vorschnell. Es dauerte noch nahezu ein Jahrhundert, bis die Pocken zu einer seltenen Krankheit wurden. Und noch weitere hundert Jahre sollten vergehen, bis die Krankheit auf der ganzen Welt verdrängt war. Ein Grund für diese Verzögerung waren die Schwierigkeiten, die mit der Umsetzung der Jennerschen Entdeckung einhergingen. Und so manches dieser Probleme erinnert an heutige Diskussionen über das Für und Wider von Impfungen.

Euphorie und Skepsis

Die Welle der Vakzination schwappte schon zwei Jahre nach Jenners Publikation auf den Kontinent über. Engagierte Ärzte brachten den

Kuhpockenimpfstoff aus England mit oder ließen ihn sich zusenden, zum Teil von Jenner selbst. In jeder großen und mittleren Stadt Deutschlands, sagen Historiker, dürfte bereits um die Jahrhundertwende viel geimpft worden sein. Die Stimmung unter den Medizinern der Neuerung gegenüber war euphorisch. Auch die Bereitschaft der Bevölkerung, sich zu schützen, war zunächst groß, war doch die letzte große Pockenepidemie von 1800 noch in frischer Erinnerung. 1803 empfahl die preußische Regierung «die Beförderung der Schutzblatternimpfung» dem «besonderen Augenmerk unserer Staatsverwaltung, damit das menschliche Pockenübel, welches im Durchschnitt jährlich mehr als 40 000 Menschen in unsern Landen wegrafft, sobald als möglich vertilgt und ausgerottet werde».

Als erster deutscher Staat führte Bayern im August 1807 die Impfung ein. Sie war kostenlos; in zehn Jahren gab der bayerische Staat dafür 136000 Gulden aus – ein Achtel des Gesundheitsetats. Andere Regierungen, etwa die württembergische, waren weniger großzügig. Sie fürchteten die «große Belästigung für die öffentlichen Cassen» und ließen ihre Landeskinder zahlen. Die Kosten für eine Impfung entsprachen ungefähr dem Wert von einigen Pfund Schwarzbrot.

Doch bald wurden neben den freudigen auch skeptische Stimmen laut. War es denn überhaupt vertretbar, Menschen eine vom Tier stammende Substanz einzuimpfen? Konnten mit dem «Kuhpockengift» nicht zugleich andere Krankheitsstoffe übertragen werden? Wurde der menschliche Körper durch die «Beymischung thierischer Säfte und thierischer Schärfen» nicht «gleichsam degradirt»? Und handelte es sich bei der Pockenkrankheit nicht vielleicht sogar um eine notwendige Reinigung des Körpers von schlechten Säften, den die Impfung verhinderte mit der möglichen Folge noch schlimmerer Ersatzkrankheiten? «Man hält nämlich die natürlichen Blattern für eine Art Sauerteig», begründet die Oeconomisch-technologische Encyclopädie, «den jedes neugeborne Kind mit auf die Welt bringt, und der, wie jeder Sauerteig, eine Gährung hervorbringen müsse. Der Ausbruch der natürlichen Blattern sey nun nichts anders, als das Produkt dieser Gärung.» Hinzu kamen religiöse Bedenken: War es denn im christlichen Sinn, daß der Mensch eine Krankheit verhinderte, die Gott als Strafe über ihn verhängt hatte?

Solche Fragen ließen Mitte des 19. Jahrhunderts in der Öffentlichkeit eine breite Debatte über den Nutzen der Impfung entstehen. Organisiert von impfgegnerischen Vereinen erschien eine Unzahl von Büchern, Broschüren, Flugblättern und Zeitungen, die das Vertrauen in die Vakzination als «Aberglauben» anprangerten. Denn darum müsse es sich zweifellos handeln, heißt es in einer Schrift aus dem Jahr 1850, wenn man annehme, «daß ein dem menschlichen Körper eingeimpftes Thiergift, die Jauche aus der Eiterbeule des Kuheuters, ihn gesund, kräftig und blühend machte». Unterstützt wurden die Impfgegner von den im späten 19. Jahrhundert weitverbreiteten Vereinen der Naturheilbewegung und der Homöopathie sowie von Tierversuchsgegnern. Immer weiter griff die Skepsis, was den Nutzen der Pockenschutzimpfung betraf, in Deutschland um sich. Ärztliche Berichte aus jener Zeit melden besorgt rapide sinkende Impfquoten. «Ein Ende erfuhr die Impfgegnerbewegung eigentlich nie», schreibt der Medizinhistoriker Eberhard Wolff. Mit einigem Auf und Ab habe sich die Debatte bis in das 20. Jahrhundert hinein fortgesetzt. Auch in der Gegenwart sei der Umgang mit Impfungen nicht reibungslos: «Euphorie und Skepsis stehen eng beieinander.»

Ein weltweiter Triumphzug

Nichtsdestotrotz hat die Pockenschutzimpfung im 20. Jahrhundert weltweit ermöglicht, was Mediziner als den «größten Triumph» ihrer Wissenschaft bezeichnen: Die Pocken wurden ausgerottet. Gleiches wurde bislang noch bei keiner anderen Seuche erreicht. Der letzte bekannte Pockenpatient war der Krankenhauskoch Ali Maolin aus der somalischen Stadt Merka. Er erkrankte am 26. Oktober 1977 als letzter bekannter Mensch auf natürlichem Weg an Blattern. Im Jahr 1980 erklärte die WHO die Welt für pockenfrei.

Der einzigartige Triumphzug begann im Jahr 1958. Damals schlug die sowjetische Delegation der Weltgesundheitsorganisation einen erdballumspannenden Kreuzzug gegen die Pocken vor. Ein Jahr darauf wurde der Vorschlag angenommen; 1966 startete das gigantische Impfprogramm. Zu dieser Zeit erkrankten weltweit 10 bis 15 Millionen Menschen jährlich an den Pocken, 1,5 bis 2 Millionen von ihnen starben Jahr für Jahr an der Epidemie. In dreißig Ländern der Erde hatte sich die Krankheit als unerwünschter Dauergast eingenistet.

Die wichtigste Waffe für den Kampf war der Vacciniaimpfstoff, den Edward Jenner entwickelt hatte. Die Strategie der WHO sah vor, noch in der hintersten Ecke der Erde erkrankte Personen ausfindig zu machen und alle Menschen in ihrer direkten Umgebung zu impfen. Möglichst viele Personen sollten immunisiert werden, um so die Anzahl derer zu verringern, die infiziert werden und das Virus weitergeben konnten. Wenn es keine Individuen mehr gebe, die es befallen könne, würde das Virus einfach verschwinden – das war die Hoffnung.

Der ausgeklügelte Plan ging auf. Das Pockenvirus verlor eine Schlacht nach der anderen. Bis zum Juni 1970 war es in West- und Zentralafrika, bis April 1971 in Brasilien und bis Januar 1972 in Indonesien ausgerottet. In Bangladesch war die Krankheit im Oktober 1975 eliminiert, es folgte Ostafrika, wo letzte Pockenfälle im August 1976 in Äthiopien und im Januar 1977 in Kenia auftraten.

Schließlich war das Pockenvirus auf einen einzigen Infektionsherd, Somalia, zurückgedrängt. Dort breitete sich der Erreger plötzlich im Frühling 1977 noch einmal aus. Ein Notprogramm der Weltgesundheitsorganisation vereitelte aber schnell auch dieses letzte Aufbäumen der Pocken. Variola war besiegt.

Nur noch einmal sollte das Virus zuschlagen. Im August 1978 erkrankten zwei Menschen im englischen Birmingham. Die Infektionen waren die Folge eines Unfalls in einem Labor, wo man das Pockenvirus untersuchte.

Eine interessante Fußnote in der Geschichte der Pockenschutzimpfung ist, daß die Wissenschaftler davon ausgingen, das Virus, welches in den letzten hundert Jahren zur Pockenimpfung verwendet wurde, stamme von Jenners Kuhpockenvirus ab. Wie sich jedoch in jüngster Zeit bei molekularbiologischen Untersuchungen herausgestellt hat, sind die Vacciniaviren, die man in den verschiedenen Gegenden der Erde verwendete, zwar untereinander recht ähnlich. Sie unterscheiden sich aber stark von ihrem vermuteten Urahn. Irgendwann in der Vergangenheit wechselte offenbar jemand die Virusstämme, so daß die Verbindung zu Jenners Kuhpocken verlorenging. «Wir haben alle Glück gehabt, daß das heutige Vacciniavirus wirksam ist und uns gegen Pocken schützt, obwohl es nicht mit dem Kuhpockenvirus verwandt ist», schreibt der amerikanische Virologe Arnold Levine.

Aus für die letzten Pockenviren?

Der Vorstoß aus dem Jahr 1996, den Menschenpockenviren endgültig den Garaus zu machen, ist nicht neu. Experten fordern ihre Zerstörung aus Sicherheitsgründen schon seit zehn Jahren; bereits 1986 diskutierte ein WHO-Expertengremium über die Vernichtung der letzten Viren. Einige Wissenschaftler wollten jedoch die Killer zuerst genau studieren. Deshalb schlug das Gremium vor, das Erbgut der Viren in Einzelstücken zu kopieren und aufzubewahren, so daß künftige Forschung an künstlichen, ungefährlichen Kopien erfolgen könne. Daraufhin wurden die Virusgene mit modernen molekularbiologischen Methoden vervielfältigt und das Erbgut gleich mehrerer Stämme analysiert. Als im September 1994 das Erbgut von mindestens drei Pockenvirenstämmen vollständig bekannt war, bestimmte die Weltgesundheitsorganisation den 30. Juni 1995 als Vernichtungstermin.

Doch es hagelte Proteste. Wissenschaftler beklagten, daß mit der Zerstörung der Viren unschätzbare Informationen verlorengingen, die nur die echten, lebenden Mikroben enthielten. Schließlich könne es auch noch unbekannte Quellen für die Viren geben, etwa geheime Lager oder konservierte Gewebeproben, die unbeabsichtigt verseucht seien. Auch manche Ökologen wandten sich gegen die erste bewußte Ausrottung einer Art. Aber trotz aller Einwände empfahlen die WHO-Experten, die Viren zu zerstören.

Überraschenderweise jedoch folgte das Exekutivkomitee der Weltgesundheitsorganisation, in dem 32 Nationen vertreten sind, dieser Empfehlung nicht. Gerüchten zufolge sollen Militärs verschiedener Länder die WHO-Funktionäre bedrängt haben, gegen die Zerstörung zu stimmen, allen voran die Briten. Die Begründung: Falls ein Staat auf die Idee komme, veränderte Pockenviren als biologische Waffe einzusetzen, müßten die Originalviren vorhanden sein, um wirksame Impfstoffe herzustellen.

Die Weltgesundheitsorganisation hält diese Ängste aber für überzogen. Ernster nimmt sie ein anderes Problem. Im Jahr 1984 empfahl die WHO, auf Pockenschutzimpfungen zu verzichten. Denn die Impfung sei mit einem gewissen, wenn auch kleinen Risiko verbunden, das einzugehen sich nicht lohne, da die Pockengefahr offensichtlich nicht mehr bestehe. In dieser Frage gibt es tiefgreifende Meinungsverschiedenheiten. Die Bevölkerung, die heute heranwachse, argumentieren manche Wissenschaftler, werde gegenüber dem Blatternerreger genauso empfindlich sein wie beispielsweise die amerikanischen Ureinwohner des 16. Jahrhunderts. So sei die breite Bevölkerung in den Vereinigten Staaten schon nicht mehr gegen die Pocken immun; nur die Rekruten der Armee werden noch geimpft. Wenn das Virus, von woher auch immer, wieder auftauche, könne es eine neue Seuchenwelle auslösen.

«Vielleicht ist es noch zu früh, um zu behaupten, das Pockenvirus sei tatsächlich ausgerottet», sagt Arnold Levine. «Wenn es irgendwo noch ein unbekanntes Nest des Erregers gibt, dann können der moderne Reiseverkehr und die immer stärkeren Umweltveränderungen das alte Virus wieder ans Licht bringen und in einer Welt nicht immunisierter Menschen verbreiten. Man wird wirksame Notfallmaßnahmen entwickeln und ständig auf der Hut sein müssen, wenn wir uns nicht einer möglichen Katastrophe ausliefern wollen.»

Gefährten des Elends

Eine tickende Zeitbombe

Tuberkulose

Es gibt viele Gründe, warum eine Seuche sich der Ausrottung widersetzt. Grippeviren in immer neuem Gewand narren das Immunsystem. Malariaparasiten verstecken sich in Körperzellen. Bei der Tuberkulose liegt nach Ansicht des WHO- und Weltbankexperten Richard Bumgarner der Fall anders: «Tb ist ein Killer geblieben, weil die Menschheit einfach zu dumm war.»

Der Killer tötet heute weltweit so viele Menschen wie nie zuvor in seiner jahrtausendealten Geschichte: Fast drei Millionen Erwachsene sterben jährlich an Tuberkulose, mehr als an Malaria, Cholera und Aids zusammen. Dabei ist die «weiße Pest» heute gut heilbar. Doch mangelnde und falsche Bekämpfung hat die Seuche sich in einem Maß ausbreiten lassen, das selbst die an Schreckensszenarien gewöhnten Vertreter der Weltgesundheitsorganisation vor kurzem zu einem dramatischen Vergleich veranlaßt hat: Tuberkulose sei eine «tickende Zeitbombe», warnten die Gesundheitsfachleute im März 1996. «Kein Ort der Welt ist vor ihr sicher.»

Mindestens jeder dritte Erdenbürger trägt derzeit den Tuberkuloseerreger in sich. 95 Prozent der Infizierten wohnen in Entwicklungsländern, vor allem in Afrika, Südostasien, der westpazifischen Region und Lateinamerika. Bei den meisten hält das Immunsystem die gefährliche Krankheit unter Kontrolle. In Körperzellen verborgen, lauern die Mikroben jedoch während des ganzen Menschenlebens auf ihre Chance. Bei Unterernährung, im Alter oder bei einer Erkrankung an Krebs oder Aids läßt die Wachsamkeit der körpereigenen Abwehr nach. Dann schlägt die Stunde der Erreger: Sie erwachen aus ihrem «Schlaf» und erobern den Organismus. Nach Schätzungen der WHO brach die Krankheit im Jahr 1995 bei 8,8 Millionen Menschen aus – in jeder Stunde schlug der Tuberkuloseerreger tausendmal zu.

«Die Tuberkulose ist nicht nur wieder da, sie hat sogar ihr eigenes schreckliches Vermächtnis übertroffen», heißt es in einem WHO-Bericht zum Welttuberkulosetag am 24. März 1996. Schon drei Jahre zuvor hatte die oberste Gesundheitsbehörde die Tuberkulose zum «globalen Notfall» erklärt.

Die Prognosen sind düster: Experten erwarten, daß die Tuberkuloserate weiter steigen wird. In vielen Regionen der Welt hat sich die soziale Lage der Menschen verschlechtert. Ausgerechnet dort wächst die Bevölkerung extrem schnell. Auch die Therapie ist in den letzten Jahren schwieriger geworden: Einige Erregerstämme sind gegen die meisten oder gar alle gängigen Medikamente resistent. Wanderungen von Menschen über die Erdkugel verschleppen außerdem die Seuche in Länder, die keine oder wenig Erfahrung mit der Krankheit haben. Für das Jahr 2000 erwarten Experten, daß die chronische Infektionskrankheit bei zehn bis elf Millionen Menschen auf der Welt ausbricht.

Aids und Tuberkulose: eine unheilvolle Allianz

Zu dieser traurigen Zukunftsperspektive trägt die unheilvolle Allianz von Aids- und Tuberkuloseerregern bei: Der gleichzeitige Befall mit dem Aidsvirus HIV und Mycobacterium tuberculosis verdreißigfacht statistisch das Risiko, daß die Tuberkulose zum Zug kommt. Denn bei HIV-Infizierten ist das Immunsystem geschwächt, es kann das Mycobacterium weniger gut in Schach halten. Umgekehrt kann die Tuberkulose bei HIV-Patienten den Verlauf der Immunschwächeerkrankung verschlimmern. Experten schätzen, daß bereits in einigen Jahren bei jedem dritten HIV-Patienten eine Tuberkulose tödlich enden wird. Vor allem Asien ist von der Doppelinfektion bedroht: Hier leben etwa zwei Drittel der weltweit mit Tuberkulose Infizierten. Und hier breitet sich auch die HIV-Infektion am schnellsten aus. Im WHO-Weltgesundheitsbericht 1995 heißt es, daß in den nächsten zehn Jahren allein in Asien durch Tuberkulose und Aids mehr Menschen getötet werden, als heute in den Städten Singapur, Peking, Yokohama und Tokio leben.

Ein jahrtausendealtes Leiden wird zur Volksseuche

In der Vergangenheit trat die Tuberkulose nie so explosiv auf wie Pest oder Cholera. Sie bedroht und tötet die Menschen statt dessen schon seit langer Zeit auf «leisen Sohlen», aber mit großer Ausdauer. Ihre Symptome sind bereits in einem der frühesten medizinischen Werke aus China beschrieben. Die Schilderung stammt aus dem dritten Jahrtausend vor unserer Zeitrechnung. Ebenso alt ist eine Mumie aus Oberägypten, bei der Wissenschaftler tuberkulöse Zerstörungen der Wirbelsäule feststellten. Im Lauf der folgenden Jahrtausende tauchten immer wieder Beschreibungen der «Phthisis» oder «Schwindsucht» auf. Hippokrates nannte als charakteristische Krankheitszeichen: fortschreitende Gewichtsabnahme, Mattigkeit, Husten, Blut im Auswurf.

Hippokrates beschrieb damit die Tuberkulose der Lunge. Sie macht neunzig Prozent aller Tuberkuloseerkrankungen aus. Andere Tuberkuloseformen, die beispielsweise bei Lymphdrüsen oder Knochen auftreten, wurden in der Folgezeit abgegrenzt. Allerdings blieb bis zum Ende des letzten Jahrhunderts unbekannt, daß es sich bei diesen verschiedenen Formen um unterschiedliche Ausprägungen derselben Krankheit handelt. Außerdem wußte niemand, daß die Leiden alle durch einen Erreger hervorgerufen werden.

Der Begriff «Tuberkulose» wurde erst 1834 geprägt. Wie häufig die Krankheit in früheren Zeiten auftrat, kann deshalb nur vermutet werden. Manfred Vasold nimmt an, daß die Tuberkulose im Mittelalter neben dem Aussatz die häufigste chronische Infektionskrankheit war. Als Volksseuche trat sie aber erst im 18. und 19. Jahrhundert in das Bewußtsein der Menschen.

Zu dieser Zeit veränderte die industrielle Revolution das Leben in Europa. Die dramatische Umwälzung begann in England. Dort strömten im 18. Jahrhundert Massen von Menschen in die Städte. Sie flohen vor Arbeitslosigkeit und Hunger auf dem Land. Anfang des 19. Jahrhunderts war London die einzige Stadt in England gewesen, in der mehr als 100000 Einwohner lebten. An der Schwelle zum 20. Jahrhundert gab es schon 33 Städte dieser Größe. In Leeds, einem Zentrum der wolleverarbeitenden Industrie, schnellte die Einwohnerzahl von 53 000 im Jahr 1801 innerhalb von nur dreißig Jahren auf 123 000 hoch. 1900 lebten in Leeds 430 000 Menschen.

Innerhalb der engen Stadtgebiete fanden die Menschenmassen schon bald keinen Platz mehr. Wie die Arme einer Krake erstreckten sich die Elendsviertel ins Umland der Städte. Wie es den Menschen dort erging, beschreiben die französischen Medizinhistoriker Jacques Ruffié und Jean-Charles Sournia: «Zehn, fünfzehn Personen hausten in einem einzigen Raum ohne Wasser, ohne Licht und Luft, in Schmutz und Promiskuität, kurz: im Elend; überall herrschten Inzest, Alkoholismus, Kriminalität. Gleich mehrere Familienmitglieder mußten arbeiten, damit man überhaupt überleben konnte; Kinder von sechs Jahren harrten fünfzehn Stunden lang an der Maschine aus, manchmal starben sie am Arbeitsplatz.» Einen besseren Nährboden für die Ausbreitung der Lungentuberkulose konnte es nicht geben. Wie man heute weiß, kann ein einziger an offener Tuberkulose Erkrankter in einem Jahr bis zu zehn seiner Mitmenschen anstecken.

Infolge der Industrialisierung verschlechterten sich auch in anderen europäischen Großstädten die Wohnverhältnisse drastisch, genauso wie die Ernährung und der allgemeine Gesundheitszustand der Arbeiter. Etwa ab 1850 stieg die Zahl der Tuberkulosetoten massiv an. In der zweiten Hälfte des 19. Jahrhunderts starben im Deutschen Reich jedes Jahr mindestens 100 000 Menschen an Tb.

Das 19. Jahrhundert ist als das «Jahrhundert der Schwindsucht» in die Geschichte eingegangen. Um die Jahrhundertwende brachte die Tuberkulose in den Städten Europas und der Vereinigten Staaten jeden vierten Erwachsenen ins Grab. Besonders hart traf es die Familien, wenn ihre Haupternährer, meistens junge Erwachsene, der Krankheit zum Opfer fielen. Auch heute noch ist die Tuberkulose die Infektionskrankheit Nummer eins bei Jugendlichen und Erwachsenen: Vier von fünf Opfern sind zwischen 15 und 49 Jahren alt.

Die romantische Krankheit

Der frühe Tod riß aber nicht nur Proletarier aus dem Leben. Auch viele berühmte Künstler und Literaten litten und starben an der «Auszehrung». Der französische Dichter Molière etwa erlag im Jahr 1673 in aller Öffentlichkeit seiner Lungenschwindsucht: Bei der Aufführung seines Theaterstücks «Der eingebildete Kranke», in dem Molière die Ärzte angreift und selbst die Hauptrolle spielte, erlitt er einen Blutsturz. Auch der deutsche Musiker Carl Maria von Weber, der italienische Maler Amedeo Modigliani sowie die deutschen Dichter Novalis, Christian Morgenstern und Friedrich Schiller erlagen der Tuberkulose.

Wegen dieser und anderer Opfer wurde die Schwindsucht lange Zeit als Krankheit der Übersensiblen und Hochbegabten angesehen, obwohl Tb vorrangig Menschen im Elend trifft. Der Schweizer Kunstsammler Philip Sandblom vermutete 1990, daß die Tuberkulose die kreative Phantasie der Künstler beflügelt habe. Das leichte Fieber habe das Träumen erleichtert, die jungen Patienten hätten ihren Lebenshunger in der Phantasie gestillt. Die Krankheit befiel die Menschen meist in einem Alter, in dem sie sich entfalteten und die erste Liebe erlebten. Tuberkulose und Melancholie gehörten daher für die Menschen des 19. Jahrhunderts ebenso zusammen wie Schwindsucht und leidenschaftliches Verlangen.

Zu dieser Zeit mehren sich die Schilderungen von Schicksalen der an Schwindsucht Erloschenen: Die «Kameliendame» von Alexandre Dumas beispielsweise verkörpert die romantisch und aufopferungsvoll Liebende. George Sand beschreibt in ihrer Erzählung «Ein Winter auf Mallorca» die letzte Reise mit ihrem sterbenskranken Geliebten Frédéric Chopin. In dessen berühmten Trauermarsch erklingt Todesangst. Der lungenkranke Franz Kafka beschreibt in seinen Briefen, wie die romantische Krankheit in Schrecken umschlägt. Doch im Gedächtnis der Menschen blieben die Beschreibungen von blassen, durchsichtigen und melancholischen Schönheiten zunächst eher haften als die Bilder der von Fieber, Atemnot und Bluthusten Gequälten.

Labiles Gleichgewicht zwischen Erreger und Immunsystem

Eine Tuberkulose zeigt verschiedene Phasen und verläuft oft in Schüben. Sie beginnt unauffällig: Der Patient fühlt sich schwach, abgeschlagen und schwitzt nachts. Er hat leichtes Fieber und verliert an Gewicht. Nach vier bis zwölf Wochen kommt die Infektion bei über neunzig Prozent der Betroffenen zum Stillstand. An den Infektionsorten bilden sich Knötchen. Die «Tubercula» (lateinisch «kleine Schwellung») hat erstmals der französische Arzt François de le Boe Sylvius im 17. Jahrhundert in Verbindung mit der Phthisis beschrieben. Am häufigsten dringen die Erreger in die Lunge ein. Die Infektion kann sich aber auch in Darm, Rachen oder der Haut ereignen.

In der Lunge landet der Keim in den Alveolen, den feinen Lungenbläschen. Dort patrouillieren ständig Makrophagen, die Freßzellen des

Immunsystems. Sie verleiben sich mit der Atemluft eingeschleppte Fremdkörper und Krankheitskeime ein, um sie zu «verdauen». Dadurch machen sie die Eindringlinge unschädlich.

Die Makrophagen verschlingen auch die Tuberkuloseerreger. Im Gegensatz zu den meisten anderen Keimen widerstehen die Mykobakterien aber den zersetzenden Enzymen der Freßzellen. Vermutlich schützt sie ihre dicke Zellwand. Die Erreger können im Zellinneren der Makrophagen überleben; sie vermehren sich sogar in ihnen.

Auf diese Weise in «Trojanische Pferde» verwandelt, schleppen die infizierten Makrophagen die Erreger in den Organismus. Zugleich aber melden die Freßzellen über Botenstoffe ihren gefährlichen Inhalt an die Immunabwehr. Damit beginnt ein lebenslanges Kräftemessen zwischen den Mykobakterien und dem Immunsystem. Immunzellen kesseln die infizierten Makrophagen ein. Sie umschließen sie mit einem Wall aus Bindegewebe. Gelegentlich verkalken diese Schutzwälle sogar. In den «tuberkulösen Granulomen» sind die Erreger zunächst einmal ruhiggestellt.

Dieses erste Stadium der Infektion machen alle Infizierten durch. Es wird «Primärtuberkulose» genannt. Oft hat der Betroffene zu diesem Zeitpunkt gar nicht gemerkt, daß er sich die Tuberkulose eingehandelt hat. Im Inneren der Granulome leben die Mykobakterien in einer Art Winterschlaf weiter. Das labile Gleichgewicht besteht bei fast allen Infizierten lebenslang. Doch bei jedem fünften bis zehnten kippt es, wenn das Immunsystem geschwächt oder «gereizt» wird. Es kommt zur «Reaktivierungstuberkulose».

Die Abwehrschwäche kann verschiedene Gründe haben: Veranlagung, Alter, eine HIV-Infektion, Unterernährung oder chronische Krankheiten wie Diabetes. Auch Alkoholiker und Drogensüchtige sind besonders gefährdet. Bei der Hälfte der Risikopatienten wird der Erreger direkt nach der Primärtuberkulose wieder aktiv. Bei den anderen Gefährdeten bricht er erst nach Jahren aus den Granulomen aus. Das Immunsystem kann ein Granulom auch selbst angreifen und zerstören. Die freigekommenen Erreger vermehren sich in diesem Entzündungsherd, und der Herd wird allmählich größer.

Solange eine betroffene Region in der Lunge keine Verbindung zu den Bronchien hat, bleiben die Bakterien im Körper. Die Tuberkulose ist «geschlossen» und nicht infektiös. Wenn das entzündete Gewebe aber zerfällt und der Herd Anschluß an einen Ast der Luftröhre bekommt, hustet der Betroffene zerfallenes Gewebe und Blut aus. In der Lunge entsteht ein Hohlraum, die gefürchtete «Kaverne». Der Patient muß beim Atmen tief keuchen. Mit seinem Auswurf gelangen infektiöse Keime nach außen: Der Kranke leidet an der ansteckenden «offenen Tuberkulose».

Über die Blutbahn können die Erreger auch alle anderen Organe erreichen. Sie gelangen in die Knochen, besonders die Wirbelsäule, in das Urogenitalsystem, in Gelenke, Haut, Eierstöcke, Nebenhoden oder Lymphdrüsen. Wenn sie in das zentrale Nervensystem geschwemmt werden, kann es zu einer tuberkulösen Hirnhautentzündung kommen. Sie ist vor allem bei Kleinkindern gefürchtet. Ohne Therapie zehrt die schleichende Krankheit den Körper unaufhaltsam aus. Der Patient verfällt zusehends. Unbehandelt stirbt jeder zweite.

Die wissenschaftliche Sensation im «Jahrhundert der Schwindsucht»

Bis ins 16. Jahrhundert wurde weithin angenommen, daß die Tuberkulose erblich sei. Aristoteles sprach allerdings schon im 4. Jahrhundert vor unserer Zeitrechnung vom «schlechten und schweren Hauch», der die Schwindsucht verbreite. Auch arabische Ärzte des 13. und 14. Jahrhunderts hielten es für möglich, daß die Krankheit übertragen werde. Doch erst im Jahr 1546 ordnete der italienische Arzt Geralmo Fracastoro die Tuberkulose den ansteckenden Krankheiten zu. Seiner Theorie nach konnte die Infektion sowohl direkt durch den Erkrankten als auch indirekt über seine Kleidung oder Gegenstände erfolgen. Diese mußten mit der «seminaria contagionis», der «Saat der Ansteckung», verunreinigt sein. Obwohl die Menschen zu jener Zeit noch nie Krankheitskeime gesehen hatten – das Mikroskop wurde erst über hundert Jahre später erfunden – kamen Fracastoros Vorstellungen zur Entstehung der Lungentuberkulose der Wirklichkeit erstaunlich nahe.

Erst drei Jahrhunderte später, im Jahr 1865, konnte der französische Militärarzt Jean-Antoine Villemin durch Experimente mit Kaninchen beweisen, daß die Krankheit tatsächlich infektiös ist. Die wissenschaftliche Sensation im «Jahrhundert der Schwindsucht» war dann die Entdeckung des Tuberkuloseerregers im Jahr 1882: Am 24. März gab der deutsche Arzt und Bakteriologe Robert Koch vor der Physiologischen Gesellschaft in Berlin bekannt, daß er die «Tuberkelbazillen» sichtbar gemacht habe.

Koch war zwei Jahre zuvor an das neugegründete Kaiserliche Gesundheitsamt in Berlin berufen worden. Dort hatte der Bakteriologe neue Färbemethoden und Nährböden für die Züchtung von Krankheitskeimen entwickelt. Mit diesen Verfahren konnte er als erster zeigen, daß die Tuberkelbazillen in allen Fällen von Tuberkulose vorkamen. Was er unter dem Mikroskop erkannte, waren «längliche, gekrümmte Stäbchen, jedes davon etwa den fünfhundertsten Teil eines Millimeters groß». Die unbeweglichen Tuberkulosebazillen zählen die Wissenschaftler heute, ebenso wie den Erreger der Lepra, zur Familie der Mykobakterien. Sie sind extrem widerstandsfähig gegenüber äußeren Einflüssen wie Austrocknung oder dem Angriff von Chemikalien. Heute weiß man, daß eine dicke Zellwand die Tuberkelbazillen wie ein Panzer schützt. In diese Wand sind Glykolipide und Wachse eingelagert. Die Bakterien sterben jedoch, wenn sie mit UV-Licht bestrahlt oder über neunzig Grad Celsius erhitzt werden.

Koch gelang es, die Keime zu isolieren, zu züchten und auf gesunde Tiere zu übertragen. Diese erkrankten daraufhin an Tuberkulose. Der Bakteriologe entdeckte auch die Tröpfcheninfektion als den üblichen Ansteckungsweg beim Menschen: Der hauptsächliche Erreger der Tuberkulose, Mycobacterium tuberculosis, gelangt beim Husten, aber auch beim Sprechen und Niesen mit ausgeatmeter Luft in feinsten Tröpfchen nach außen. Die bakterienbeladenen Vehikel schweben eine Weile im Raum und werden von anderen Menschen eingeatmet. Um angesteckt zu werden, muß man allerdings längere Zeit von vielen Keimen umgeben sein. Aus diesem Grund sind Menschen besonders gefährdet, die in engen, schlechtgelüfteten Räumen mit an offener Tuberkulose Erkrankten zusammenleben.

Bei Rindern ruft Mycobacterium bovis Tuberkulose hervor. In Ländern mit verseuchten Rinderbeständen können sich Menschen durch Kuhmilch infizieren; die Ansteckung erfolgt über den Darm. In Deutschland haben früher besonders Kinder häufig auf diese Weise Tb bekommen. Aber seit in den Industriestaaten die Rindertuberkulose ausgerottet ist, kommt dieser Infektionsweg dort nicht mehr vor. In den Entwicklungsländern ist er jedoch nach wie vor von Bedeutung.

«Tuberkulinsturm» in Berlin

«Zum ersten Mal» sei es gelungen, «den vollen Beweis für die parasitische Natur einer menschlichen Infektionskrankheit, und zwar der wichtigsten von allen, vollständig zu liefern», schrieb Robert Koch stolz im Jahr 1882. Bereits ein Jahr später entdeckte er in Ägypten den Erreger der Cholera. Beflügelt von seinen Erfolgen, die ihm Weltruhm und 1905 den Medizinnobelpreis einbrachten, begann der ruhelose Forscher, ein Heilmittel gegen die Tuberkulose zu suchen. Und schon bald präsentierte er einen Extrakt aus Reinkulturen der Tuberkelbazillen, der bei Tieren das Wachstum der Erreger stoppte. Er nannte ihn «Tuberkulin». Auch erste Anwendungen bei Menschen verliefen erfolgversprechend.

Koch scheute sich nicht, das Mittel sowohl an sich selbst als auch an seiner damaligen Freundin und späteren zweiten Frau Hedwig Freiberger auszuprobieren. Sie erinnert sich in ihren Memoiren an seine Begründung dafür: «Er rief wieder meine Opferwilligkeit auf und meinen Idealismus, indem er von dem Wert für den Menschen sprach. Ich könnte möglicherweise recht krank werden, aber allzu schlecht würde es ja wahrscheinlich nicht kommen. Sterben würde ich voraussichtlich nicht.» Hedwig Freiberger überlebte die Experimentierfreude Robert Kochs. Es seien jedoch zeitlebens auf ihrem Rücken Spuren vom Auftragen verschiedener Tuberkulinlösungen zurückgeblieben, klagt sie.

Obwohl seine Versuche nach eigenen Aussagen noch nicht abgeschlossen waren, ging Robert Koch am 4. August 1890 mit ersten Ergebnissen an die Öffentlichkeit. Auf der Eröffnungssitzung des 10. Internationalen Medizinischen Kongresses in Berlin gab er bekannt, er habe ein Mittel gegen Tuberkulose gefunden. Historiker vermuten heute, daß die Reichsregierung den berühmten Wissenschaftler zu dieser Erklärung gedrängt habe, um einen neuen Erfolg der deutschen Wissenschaft vorweisen zu können.

Kochs Vortrag erregte in aller Welt Aufsehen. «Die Aufregung war riesengroß», beschreibt der Berliner Medizinhistoriker Rolf Winau die Folgen. «Tuberkulosekranke strömten nach Berlin, Lungenheilanstalten schossen aus dem Boden. Ein wahrer Koch-Kult brach aus, es gab Koch-Portraits auf Sammeltassen und Fächern, es gab das Lied vom Doktor Koch und ein Bazillencouplet.»

Am 13. November 1890 beschreibt Koch in der «Deutschen Medizinischen Wochenschrift» erstmals die Anwendung des Mittels beim Menschen. Ab diesem Zeitpunkt erschien das Magazin jeweils mit einer Beilage über die «mit dem Kochschen Heilverfahren gewonnenen Ergebnisse». Tuberkulin wurde in zahlreichen angesehenen Kliniken des In- und Auslands erprobt, so daß das Beiheft bald den gleichen Umfang hatte wie das Magazin.

Doch nach und nach ebbte der «Tuberkulinsturm» ab. Die hochgespannten Erwartungen hatten sich nicht erfüllt. Nach anfänglicher Euphorie häuften sich Berichte, daß es vielen Kranken nach der Anwendung schlechter ging als vorher. Es starben sogar Patienten im Anschluß an die Tuberkulinbehandlung.

Eine Voraussage von Koch über das Tuberkulin hat sich jedoch bewahrheitet. Bereits im Jahr 1890 hatte er sein Präparat als «unentbehrliches diagnostisches Hilfsmittel» gesehen, «mit dem auch beginnende, ruhende und unerkannte Tuberkuloseerkrankungen erkannt werden können». Noch heute wird der Tuberkulintest eingesetzt, um zu prüfen, ob ein Mensch sich mit dem Tuberkuloseerreger angesteckt hat oder dagegen geimpft wurde. Dazu wird Tuberkulin, das allerdings in seiner Zusammensetzung etwas verändert wurde, in die Haut gespritzt. Bei einer positiven Reaktion entzündet sie sich an dieser Stelle nach vier bis sechs Tagen aufgrund einer Immunantwort.

Hoffnung für Tausende: im Freiluftliegestuhl genesen

Vor Koch hatte schon ein anderer Arzt, Herrmann Brehmer, die Tuberkulose für heilbar erklärt. Er verursachte damit in Deutschland eine Volksbewegung. Brehmer behauptete im Jahr 1856 in seiner Dissertation, daß die Tuberkulose sich an «immunen Orten» heilen lasse. «Immun» sei eine Region dann, wenn dort keine oder nur äußerst selten Tuberkulosefälle vorkämen. Brehmer glaubte, solche Orte in Gebieten zu finden, die weitab von Ballungszentren und Hauptverkehrswegen lagen, etwa in Bergtälern. Heute weiß man, daß solche Gegenden lediglich später von der Tuberkulose heimgesucht wurden als große Städte.

Im Jahr 1871 eröffnete Brehmer ein großes Sanatorium im schlesischen Görbersdorf, das in einem Tal des Riesengebirges liegt. Görbersdorf wurde zum Vorbild vieler Lungenheilanstalten und Höhenkliniken. Wichtigster Teil der Behandlung in solchen Sanatorien war die «Freiluftliegekur»: Die Patienten ruhten zu allen Jahreszeiten auf Liegestühlen im Freien, auf Balkons oder in offenen Pavillons. Dazu kamen Diät, Wasseranwendungen und eine strenge Unterweisung in Fragen der persönlichen Hygiene und Lebensführung durch den behandelnden Arzt.

Im Grunde war diese Behandlungsform nicht neu, empfahlen doch die Ärzte schon seit dem Altertum spezielle Diäten, Ruhe, Bäder und Reisen in sonnige Länder wie Ägypten. Die verschiedenen Maßnahmen sollten den Organismus stärken. Im letzten Viertel des 19. und in der ersten Hälfte des 20. Jahrhunderts galt die Liegekur dennoch als Neuerung und besonders vielversprechend.

Brehmers Schüler Peter Dettweiler erdachte den «Freiluftliegestuhl» und einen aus blauem Glas gefertigten Taschenspucknapf namens «Blauer Heinrich». Im Spucknapf sammelten die Patienten ihren ansteckenden Auswurf, um das Sputum dann später zu vernichten. Zusammen mit einem Fieberthermometer gehörte der «Blaue Heinrich» zu den typischen Utensilien eines Tuberkulosekranken. Wenn ihm das Liegen langweilig wurde, konnte er seit 1927 in einem Magazin mit dem Titel «Auf dem Liegestuhl – Die Zeitschrift des Lungenkranken» blättern.

Zahlungskräftige Patienten kurten wochen- oder monatelang in luxuriösen Sanatorien. Ein besonders beliebter Lungenheilort war Davos in der Schweiz. «Gültig bis zur Heilung» stand auf den Eisenbahnfahrkarten für das Sanatoriendorf. In Davos trafen sich erlauchte Gäste wie der Sherlock-Holmes-Erfinder Arthur Conan Doyle, die Schriftsteller Erich Maria Remarque und Christian Morgenstern oder der Maler Ernst Ludwig Kirchner.

Von Thomas Mann, der seine lungenkranke Frau Katja in einem Waldsanatorium in Davos besuchte, wird folgende Geschichte erzählt: Mann leistete seiner Frau bei der Liegekur auf dem Balkon Gesellschaft und erkältete sich dabei. Bei einer Untersuchung diagnostizierten die Ärzte eine «Dämpfung» seiner Lunge. Sie empfahlen ihm, sich ebenfalls für ein halbes Jahr in Davos in Kur zu begeben. Doch Mann fuhr statt dessen wieder nach Hause und begann mit seinem berühmten Roman «Der Zauberberg». In diesem schildert er ironisch die Atmosphäre in den Luxusheilanstalten, in denen sich sein Romanheld, der junge Hans Castorp, mehr oder weniger freiwillig sieben Jahre lang aufhält.

Aber nicht nur die begüterten Lungenkranken strebten in die Kurkliniken. Für die ärmere Bevölkerung gründeten sich in nahezu jeder größeren Stadt Vereine zum Aufbau von Volksheilstätten. In diesen wurden die an offener Tb Erkrankten von ihren Familien getrennt und konnten sie daher nicht mehr anstecken.

Bald bezweifelten bedeutende Ärzte die Wirksamkeit der teuren Therapie. Der Andrang auf die Plätze in den Heilstätten blieb trotzdem so groß, daß zu Beginn des Jahrhunderts die Kurzeit auf drei Monate begrenzt wurde. Allerdings waren bei weitem nicht alle Kurpatienten an Tuberkulose erkrankt. «Wer immer es anstrebte, kam in eine Heilstätte – ohne Sputumbefund und ohne Röntgenbefund, man wollte ja Frühfälle heilen», schreibt der Generalsekretär des Deutschen Zentralkomitees zur Bekämpfung der Tuberkulose, Rudolf Ferlinz.

Der Einsatz von Röntgenstrahlen zur Diagnose war zwar schon möglich, aber noch nicht weit verbreitet. Einer Schätzung zufolge litten nur fünfzehn Prozent der Heilstättenpatienten wirklich an Tuberkulose. Von den übrigen sei kaum die Hälfte tuberkuloseverdächtig gewesen. Erst als Ärzte Mitte der zwanziger Jahre die Röntgendiagnostik routinemäßig einsetzten, konnten sie frisch Erkrankte von Gesunden unterscheiden.

Auf den Boden spucken verboten

In den Sanatorien erlernten die Patienten Vorsichtsmaßnahmen, die verhindern sollten, daß sich die Tb weiterverbreitete. Auch die Bevölkerung wurde seit Ende des 19. Jahrhunderts mit Hilfe von Plakaten über Ansteckungswege der Seuche und Verhaltensmaßregeln informiert. Zu dieser Zeit hatte sich die «romantische Krankheit» längst zur Volksseuche ausgewachsen. Verbotstafeln in öffentlichen Gebäuden und Verkehrsbetrieben ermahnten die Menschen, in die aufgestellten Näpfe zu spucken. Denn auch eingetrocknete Exkremente und bakterienbeladener Staub waren als infektiös erkannt worden.

Die Gefahr durch infizierte Milch und Rindfleisch wurde in Deutschland nur allmählich ernst genommen. Robert Koch dachte zunächst, der Erreger Mycobacterium bovis sei für Menschen unschädlich. In den Vereinigten Staaten hingegen hatte man schon vor der Jahrhundertwende erkannt, wie gefährlich die Rindertuberkulose war. Im Jahr 1900 durften bereits in siebzehn US-Staaten nur Rinder importiert werden, bei denen der Tuberkulintest negativ war. Acht Jahre später begannen die Molkereien in Chicago, die Milch zu pasteurisieren. Damit wurden die Tuberkuloseerreger unschädlich gemacht.

In Deutschland verursachte Mycobacterium bovis nach dem Zweiten Weltkrieg vermutlich noch zehn Prozent aller Tuberkulosefälle. Erst im Jahr 1952 begann die Bundesrepublik, die Rinderbestände systematisch zu testen und tuberkulinpositive Rinder zu schlachten. Der Widerstand aus Kreisen der Landwirtschaft soll erheblich gewesen sein. Innerhalb von zehn Jahren war die Rindertuberkulose jedoch ausgerottet.

Zur gleichen Zeit folgte die Bevölkerung den Aufrufen, sich am Röntgenschirm auf Tuberkulose untersuchen zu lassen. In einigen Bundesländern verordnete die Regierung sogar per Gesetz Röntgenreihenuntersuchungen. Denn mittlerweile waren die Antibiotika entdeckt: Mit ihnen konnten die Ärzte Tuberkulosekranke zum erstenmal erfolgreich behandeln.

Dies verdankten sie dem amerikanischen Doktoranden Albert Schatz und seinem Doktorvater, dem späteren Nobelpreisträger Selman Abraham Waksman. Die beiden Wissenschaftler an der Landwirtschaftlichen Fakultät der Rutgers University in New Jersey fanden im Jahr 1943 einen speziellen Stamm des Bodenpilzes Streptomyces. Er war in der Lage, die Tuberkulosebakterien zu töten. Die Entdeckung führte zur Herstellung des Antibiotikums Streptomycin. Ende der fünfziger Jahre war das Therapeutikum auch in Deutschland erhältlich. Seit den sechziger Jahren verordneten Ärzte eine Antibiotikakombination aus Isoniazid und Rifampicin, die weniger Nebenwirkungen verursacht.

Kehrt die Tuberkulose nach Deutschland zurück?

Seit über hundert Jahren ist die Tuberkulose in Deutschland auf dem Rückzug. Nur Kriege und Notzeiten haben ihn unterbrochen. Der eigentliche Grund für den Rückgang von Erkrankungszahlen und Sterblichkeit ist aber weder die Entdeckung des Erregers noch die heilende Therapie. Die Antibiotika haben den Sieg über die alte Krankheit gewiß beschleunigt. Doch es waren bessere Wohnverhältnisse und Hygiene, die die wichtigsten Infektionsursachen beseitigt haben. Der Wohlstand hat die von Hunger und Mangelernährung geprägte Not beendet. Die Menschen leben in größeren Wohnungen mit mehr Licht und Luft.

Die sorglose Gelassenheit dauerte bis zum Beginn der neunziger Jahre. Dann wurden Stimmen laut, die Tuberkulose könne nach Deutschland zurückkehren. In der Tat nahm im Jahr 1991 die Zahl der Neuerkrankungen plötzlich nicht mehr ab. In den beiden Folgejahren stieg sie sogar geringfügig an, um 2 beziehungsweise 0,3 Prozent. Doch dann ging die Kurve wieder nach unten. 1994 sank die Erkrankungszahl um 8 Prozent. Mit 16 Tuberkulosefällen pro 100000 Einwohner wurde sogar der niedrigste Wert seit Beginn der Erfassung im Deutschen Reich verzeichnet: 13 000 waren in diesem Jahr neu erkrankt, darunter 11000 an einer Tuberkulose der Atemwege. Rund 1000 Patienten starben. Für das Jahr 1995 meldete das Robert Koch-Institut in Berlin, daß die Zahl der Erkrankungen um schätzungsweise 9 Prozent zurückgegangen sei. Das Institut gab daraufhin Entwarnung: «Die Befürchtungen einer Trendwende haben sich folglich nicht bestätigt.»

«Die Tuberkulose der deutschen Bevölkerung ist zur Alterskrankheit geworden», erklärt Rudolf Ferlinz. «Es erkranken die Menschen, die die Zeit einer hohen Durchseuchung noch erlebt haben und damals angesteckt wurden mit oder ohne darauffolgende Erkrankung.» Anders ist die Situation bei Ausländern, die in der Bundesrepublik leben: Sie bekommen in jungem Alter Tb, oft schon als Kinder. Fremde, die Arbeit, Asyl oder Heimat in Deutschland suchen, sind fast viermal so häufig von der Krankheit betroffen wie Einheimische.

Zumeist haben Asylbewerber und Kriegsflüchtlinge bereits Tuberkulose, wenn sie einreisen. Oder die Krankheit tritt innerhalb des ersten Jahres nach ihrer Ankunft auf. Das zeigt eine Studie, die das Deutsche Zentralkomitee zur Bekämpfung der Tuberkulose 1994 startete. Zum Teil entwickelt sich die Schwindsucht bei ausländischen Mitbürgern aber auch erst nach einem mehrjährigen Aufenthalt in Deutschland.

Damals wie heute spielen soziale Gründe die größte Rolle. Das zeigt deutlich ein weiterer Befund der Studie: Überproportional häufig erkranken Empfänger von Arbeitslosengeld oder Sozialhilfe, auch Obdachlose sind besonders gefährdet.

Schlechte wirtschaftliche Verhältnisse haben in Ost- und Südosteuropa seit Beginn der neunziger Jahre die Erkrankungszahlen steigen lassen. In den Nachfolgestaaten der Sowjetunion und den meisten Mittelmeeranrainerländern treten unter 100000 Einwohnern 25 bis 100 Tuberkulosefälle auf. Deshalb werden in südeuropäischen Staaten Neugeborene oft noch routinemäßig gegen die Krankheit geimpft. Der bis heute einzige Impfstoff ist die BCG-Vakzine. Der Lebendimpfstoff enthält einen harmlosen Stamm von Mycobacterium bovis. Obwohl die Vakzine schon sehr lange eingesetzt wird, ist seine Wirksamkeit umstritten. Wissenschaftler ermittelten in unterschiedlichen Feldstudien, daß der BCG-Impfstoff zwischen null und achtzig Prozent schützt. Die Gründe für diese statistische Differenz sind unklar.

Da bei Kindern eine Tuberkulose besonders gefährlich verlaufen kann, empfiehlt die Ständige Impfkommission der Bundesrepublik (STIKO) denjenigen Kindern eine BCG-Impfung, die ein hohes Anstekkungsrisiko haben. Dazu zählen Kinder, die selbst oder deren Eltern aus Gebieten einreisen, wo die Tuberkulose häufig vorkommt. Gefährdet sind auch Kinder, die mit Tuberkulosekranken zusammenleben. Die Impfung verhindert nicht eine Ansteckung mit Tuberkulosebakterien. Sie hemmt aber offenbar die Aussaat der Erreger über das Blut. Damit verhindert sie die den ganzen Körper befallende Miliartuberkulose sowie die tuberkulöse Hirnhautentzündung.

Wissenschaftler des Whitehead Institute for Biomedical Research in Cambridge, Massachusetts, versuchen, den BCG-Impfstoff mit molekulargenetischen Methoden zu verbessern. Im Januar 1996 berichtete der Molekularbiologe Richard Young, daß seine Arbeitsgruppe den BCG-Stamm gentechnisch verändert habe. Die Wissenschaftler brachten die Impfbakterien dazu, Zytokine zu produzieren. Diese Botenstoffe des Immunsystems regen Immunzellen an, Eindringlinge abzuwehren. Mäuse, denen die Forscher die rekombinanten Bakterien eingeimpft hatten, reagierten auf Tuberkuloseantigene mit einer stärkeren Immunantwort.

Resistente Erreger alarmieren Ärzte

In nordamerikanischen Großstädten flackert die soziale Krankheit seit Ende der achtziger Jahre wieder auf. Besonders die New Yorker lernten sie fürchten. Die Stadt hat seit 1990 mindestens ein Dutzend Tuberkuloseepidemien in Stadtvierteln der Armen erlebt. Vor allem bei Obdachlosen, Häftlingen und HIV-Infizierten stieg die Zahl der Erkrankungen. Die Ärzte alarmierte die neue Schlagkraft des Erregers: Bereits 1991 war in New York City jeder fünfte Tuberkuloseerreger gegen die beiden wichtigsten Medikamente resistent. Erregerstämme, die mehreren Antibiotika gleichzeitig trotzen, werden MDR-Stämme genannt (MDR: Multi-Drug-Resistent). Patienten, in deren Körper sich Bakterien eines solchen Stammes breitgemacht haben, besitzen ebenso geringe Überlebenschancen wie die Tuberkulosekranken vor Einführung der Antibiotika.

Warum aber entwickeln sich bei einer Tuberkuloseerkrankung besonders schwer bekämpfbare Keime? Zahlreiche Patienten hielten die Chemotherapie nicht lange genug durch, erklären dazu amerikanische Ärzte. Im Unterschied zu manchen anderen Therapien erfordert eine Tuberkulosebehandlung viel Geduld und Einsicht in ihre Notwendigkeit. Der Patient muß beispielsweise mehrere Tuberkulosemedikamente gleichzeitig schlucken. Dies ist notwendig, um die verschiedenen Stämme des Erregers im Körper zu vernichten. Tuberkulosebakterien können sehr leicht resistent werden gegen einen Antituberkulosewirkstoff. Es ist daher wahrscheinlich, daß eine Therapie mit nur einem einzigen Mittel nicht alle Keime zerstört. Resistente Erreger bleiben übrig und gewinnen im Körper die Oberhand. Die aufwendige Behandlung, die vom Arzt sorgsam geplant und vom Patienten ebenso sorgsam eingehalten werden muß, dauert sechs bis acht Monate. Mitunter ist sogar eine achtzehnmonatige Therapie notwendig, um den sich extrem langsam teilenden Erreger vollständig aus dem Körper zu bannen.

Wer die ärztlichen Empfehlungen konsequent und ausdauernd befolgt, hat eine über neunzigprozentige Heilungschance. Oftmals aber nehmen Patienten die Medikamente nur unregelmäßig ein oder brechen die Behandlung verfrüht ab, auch weil sie sich schon nach einigen Wochen wieder gesund fühlen. Der Mißbrauch von Drogen und Alkohol kann den Körper des Tuberkulosekranken außerdem so geschädigt haben, daß unangenehme Nebenwirkungen der Medikamente verstärkt auftreten. Auch dies ist ein Grund für einen verfrühten Abbruch. Instabile soziale Verhältnisse oder Verständigungsprobleme zwischen Arzt und Patient tun ihr übriges, den Erfolg der Therapie zu gefährden. Die zähesten Erreger sind bei Therapieabbruch jedoch noch längst nicht getötet. Sie verursachen einen Rückfall. Außerdem wandern sie zum nächsten Ansteckungsopfer.

Aber nicht nur die falsche oder ungenügende Behandlung der Krankheit bewirkt, daß ein Patient auf verschiedene Tuberkulosemittel nicht mehr reagiert. Studien in Südafrika haben kürzlich gezeigt, daß dort mehr als die Hälfte aller Tb-infizierten Menschen sich mit einem Erregerstamm angesteckt hat, der bereits beim Eintritt in den Körper resistent ist.

In Deutschland treten solche mehrfach resistenten Stämme bislang nur selten auf. Eine Berliner Lungenklinik meldete jedoch kürzlich, daß die Rate der multiresistenten Stämme von Tuberkuloseerregern im Zeitraum von 1987 bis 1993 von 1,7 Prozent auf 5,8 Prozent zugenommen habe. Bei jedem vierten der mehrfach resistenten Berliner Patienten wurden Bakterien gefunden, die unempfindlich gegen drei und mehr Standardmedikamente waren. Die Erkrankten stammten häufig aus einem Land, in dem multiresistente Stämme des Tuberkuloseerregers vermehrt auftreten. Das ist der Fall in Ost- und Südosteuropa, der Türkei, Asien, Afrika und Lateinamerika.

Dieses Beispiel zeigt, daß MDR-Stämme eingeschleppt werden und sich – zumindest in Risikogruppen und Kliniken – weiterverbreiten können. In jüngster Zeit haben Wissenschaftler mit molekulargenetischen Methoden einen Test entwickelt, mit dem sie resistente Erregerstämme rasch identifizieren können. Der Nachweis wird möglicherweise in den nächsten Jahren dazu führen, daß Patienten mit mehrfach resistenten Erregern zielgerichteter behandelt werden können. Je eher eine Therapie bei ihnen Erfolg zeigt, desto weniger kann sich der gefährliche Keim weiterverbreiten. Bislang dauert die Empfindlichkeitsbestimmung mindestens zwei Monate. Aidspatienten, die mit besonders widerstandsfähigen Stämmen von Mycobacterium tuberculosis infiziert sind, sterben daher häufig, bevor das geeignete Behandlungsschema ermittelt werden kann.

Überwachte Patienten werden gesund

Weltweit sollen schätzungsweise fünfzig bis hundert Millionen Menschen pharmaresistente Tuberkuloseerreger in sich tragen. Die Weltgesundheitsorganisation macht dafür vor allem die unzureichende Behandlung von Tuberkulosekranken in den Entwicklungsländern verantwortlich. «In vielen südlichen Ländern führt weniger als die Hälfte der tuberkulösen Patienten die Therapie lange genug durch, um geheilt zu werden», schätzen die Tropenärzte Norbert Krüger und Enrique Sanchez. Diesem Mißstand versucht die WHO mit DOTS abzuhelfen. Die Abkürzung bedeutet Directly Observed Treatment, Short Course, und das heißt, daß der Tuberkulosekranke vom Zeitpunkt der Diagnose bis zum Ende der Behandlung nach sechs Monaten überwacht werden soll.

In New York unterzogen sich im Jahr 1995 vierzig Prozent der Tuberkulosekranken einer derart kontrollierten Behandlung. Rund 300 Mitarbeiter der Gesundheitsbehörde überwachten, daß die Patienten regelmäßig ihre Medikamente einnahmen. Die Kontrolle erfolgte am Arbeitsplatz des Patienten, in seiner Wohnung oder an einem festen Treffpunkt. Wenn sie zum vereinbarten Termin kamen, wurden die Teilnehmer des Programms belohnt, beispielsweise mit Lebensmittelkarten und Kleidergutscheinen. DOTS scheint auch in afrikanischen und asiatischen Ländern zu funktionieren: Bei Pilotprojekten wurden 1994 in Tansania rund achtzig Prozent der Teilnehmer geheilt, in China waren es sogar neunzig Prozent.

«Um dem Problem der Multiresistenz begegnen zu können, sind aber auch neue, wirksame Tuberkulostatika notwendig», gab im März 1996 das Robert Koch-Institut in Berlin zu bedenken. Die neuen Antituberkulosewirkstoffe Rifabutin und Rifapentin würden derzeit in klinischen Studien geprüft. Substanzen aus der chemischen Gruppe der Chinolone, die ebenfalls geeignet scheinen, würden die Herstellerfirmen jedoch «aus vermutlich finanziellen Gründen» nicht für den Einsatz bei Tuberkulosepatienten testen. «Die Firmen haben die Befürchtung, daß im Erfolgsfalle die Substanzen für die Behandlung der Tuberkulose reserviert würden und für den Einsatz bei häufigeren und damit profitableren Infektionen verlorengehen könnten», kritisierte das Robert Koch-Institut.

Mit der Krankheit des Elends ist wenig zu verdienen. Die Ärmsten der Armen können die Medikamente nicht bezahlen. 18 bis 43 Mark kostet heute die sechsmonatige Behandlung eines Kranken. Doch für Staaten wie Äthiopien, wo jährlich nur rund 1,50 Mark für die Gesundheit eines Einwohners zur Verfügung steht, ist selbst das zuviel. Falls ein neues wirksames Tuberkulosemittel auf den Markt komme, geriete die herstellende Pharmafirma unweigerlich unter moralischen Druck, das Medikament billig anzubieten – so war im Jahr 1995 bei einem Tuberkulosetreffen von Wissenschaftlern und Gesundheitsexperten in Washington zu hören.

Moralischen Druck versuchte auch die Weltgesundheitsorganisation auf die Regierungen der reichen Industrienationen auszuüben. Im März 1996 apellierte die Gesundheitsbehörde an die potentiellen Geldgeber, «sich der tödlichen Herausforderung endlich zu stellen». Der Weltgesundheitsbericht 1995 geht davon aus, daß für erfolgreiche Tuberkuloseprogramme zusätzlich hundert Millionen Dollar pro Jahr gebraucht werden. Dieses Geld müßte jedes Jahr von den reichen an die armen Länder fließen, um Medizin, Mikroskope und Infrastruktur zu bezahlen. Tuberkulose sei nicht so medienwirksam wie Ebola oder Aids, klagt WHO-Vertreter Kraig Klaudt. Die Krankheit werde daher weniger ernsthaft bekämpft.

Experten schätzen, daß weltweit nicht mehr als ein Drittel bis die Hälfte der Patienten mit offener, ansteckungsfähiger Lungentuberkulose überhaupt identifiziert und behandelt wird. In jeder Sekunde steckt sich irgendwo auf der Erde ein Mensch mit dem Tuberkulosebakterium an. Um aber die Infektionsketten zu durchbrechen und die Krankheit einzudämmen, müßten weltweit 70 Prozent aller sputumpositiven Tuberkulosefälle gefunden und mindestens 85 Prozent geheilt werden.

«Heute ist die Lage so schlimm wie im letzten Jahrhundert, als Tuberkulose die weiße Pest war», sagte Richard Bumgarner im Jahr 1993. Nationen wie die Vereinigten Staaten könnten mit viel Geld die Tuberkulose im eigenen Land kontrollieren. Und der Gesundheitsexperte warnte: «Aber wenn das anderswo nicht auch geschieht, ist die Tuberkulose in zehn Jahren wieder da, in viel schlimmerer Form. Es ist wichtig, daß die WHO diesmal nicht den Ball verliert.»

Siebenmal um die Welt

Cholera

Ein merkwürdiges Gerücht verbreitete sich im Jahr 1830 unter den Menschen in Europa. Vor allem die armen Leute erzählten, die neue Krankheit Cholera gebe es in Wahrheit überhaupt nicht. Die angeblich durch die Seuche Verstorbenen seien vielmehr die Opfer heimtückischer Giftanschläge. Die Anhänger dieser Verschwörungstheorie führten als Belege vor allem zwei Beobachtungen an: Erstens verursache die Cholera ähnliche Symptome wie eine Arsenvergiftung. Zweitens treffe sie fast nur die Armen.

Was lag also näher, als die Reichen der vermeintlichen Giftmorde zu verdächtigen. Aus Angst vor den ständig zahlreicher werdenden Hungerleidern, wurde gemunkelt, hätten die Wohlhabenden beschlossen, ihre darbenden Mitmenschen beiseite zu schaffen. Im Deutschen Reich wurde gar die Regierung verdächtigt, Verelendung und Massenarmut durch künstliche Seuchen lösen zu wollen. Die Ärzte würden das Gift verabreichen. Für jeden Choleratoten würde ihnen ein Kopfgeld ausgezahlt. Das Gerücht hielt sich hartnäckig und führte in mehreren Ländern zu gewalttätigen Aufständen.

Aus Paris berichtete Heinrich Heine in einem Brief über die Wirkungen des Gerüchts: «Gift, so hieß es, habe man in alle Lebensmittel zu streuen gewußt, auf den Gemüsemärkten, bei den Bäckern, bei den Fleischern, bei den Weinhändlern. (...) Die armen Leute wagten weder zu essen noch zu trinken und rangen die Hände vor Schmerz und Wut. Es war, als ob die Welt unterginge. Besonders an den Straßenecken, wo die rotangestrichenen Weinläden stehen, sammelten und berieten sich die Gruppen. Und dort war es meistens, wo man die Menschen, die verdächtig aussahen, durchsuchte. Und wehe ihnen, wenn man irgend etwas Verdächtiges in ihren Taschen fand! Wie wilde Tiere, wie Rasende, fiel dann das Volk über sie her.» Sechs Menschen sollen in Paris als Giftmischer «entlarvt» und gelyncht worden sein.

Kranksein, Leiden und Sterben gehörten auch im 19. Jahrhundert zum Alltag. Doch die Menschen hatten bereits die Erfahrung gemacht, daß sie schreckliche Seuchen wie Pest, Lepra oder Pocken, die jahrhundertelang gewütet hatten, zurückdrängen konnten. Die Lebenserwartung war gestiegen. Jetzt trat plötzlich eine neue bedrohliche Krankheit auf, die in Europa bis dahin völlig unbekannt gewesen war. Die Cholera asiatica verbreitete Angst und Entsetzen, denn sie schlug schnell und erbarmungslos zu: Wer morgens noch gesund und munter war, konnte abends bereits gestorben sein, und das auf erbärmliche Art und Weise. Unstillbare Durchfälle und Erbrechen endeten innerhalb von Stunden bis wenigen Tagen in Kreislauf- und Nierenversagen, Koma und Tod.

Die Ärzte standen der «neuen Pest» hilflos gegenüber. Zwar wurde kein besonders großer Anteil der Menschen von der Seuche befallen. Aber wen sie ergriff, der hatte schlechte Chancen: Bis zu zwei Drittel der Infizierten starben. Ähnlich wie Aids, das Anfang der achtziger Jahre unseres Jahrhunderts auftauchte, war damals die Cholera asiatica in aller Munde. Ihren Beinamen erhielt sie, um sie von der lange bekannten einheimischen Gallenruhr, der Cholera nostra, zu unterscheiden. Seit Hippokrates nannte man so verschiedene Arten von Durchfällen, die weniger stark als die «neue» Cholera und außerdem nicht als Epidemie verliefen.

Auch lange nachdem Ursache und Verbreitungswege der Seuche geklärt waren, ließ sich die Krankheit nicht stoppen. Für mehr als ein halbes Jahrhundert hielt die Cholera Europa umklammert. Von hier aus eroberte sie die Welt. Sieben Pandemien haben die Epidemiologen bis heute gezählt. Die jüngste begann 1961 in Indonesien. Mittlerweile hat sie Afrika, Mittel- und Südamerika erreicht und über drei Millionen Erkrankte und Zehntausende von Toten gefordert. Nachdem die Cholera mehr als sechzig Jahre lang aus Europa verschwunden war, tauchte sie 1965 wieder auf. Seither hat sie sich vor allem in Osteuropa verbreitet.

Der schnelle Tod auf Reisen

Ursprünglich stammt die Cholera aus Hinterindien. Im Mündungsdelta von Brahmaputra und Ganges quälte die Seuche vermutlich schon vor Jahrhunderten die Bewohner. Ihr Hinduname ist Mordechim, der schnelle Tod. Doch erst 1817 befiel die Krankheit nicht mehr nur die Parias, die Angehörigen der untersten Kasten, sondern auch die Oberschicht und die in Indien lebenden Europäer. Und die Cholera blieb nicht länger endemisch. Sie gelangte nach Singapur, Sumatra, Ceylon. Binnen weniger Jahre war die Zahl der Opfer auf dem gesamten Subkontinent auf mehrere hunderttausend angewachsen.

Erst die Kolonialisierung Indiens durch die Briten hatte es der Seuche ermöglicht, sich so schnell zu verbreiten. Der Verkehr nahm zu, mit Truppentransporten wurde die Cholera in bisher seuchenfreie Gebiete verschleppt. Der englische Schiffsarzt James Boyle brachte als einer der ersten die Kunde von der entsetzlichen Krankheit nach England. Er vermutete, daß giftige Sumpfdämpfe, die der Verwesungsprozeß im tropischen Klima mit sich bringe, für die Krankheit verantwortlich seien. Fast alle frühen Beobachter der Cholera waren sich mit Boyle darin einig, daß es sich nicht um eine ansteckende Seuche handele.

Die Europäer konnten es sich zu jener Zeit nicht vorstellen, daß eine Krankheit, die in Indien wütete, auch für sie bedrohlich werden konnte. Sie rümpften die Nase über die Kolonie, wo ihrer Ansicht nach Barbarei, Schmutz und Gestank herrschten. Dabei übersahen sie, daß mitten in der eigenen gerühmten Zivilisation immer mehr Städte in Schmutz und Elend versanken. Der Siegeszug der Industrie hatte die Bevölkerung vielerorts in nur dreißig Jahren verdreifacht. Vor allem die übervölkerten Slums der Metropolen in England, aber auch auf dem Kontinent, boten dem «asiatischen Ungeheuer» Nahrung.

Bereits die erste Cholerapandemie in den Jahren 1817 bis 1823 streifte die südöstliche Grenze Europas: Im September 1823 wurden aus der russischen Stadt Astrachan an der Wolgamündung die ersten europäischen Cholerafälle gemeldet. Vermutlich stoppte der Wintereinbruch die Epidemie. Aber bereits die zweite Welle der «morgenländischen Brechruhr» traf fast alle europäischen Länder. Sie dauerte neun Jahre lang und erfaßte auch Nordafrika und Nordamerika.

Nach Europa gelangte sie über das russische Reich. Vom Ural aus, wo 1829 aus Orenburg der erste offizielle Cholerafall gemeldet wurde, bewegte sich die Epidemie schnell nach Norden, Richtung St. Petersburg. Endlich von der Ansteckungsgefahr überzeugt, versuchten die Behörden die Ausbreitung der Seuche mit den Methoden zu stoppen, die im 17. und 18. Jahrhundert in Europa entwickelt worden waren, um die Pest abzuwehren: Soldaten riegelten infizierte Gebiete ab, Quarantänen wurden verhängt, Häuser abgesperrt, Infizierte zwangsweise in Hospitäler eingewiesen.

Dennoch erreichte die Cholera Mitte September 1830 Moskau, wo sie eine Massenflucht auslöste. Binnen zwölf Tagen sollen 60 000 Menschen die Stadt verlassen haben. Gewalttätige Tumulte erschütterten das Land. In Städten, wo die Bevölkerung eingeschlossen war, wurden die Lebensmittel knapp. Polizisten, die die Seuchenvorschriften durchzusetzen hatten, gingen oft willkürlich und brutal vor. In manchen Städten packten sie auch Gesunde, schleppten sie in Lazarette und ließen sie erst gegen ein Lösegeld wieder frei.

Auch die Regierung Preußens versuchte, das Land durch rigide Absperrmaßnahmen zu schützen. Seit Mai 1831 war die Einreise aus dem mittlerweile ebenfalls von der Cholera heimgesuchten Polen nur noch an bestimmten, mit «Contumazanstalten» versehenen Grenzorten gestattet. Dort mußte der Reisende zehn bis zwanzig Tage in Quarantäne leben. Er war von jeglichem Kontakt mit der Außenwelt oder anderen Reisenden ausgeschlossen. Täglich untersuchten ihn die Ärzte. Auch Gepäck und Waren wurden intensiv gewaschen oder mit Chlordämpfen geräuchert. Besonders Federn, Haare, Pelze, Felle und Wolle standen im Verdacht, «giftfangend» zu sein. Die Reinigungsknechte der Contumazanstalten wurden deshalb gezwungen, täglich mehrere Male in den chlorgeräucherten Waren mit entblößten Armen herumzuwühlen. Erst wenn die Männer nicht erkrankten, galten die Waren als ungefährlich. Sogar Briefe und Dokumente wurden in eigens konstruierten Räuchermaschinen «gereinigt».

Die Cholera reiste indes auf anderen Pfaden. Im Frühjahr 1831 erreichte sie als eine der ersten preußischen Städte Danzig. Vermutlich gelangte die Seuche auf dem Seeweg in die Hafenstadt. Auch hier wurden strenge Seuchenvorschriften erlassen. Die Absperrung und Bewachung von Häusern mit Cholerakranken waren jedoch so teuer, daß die Stadt bereits einige Wochen nach dem Ausbruch der Seuche vor dem Ruin stand. Vielfach mußten Einwohner verpflegt werden, die zwar mit Cholerakranken zusammenlebten, aber selbst gesund waren. Aufgrund der Häusersperren durften sie aber ihrer Arbeit nicht nachgehen. Im ganzen Königreich wurden Spenden für Danzig gesammelt.

Als die Seuche einige Wochen später auch in Königsberg ausbrach, wurde dort aufgrund der Danziger Erfahrungen das Kontrollregime lockerer gehandhabt. Dennoch revoltierten Handwerksgesellen und Tagelöhner gegen die Seuchenpolitik, die die Lebensmittel verteuerte und die Einkünfte minderte. Das Vergiftungsgerücht heizte die Stimmung so weit an, daß sich am 28. Juli aufgebrachte Einwohner vor dem Königsberger Schloß sammelten. Es kam zu einem Handgemenge mit der Polizei. Daraufhin stürmte und plünderte die Menge das Polizeirevier. Mit dem Schlachtruf «Da ist die Cholera drin, das muß vernichtet werden» warfen die erregten Menschen die Polizeiregistratur – die auch die Meldungen der Cholerafälle enthielt – auf die Straße und zerstörten sie. Der Aufruhr konnte erst nach Stunden niedergeschlagen werden.

Morgens munter – abends tot

In Königsberg starben 1327 Menschen an der Cholera, mehr als zwei Prozent der Einwohner. Von hier aus breitete sich die Seuche west- und südwärts aus. In Preußen raffte dieser erste Choleraausbruch in Deutschland rund 41 000 Menschen dahin.

Die Berliner waren zu Beginn der Epidemie so neugierig darauf, einen Cholerakranken zu sehen, daß sich Häusersperrungen zunächst nicht aufrechterhalten ließen. Ein Arzt, der zu einem Cholerakranken in die Bergstraße gerufen worden war, berichtete am 8. Oktober 1831, daß er die Wohnung voller Menschen gefunden habe, so «daß es mir schwer wurde, mir einen Weg zum Kranken zu bahnen».

Was die Neugierigen zu sehen bekamen, entsetzte sie, wie ein zeitgenössischer Bericht dokumentiert: «Schon der bloße Anblick der Unglücklichen, welche von der Cholera ergriffen sind, berechtigt vollkommen, die Krankheit eine Fürchterliche zu nennen: der schnelle Verlauf, das plötzliche Sinken der Kräfte, die stürmische Entlehrung weißer, flockiger, nach meinem Urteile widerlich süßlich riechender Flüssigkeiten nach unten und oben, die fast mit der Krankheit zugleich eintretende gänzliche Entstellung der Gesichtszüge, wobei die Augen, gleichsam in ihre Höhlen zurückgezogen, einen eigentümlichen, Erbarmen erregenden Blick annehmen, die Stimme hohl und gedämpft wirkt (Vox cholerica), die ganze Oberfläche der blaugefärbten Haut, zuletzt selbst die Zunge und der Atem, sich eiskalt anfühlen, und keine Spur von

Pulsschlag zu fühlen ist: alle diese Erscheinungen machen die große Angst und Herzbeklemmung begreiflich, worüber sich alle Kranken, und besonders die am meisten beklagen, die weniger Auslehrungen, zumal durch Erbrechen, gehabt haben. Endlich vermehren tonische Krämpfe, vor allem der Wadenmuskeln, fast in allen Fällen die Leiden der Kranken, die meistens bis kurz vor dem Tode Bewußtsein behalten.»

Blitzschnell suchte sich die Seuche ihre Opfer. Das hatte sich im Frühjahr 1831 auf groteske Weise in Paris gezeigt. Die Cholera traf hier zur Karnevalszeit ein und wurde «mit Neugierde und kecken Sprüchen» erwartet, wie Heinrich Heine erzählt. Am 29. März tummelten sich die Pariser bei Sonnenschein auf den Boulevards, «wo man sogar Masken erblickte, die, in karikierter Mißfarbigkeit und Ungestalt, die Furcht vor der Cholera und die Krankheit selbst verspotteten». Doch ehe sich die Narren versahen, begann die Cholera sie zu überwältigen. Die Menschen starben noch in ihren Faschingskleidern und wurden schleunigst in ihnen begraben. Die Epidemie forderte über 18 000 Opfer. Schon bald fehlte es in der französischen Hauptstadt an Särgen: Die Toten mußten in Säcken beigesetzt werden.

Heute weiß man, daß die Symptome des Brechdurchfalls auf das Bakterium Vibrio cholerae zurückzuführen sind. Die rund zwei Mikrometer kleine und durch eine Geißel bewegliche Mikrobe ist auf den Menschen spezialisiert: Sie vermehrt sich in seinem Dünndarm. Die Choleraerkrankung wurde intensiv studiert. Erstaunlicherweise fanden die Wissenschaftler, daß tatsächlich ein Gift für Krankheitserscheinungen und den Tod der Betroffenen verantwortlich ist. Allerdings stammt dieses Gift vom Bakterium und wird erst im Körper des Menschen gebildet. Das Choleratoxin (griechisch «toxicon»: Gift) besteht aus fünf B-Untereinheiten, die die eigentlich giftige A-Komponente umschließen. Nachdem sich die Vibrionen an der Dünndarmwand festgesetzt haben, scheiden sie das Toxin aus. Die B-Untereinheiten binden sich daraufhin an die Dünndarmzellen, und erst dann ist die A-Untereinheit in der Lage, in die Zellen einzudringen. Das Gift zwingt die Zellen, Wasser und lebenswichtige Elektrolyte in den Dünndarm abzugeben, und verursacht so die typischen starken Durchfälle.

Bereits wenige Stunden bis vier Tage, nachdem Vibrio cholerae in den Darm gelangt ist, bricht die Krankheit aus. Sie kann daher den

Betroffenen plötzlich und ohne Vorwarnung treffen. Der extreme Flüssigkeitsverlust – ein Patient kann innerhalb von 24 Stunden bis zur Hälfte seines Körpergewichts in Form des typischen «Reiswasserstuhls» ausscheiden – trocknet den Körper aus. Der Erkrankte fällt in sich zusammen, Blutgefäße platzen und lassen seine Haut schwarz aussehen. Unbehandelt stirbt der Patient nach ein bis sechs Tagen. Bei Kindern ist die Sterblichkeit besonders hoch, vor allem, wenn sie unterernährt sind. Die Choleraerreger breiten sich nicht im Körper aus und können daher auch nicht im Blut eines Patienten nachgewiesen werden.

Zu Beginn des 19. Jahrhunderts wußte kaum einer, daß es unsichtbare Mikroben auf der Welt gibt. Ursache und Verlauf der Seuche waren den Menschen daher unheimlich. Zur allgemeinen Verwirrung trugen Ärzte und Laien bei, die das Volk mit Hunderten von Büchern und Aufsätzen überschütteten. In ihnen gaben sie die widersprüchlichsten Erklärungen zu Entstehung und Verbreitung der Cholera sowie zu Vorbeugungsmaßnahmen. Unter der Rubrik «Choleraschriften» führte der Katalog zur Leipziger Buchmesse im Herbst 1831 allein 160 Titel.

In Berlin gab es zwei Zeitungen, die sich ausschließlich mit der Cholera beschäftigten: die «Berliner Cholera-Zeitung», sie vertrat die regierungsamtliche Position, und das «Tagebuch über das Verhalten der bösartigen Cholera in Berlin». Das «Tagebuch» griff die Äußerungen der «regierungstreuen» «Cholera-Zeitung» an und wurde daher zeitweilig zensiert. Beide Gazetten nannten auf der ersten Seite die Zahl der Erkrankungen, der Todesfälle und der Genesungen. Die « Cholera-Zeitung» enthüllte sogar Namen und Adressen der Betroffenen.

Hilflose Ärzte

Wie überall standen 1831 auch in Berlin die Ärzte der Epidemie machtlos gegenüber. Und nicht nur das: Ihre Heilkunst schadete meist mehr, als sie half. Jahrzehntelang versuchten die Mediziner, die Cholera mit Hilfe der «englischen Methode» von James Boyle zu kurieren: Die Kranken wurden zunächst zur Ader gelassen und anschließend mit einem Abführmittel und Opium behandelt. Durch den Aderlaß verloren die Patienten aber oft so viel Blut, daß sie geschwächt der Cholera noch schneller zum Opfer fielen. Allein das Opium konnte helfen; es linderte wenigstens die Schmerzen.

Zwei Mediziner in Edinburgh verabreichten im Jahr 1831 bereits Infusionen mit Kochsalzlösung. Doch diese wirksame Heilmethode setzte sich in Europa erst Anfang des 20. Jahrhunderts durch.

Heute wird die grausame Krankheit auf ganz einfache Weise erfolgreich behandelt: Um die Austrocknung zu stoppen und den Kreislauf zu stabilisieren, muß der Patient pro Tag mehrere Liter einer Elektrolytlösung trinken, die verschiedene Salze und Zucker enthält. Die «orale Rehydratationslösung», im Englischen mit ORS abgekürzt, wird weltweit eingesetzt. Nur in schweren Fällen muß der Flüssigkeitsverlust intravenös ausgeglichen werden. Neue Präparate namens Super-ORS, für die in jüngster Zeit die Rezeptur etwas verändert worden ist, ersetzen nicht nur Flüssigkeit und Elektrolyte, sondern hemmen auch den Durchfall.

Erfolgt die Therapie rechtzeitig, ist die Krankheit in 99 Prozent der Fälle heilbar; der Durchfall hört nach einem bis sechs Tagen auf. Aber erst vierzehn Tage nach der akuten Erkrankung sind die Vibrionen verschwunden. Erst dann besteht keine Ansteckungsgefahr mehr.

Häufig verordnen die Ärzte auch Antibiotika wie Tetracyclin und Doxycyclin. Die antibakteriellen Medikamente verkürzen die Dauer des Durchfalls, und Sekundärinfektionen können vermieden werden. Zudem scheidet der Patient unter der Wirkung von Antibiotika weniger lang infektiöse Vibrionen aus.

Nicht nur die Therapie, auch der Versuch, der Cholera vorzubeugen, war bis zum Ende des 19. Jahrhunderts meist wenig erfolgreich. Unter den Medizinern kursierten die unterschiedlichsten Empfehlungen, wie man sich vor der gefürchteten Ansteckung schützen könne. Der deutsche Arzt Karl Christian Hille reiste 1831 im Auftrag der sächsischen Regierung nach Warschau, um sich vor Ort ein Bild von der Cholera zu machen. Er achtete sorgfältig darauf, seine Kleidung sooft wie möglich mit Chlorkalk zu reinigen, nie nüchtern auszugehen und innere Ruhe und Furchtlosigkeit zu bewahren. Denn besonders die «moralische Stimmung» prädisponiere den Körper für eine Ansteckung.

Die Empfehlungen zum Schutz vor der Seuche waren so widersprüchlich, daß sie Karikaturen provozierten. Mehrere Versionen des

Porträts eines «Cholerapräservativmannes» und einer ebensolchen Frau kursierten 1831/32. Dazu schrieb der Feuilletonist Moritz Gottlieb Saphir: «Ein Mensch, mit allen Präservativen versehen, muß folgendermaßen einhergehen. Um den Leib erst eine Haut von Gummi elasticum, darüber ein großes Pechpflaster, über diesem eine Binde von sechs Ellen Flanell. Auf der Herzgrube einen kupfernen Teller. Auf der Brust einen großen Sack mit warmem Sand, um den Hals eine doppelte Binde, mit Wacholderbeeren und Pfefferkörnern gefüllt, in den Ohren zwei Stück Baumwolle mit Kampfer, an der Nase hat er eine Riechflasche von Vinaigre des quatre voleurs hängen und in dem Munde eine Zigarre. (...) Hinter sich, an den Leib gegürtet, schleppt er einen Karren nach sich, auf welchem sich eine Badewanne, fünfzehn Ellen Flanell, ein Dampfbadeapparat, eine Räucherungsmaschine, acht Frottierbürsten, achtzehn Ziegel, zwei Pelze, ein Bequemlichkeitsstuhl und ein Nachtgeschirr befinden. Über dem Gesicht muß er noch eine Larve aus Krauseminzteig haben.» Die Beschreibung endet mit den Worten: «So ausgerüstet und so versehen, ist man sicher, die Cholera am Ersten zu bekommen.»

Viele Ärzte entschieden sich für den wirkungsvollsten Ansteckungsschutz: Sie packten ihre Sachen und flohen mit ihren Familien vor der Gefahr. So mußte die Regierung des Königreichs Hannover für die Militärärzte eine Urlaubssperre verhängen, frei praktizierende Mediziner wurden aufgerufen, furchtlos und tapfer die Krankheit zu bekämpfen. Es wurden sogar Belohnungen für Standhaftigkeit ausgesetzt und eine Hinterbliebenenrente für den eventuellen Tod in Aussicht gestellt.

Gute Geschäfte mit der Cholera

Unterdessen verdienten Wunderheiler und Geschäftemacher an der Seuche. Amulette, antiseptische Seife, gar Kölnisch Wasser «4711» sollten vor der Krankheit schützen. Geheimnisvolle Tropfen oder Choleraschnäpse versprachen Heilung. Die Firma Underberg bot in verschiedenen Städten dem Magistrat ihren Magenbitter als Therapeutikum an. «Juppheidi und Juppheida, Schnaps ist gut für Cholera», sangen die Menschen in den Straßen.

Doch auch die «Alkoholkur» schadete mehr, als sie nutzte. Heute ist bekannt, daß das Ausmaß der Krankheit davon abhängt, wie viele Choleraerreger ihr Ziel erreichen. Bevor die Bakterien in den Darm gelangen, müssen sie den Angriff der Magensäure überstehen. Übermäßiger Alkoholgenuß schädigt aber den Magen und begünstigt dadurch die Erkrankung. Weil eine mangelhafte Ernährung ebenso wirkt, sind arme, schlecht- und unterernährte Menschen besonders gefährdet. Völlerei schadet indes ebenso. Besonders häufig sollen Choleraepidemien nach Festtagen ausgebrochen sein.

Kaum war in einer Stadt eine Cholerawelle überstanden, folgte die nächste. Allein Berlin überfiel die Seuche zwischen 1831 und 1873 dreizehnmal. Der Mensch beschleunigte ihre Verbreitung, indem er Eisenbahnverbindungen aufbaute. So waren die Münchener Choleraepidemien der dreißiger und vierziger Jahre nicht nach Nürnberg vorgedrungen. Ab 1849 verband jedoch die Eisenbahn die beiden Städte. Sie verkürzte die Reise von mehr als zwei Tagen auf sieben bis acht Stunden. Wer sich jetzt in München ansteckte, konnte den Erreger nach Nürnberg bringen, bevor ihn die Krankheit niedergestreckt hatte. Prompt griff die nächste Münchener Epidemie auf Nürnberg über.

Die modernen Verkehrsmittel brachten die Cholera auch von einem Land zum anderen: Um England vor der Seuche zu schützen, ordnete das Central Board of Health im Frühjahr 1831 eine zweiwöchige Quarantäne für alle Schiffe aus Choleragebieten an. Aber Sunderland, eine an der Nordsee gelegene Hafenstadt, die vom Kohlehandel lebte, hielt sich nicht an diese Verfügung – schon im Oktober traten die ersten Cholerafälle auf. Von Sunderland aus reiste die Seuche auf dem Landweg nach Süden. Im Februar 1832 traf sie zum erstenmal in London ein.

Als die Cholera 1849 wieder einmal die Stadt heimsuchte, äußerte der Londoner Armenarzt John Snow einen Verdacht über die Verbreitungswege der Epidemie: Die Infektion müsse mit Trinkwasser in Verbindung stehen, das durch Fäkalien verunreinigt sei. Als dann im Sommer 1854 in einem kleinen Gebiet um die Straßenkreuzung Broad Street/Cambridge Street auffällig viele Menschen an Cholera erkrankten und starben, ahnte Snow sofort den Grund: verunreinigtes Wasser der vielbenutzten öffentlichen Straßenpumpe in der Broad Street. Der Arzt befragte akribisch die Hinterbliebenen der Choleraopfer und konnte beinahe für jeden Fall beweisen, daß die Verstorbenen Wasser aus dieser Pumpe getrunken hatten. Bis in andere Stadtteile konnte Snow die Wege der Seuche nachzeichnen: Auch die dort verstorbenen Menschen hatten Wasser aus dem Broad Street-Brunnen zu sich genommen. Eine Witwe im Westend hatte sich sogar täglich eine große Flasche Wasser aus dem verunreinigten Brunnen bringen lassen, weil es ihr besonders gut schmeckte. Auch sie starb an der Cholera. Sieben Tage nach Ausbruch der Seuche ließ Snow den Pumpenschwengel entfernen. Mit dieser einfachen Maßnahme stoppte er die Epidemie.

Eine Kommission fand später heraus, daß die Erreger ursprünglich von einem Säugling stammten. Eine Mutter hatte die Windeln ihres Kindes in der Nähe der Pumpe gewaschen. Das so verunreinigte Abwasser sickerte über das Erdreich in das Pumpenwasser und verseuchte dieses.

Im Jahr 1855 beschrieb John Snow die Schlußfolgerungen seiner detektivischen Arbeit in einer Veröffentlichung: Der Erreger wird von den Infizierten in Massen ausgeschieden, gelangt mit den Fäkalien ins Trinkwasser und von dort in den Darm des nächsten Opfers. Heute ist bekannt, daß Vibrio cholerae gegen Austrocknung empfindlich ist, in Süßwasser, auf feuchtem Untergrund und in Salzwasser aber überleben kann.

Die Ansteckung erfolgt vor allem durch verseuchtes Wasser oder infizierte Lebensmittel. Der Keim kann aber auch von verschmutzter Kleidung, Bettlaken, Gebrauchsgegenständen, Händen und, in selteneren Fällen, von Fliegen übertragen werden. Nicht jeder, der sich infiziert hat, wird krank. Oft leidet der Betroffene nur an leichten Durchfällen oder hat gar keine Beschwerden. Der explosionsartige Ausbruch einer Choleraepidemie läßt sich dadurch erklären, daß zuvor Menschen ohne offensichtliche Symptome die Krankheit verbreiten können, ohne aufzufallen.

Auch heute noch gehört die Cholera zu den Quarantäneerkrankungen. Bei Verdacht, Erkrankung, Tod und Ausscheidung von Erregern besteht Meldepflicht.

Gutes Trinkwasser war nicht nur in London, sondern auch in allen anderen europäischen Städten des 19. Jahrhunderts eine Rarität: Die Mehrzahl der Menschen pumpte ihr Wasser aus öffentlichen und privaten Brunnen, die erhebliche Mängel aufwiesen. In Osnabrück etwa, das 1859 eine Choleraepidemie erlebte, beklagte der Polizeidirektor, daß sich viele Brunnenränder in Erdhöhe befänden, oft sogar unterhalb von nahe gelegenen Aborten oder Misthaufen. Aus ihnen sickerten Abwässer und Gülle ins Trinkwasser. Damit die Pumpenkörper im Winter nicht einfroren, wurden sie mit Stroh und Dung eingepackt. Bei Tauwetter flossen die Exkremente dann direkt ins Brunnenwasser. Um das Wasser überhaupt trinken zu können, mußten die Bewohner der Osnabrücker Altstadt es von Zeit zu Zeit mit ungelöschtem Kalk und Salz «auffrischen».

Trinkwasser – eine Lösung verfaulender Rückstände

Im Gegensatz zu den meisten anderen Metropolen gab es in London bereits ein gutausgebautes Leitungssystem, das knapp 180 000 Haushalte mit Wasser versorgte. Dieses Wasser wurde jedoch von privaten Firmen direkt aus der Themse gepumpt, in die gleichzeitig die ungeklärten Abwässer der Großstadt mündeten. Waren Choleraerreger mit dem Kot von Erkrankten über die Abwasserkanäle in den Fluß gelangt, so lieferten die Wasserleitungen sie direkt in die Haushalte. Das Wasser sei nichts anderes als eine «verdünnte Lösung von verfaulenden tierischen und pflanzlichen Rückständen, die gleichermaßen das Auge beleidige, Ekel errege wie die Gesundheit zerstöre», beschwerten sich Londoner Bürger.

Als Mitte des 19. Jahrhunderts die Bevölkerung in den industriellen Ballungsgebieten geradezu explodierte, erschien es fast unmöglich, der so entstehenden Abwasserflut Herr zu werden. In den meisten europäischen Städten flossen die Abwässer einfach in den nächstgelegenen Fluß. In Gossen, Gräben und Kanälen sammelten sich Regen, Schmutzwasser aus den Haushalten, Jauche aus Ställen und Fabrikabwässer jeglicher Art. Metzgereien legten ihre Schlachtstellen direkt an Kanäle, in die sie ihre Abfälle hineinwerfen konnten. In Osnabrück bauten immer mehr Bürger aus Bequemlichkeit ihre Aborte über Gräben, so daß die Fäkalien direkt ins Abwasser plumpsten. Zudem behinderten Hausmüll und anderer Unrat, den die Bürger loswerden wollten, den Abfluß der übelriechenden Brühe. Nach Regenschauern kam es zu Überschwemmungen: Dann stand die stinkende, breiige Suppe oft fußhoch in den Wohnungen.

Überall in Deutschland klagten die Bürger über Schmutz und Gestank in Gassen und Kanälen. Immer häufiger wurden die schlechten sanitären Verhältnisse für Choleraepidemien verantwortlich gemacht. Aber dann trat 1867 der Arzt Max von Pettenkofer mit einer neuen Theorie zur Choleraentstehung an die Öffentlichkeit. Pettenkofer, der in München den ersten deutschen Lehrstuhl für öffentliche Hygiene innehatte, galt in diesen Fragen als Autorität. Er erklärte, daß nicht die schlimmen hygienischen Verhältnisse, sondern eine spezielle Beschaffenheit des Bodens die Cholera verursache. Wenn die Exkremente von Cholerakranken in feuchtes, poröses Erdreich gelangten, würde bei ihrer Zersetzung ein Gas freigesetzt, das die Krankheit hervorrufe. Eine Verbreitung über das Wasser hielt Pettenkofer für ausgeschlossen.

Zeitlebens hielt er hartnäckig an seiner Bodentheorie fest. Selbst als Robert Koch im Jahr 1883 den Choleraerreger entdeckt hatte, wollte Pettenkofer seinen Fehler nicht eingestehen. Um zu zeigen, daß Koch im Unrecht sei, trank er am 7. Oktober 1892 öffentlich eine Reinkultur von Cholerabakterien, die ihn eigentlich hätte todkrank machen müssen. Pettenkofer aber überlebte wundersamerweise und glaubte, seine Theorie durch den heroischen Selbstversuch bewiesen zu haben.

Die Entdeckung der Kommabazillen

Robert Koch war es in Ägypten gelungen, den Erreger zu isolieren. Im Jahr 1883 war in Alexandria die Cholera ausgebrochen, und Frankreich, England, Italien und Deutschland hatten Forscher entsandt, um die Ursache der Seuche zu finden. Bei der Obduktion von Choleraleichen fand Koch im Darm Bakterien, die er wegen ihrer auffällig gekrümmten Form «Kommabazillen» nannte. Der Bakteriologe konnte später nachweisen, daß diese Mikroben von Infizierten ausgeschieden werden und sich über das Wasser verbreiten. Bereits dreißig Jahre vor Koch hatte der Italiener Filippo Pacini den Choleraerreger gefunden. Seine Entdeckung war jedoch weitgehend unbeachtet geblieben. Koch hingegen wurde nach seiner Rückkehr in Deutschland als Held gefeiert. Er erhielt einen hohen Orden und eine Belohnung von 100 000 Mark.

Aus seiner Entdeckung folgerte Koch, daß bestimmte Maßnahmen eine Choleraepidemie verhindern können: die Isolierung von Kranken und möglicherweise Angesteckten, die Desinfektion von Kleidern und Bettwäsche und das Abkochen von Trinkwasser. Der Choleraerreger überlebt Temperaturen über siebzig Grad Celsius nicht. Heute weiß man, daß er auch empfindlich ist gegen Säure, Austrocknung und bestimmte Chemikalien wie Chlor.

Nach Kochs Entdeckung ergriffen viele Städte Maßnahmen, um weitere Choleraausbrüche zu verhindern; unter anderem verbesserten sie die Entsorgung von Müll, Fäkalien und Abwässern. Sie schlossen undichte Abtrittsgruben und bauten die Kanalisation aus. Die Kommunen bemühten sich um eine Gesundheitsfürsorge und um bessere Lebensbedingungen für die Ärmsten der Armen. Der Erfolg war überwältigend: Die Cholera endete vielerorts abrupt.

In der reichen Hafenstadt Hamburg kam es 1892 trotzdem noch einmal zu einer großen Cholerawelle. Rund 17000 Menschen erkrankten, 8600 starben. Robert Koch, den die Reichsregierung als Choleraexperten nach Hamburg geschickt hatte, sah sofort, daß sich die Seuche entlang des Wasserleitungssystems ausbreitete. Die Hamburger entnahmen ihr Trinkwasser der verschmutzten Elbe. Seit Jahren wurde es unzureichend gereinigt. Das direkt angrenzende Altona hingegen, das damals von Preußen regiert wurde, filterte sein Trinkwasser mit einer eigenen modernen Anlage und war von der Cholera verschont geblieben.

Die Choleraepidemie in Hamburg zeigte das typische Erscheinungsbild: Sie betraf besonders die Elendsviertel, wo schlechte Wohn- und sanitäre Verhältnisse die Wahrscheinlichkeit von Kontaktinfektionen erhöhten. Vor allem das Gängeviertel in der Hamburger Innenstadt rückten ins Blickfeld der Öffentlichkeit. Hier hausten 60000 Menschen dichtgedrängt in engen Wohnungen; ein bis zwei Meter schmal waren die Gassen des völlig übervölkerten Stadtteils. Es mangelte an Luft, Licht und einer Kanalisation. Die Aborte in den Hinterhöfen wurden von Dutzenden von Hausbewohnern benutzt. Bei einer Besichtigung sagte Robert Koch entsetzt: «Meine Herren, ich vergesse, daß ich in Europa bin.»

Überall in Hamburg ließ die Cholera-Commission Anschläge anbringen, in denen sie davor warnte, das verseuchte Elb- und Leitungswassers zu trinken. Während es dem Bürgertum leichtfiel, seine Dienstboten ausreichende Mengen von Wasser abkochen zu lassen, sah es bei

den Arbeitern anders aus. Es mußten öffentliche Stellen mit Öfen eingerichtet werden. In den einfachen Wohnungen fehlte es nämlich «vielfach an Heizmaterial, an Geräthen und an Arbeitskraft, um die erforderlichen Vorräthe von gekochtem Wasser bereit zu stellen», klagte das
sozialdemokratische «Hamburger Echo».

Wo Elend, Krieg und Naturkatastrophen herrschen

Auch heute noch gilt, daß sich die Cholera am ehesten in Elendsvierteln
ausbreitet, wo sanitäre Mängel und hygienische Unkenntnis herrschen.
Leichtes Spiel hat die Seuche auch nach Kriegen und Naturkatastrophen. Im Sommer 1994 beispielsweise kampierten über eine Million
Bürgerkriegsflüchtlinge aus Ruanda im zairischen Grenzort Goma.
Bald fehlte es an sauberem Trinkwasser. Die Menschen versorgten sich
deshalb mit Wasser aus dem nahen Kiwusee, in dem sie sich auch
wuschen, ihre Notdurft verrichteten und in den sie ihre Toten warfen.
Die vorhersehbaren Folgen zeigten sich wenig später: Innerhalb von
drei Wochen starben Zehntausende an der Cholera.

Elend, Not und Krieg schlagen sich auch in den offiziellen Cholera-
statistiken nieder: Während die WHO bis zum Beginn der neunziger
Jahre einen leichten Rückgang der weltweiten Cholerafälle verzeichnet
hatte, kletterte die Zahl 1994 wieder auf fast 400000 Erkrankungen.
Diese traten in 94 Ländern auf, in so vielen wie nie zuvor in einem Jahr.
Auch die Sterblichkeitsrate, die durch wirksame Therapie auf 1,8 Prozent gefallen war, nahm innerhalb eines Jahres um ein Prozent zu.

Zu dieser Entwicklung hat vor allem das Wüten der Seuche in Afrika
beigetragen, wo sie bis heute in Krisengebieten viele Opfer fordert.
Allein in den ersten drei Monaten des Jahres 1996 wurden in einigen
Ländern Westafrikas Choleraausbrüche mit insgesamt mehreren tausend Erkrankungen und einigen hundert Todesfällen gemeldet.

Dabei war Afrika südlich der Sahara bis zum Jahr 1970 cholerafrei
gewesen. Dann aber tauchte die Seuche in der westafrikanischen Stadt
Conakry in Guinea auf und eroberte von dort aus Zentralafrika. Vermutlich haben einheimische Studenten die Cholera von einem Aufenthalt an der Schwarzmeerküste per Flugzeug nach Guinea eingeschleppt. Als Wanderseuche folgt die Cholera den Hauptverkehrswe-

gen zu Lande, zu Wasser und in der Luft. Per Schiff, Eisenbahn, Auto oder Flugzeug kann sie in kürzester Zeit längste Strecken zurücklegen.

Inzwischen haben Wissenschaftler verschiedene Typen von Vibrionen mit unterschiedlicher Gefährlichkeit entdeckt. Die gegenwärtige Pandemie wird durch eine Spielart des Choleraerregers ausgelöst, die seit dem Jahr 1906 bekannt ist. Sie wurde erstmals im ägyptischen Quarantänelager El Tor in den Leichnamen von Mekkapilgern entdeckt. Vibrio El Tor gehört ebenso wie der klassische Erreger zur Gruppe O-1 der entsprechend der O-Antigene in Gruppen unterteilten Choleravibrionen, ist aber weniger virulent. Er verursacht nur etwa halb so viele Todesfälle bei unbehandelten Kranken. Die Gefahr, sich mit El Tor zu infizieren, ist jedoch größer als beim herkömmlichen Erregertyp. Denn El Tor kann länger in der Umwelt überleben, auch unter ungünstigen Bedingungen. Langfristig verbreitet er sich daher besser und hat den klassischen Choleraerreger bereits weitgehend verdrängt.

Bis 1937 galt Vibrio El Tor als harmlos. Dann wurde er als Erreger einer Choleraepidemie im indonesischen Sulawesi (Celebes) identifiziert. Von dort aus nahm 1961 die siebte Pandemie ihren Anfang. Politische Wirren mit ihren Folgen wie der Flucht der Bevölkerung und Militärbewegungen ermöglichten es der El-Tor-Cholera, sich allmählich in weiten Teilen Asiens zu verbreiten. Von hier aus zog die Seuche in den Vorderen Orient und erreichte – per Flugzeug – schließlich Zentralafrika. Im Januar 1991 gelangte El Tor nach Peru, von wo aus die Cholera binnen kürzester Zeit Süd- und Mittelamerika überrannte. Innerhalb von fünfzehn Monaten erkrankten mehr als eine halbe Million Menschen, von denen etwa 5000 starben.

Die neuen Reiserouten der Cholera

Nach Lima reiste der Choleraerreger wahrscheinlich auf einem chinesischen Getreideschiff, an Bord befanden sich einige Infizierte. Als das Schiff im Hafen Kielraumwasser abließ, wurden die Bakterien freigesetzt. In Lima fand der Choleraerreger einen bis dahin unbekannten Weg, um seine Opfer zu befallen: Die Bakterien hefteten sich im Wasser zunächst an Schnecken, Fische, Kleinkrebse, Muscheln und Plankton.

Wie die Choleraforscherin Rita Colwell vom Biotechnology Institute in Maryland entdeckte, können die Vibrionen in vielen dieser Lebewesen in eine «stille Form» übergehen. Sind die Lebensverhältnisse ungünstig, verkürzen sich die Bakterien um das 15- bis 300fache und verringern ihren Stoffwechsel: Sie fallen in eine Art Winterschlaf. Verbessern sich die Umweltbedingungen wieder, erwachen die Vibrionen und werden infektiös.

Die Forscher wissen heute, daß die Krankheitserreger im Meer am besten in Oberflächenfilmen aus Algen gedeihen. Schon 1960 hatte man in Bangladesch beobachtet, daß gleichzeitig mit der Algenblüte in Küstengewässern die Cholera zunahm. Weltweit wurde im Lauf des letzten Jahrzehnts ungewöhnlich häufig von starken Algenblüten berichtet. Wissenschaftler erwarten zudem, daß die globale Klimaerwärmung die Wassertemperatur an der Meeresoberfläche erhöht und so das Algenwachstum weiter fördert. Deshalb fürchten Mikrobiologen, daß die Seuche in Zukunft vermehrt auftreten wird. Sie haben deshalb ein Frühwarnsystem für Choleraausbrüche vorgeschlagen: Das Algenwachstum sollte per Satellit überwacht werden, um Algenblüten und damit die Choleragefahr rechtzeitig zu erkennen.

Die Peruaner, die der Choleraerreger per Schiff erreicht hatte, infizierten sich möglicherweise über Ceviche. Das ist ein im Andenstaat beliebtes Gericht aus rohem Fisch. Wie beinahe immer und überall, wo die Cholera auftaucht, traf sie auch in Lima die Armenviertel zuerst. Das lag nicht allein an den hygienischen Bedingungen, die hier schlechter waren. Die Armen essen eher den billigen Fisch, der nahe der choleraverseuchten Küste gefangen wird. Die Reichen hingegen leisten sich den teuren Fisch, der von weit draußen aus dem Meer kommt.

Auch andere Meereslebewesen haben sich als Überträger der Cholera entpuppt. In den USA kam es in den vergangenen Jahrzehnten nach dem Genuß von Krabben, Hummer und Austern aus dem Golf von Texas zu Cholerafällen. In Japan infizierten sich in der Vergangenheit immer wieder Menschen, die rohe Meeresfrüchte aus dem Golf von Siam gegessen hatten.

Die neuen Reiserouten der Cholera zeigen, wie unberechenbar auch altbekannte und guterforschte Seuchen sind. «Die Ausbreitung der gegenwärtigen Cholerapandemie konnte einigermaßen präzise vorausgesagt werden», verdeutlicht der Tübinger Tropenmediziner Jürgen Knobloch die Situation. «Nicht vorauszusehen war allerdings, daß Vibrio cholerae in den abwasserverseuchten Küsten Südamerikas und des Golfs von Bengalen ein neues, permanentes Reservoir finden würde, daß der Erreger neuerdings vermehrt über den internationalen Transport von Nahrungsmitteln verbreitet wird und daß er eine neue Mutante bilden würde.»

Droht die achte Pandemie?

Diese neue gefährliche Variante von Vibrio cholerae mit der Bezeichnung O-139 gehört nicht zur Gruppe O-1. Sie ist Ende 1992 erstmals in Südindien, Bangladesch und Thailand aufgetaucht. Dort verursachte O-139 unerwartet heftige und weitreichende Choleraausbrüche. In diesen Gebieten, wo Choleraepidemien regelmäßig vorkommen, sind viele Erwachsene gegen Vibrio cholerae O-1 immun, weil sie schon mehrfach eine Infektion überlebt haben. Dort sind vor allem die Kinder gefährdet, die beim ersten Kontakt mit den Bakterien noch keinen Immunschutz besitzen. Im Fall von O-139 versagte jedoch auch bei den Erwachsenen der Schutz der körpereigenen Abwehr.

Denn die neue Variante ist widerstandsfähiger als alle anderen Cholerabakterien. Sie trotzt beispielsweise bestimmten Antibiotika und Chlor. Und sie greift mit größerer Geschwindigkeit um sich. Bis 1995 war O-139 in mindestens elf Ländern Südasiens aufgetreten. Die Betroffenen leiden an besonders heftigen, wäßrigen Durchfällen. Sie sterben fünfmal so häufig wie bei der El-Tor-Cholera. Obwohl genaue Zahlen nicht bekannt sind, schätzen Experten, daß der Erreger O-139 in den betroffenen Ländern bis 1995 für über 100000 Choleraerkrankungen verantwortlich war. Experten fürchten, daß der gefährliche Vibrio cholerae O-139 wie El Tor um den Globus wandert und eine achte Pandemie auslöst. Per Flugzeug kann die Seuche überallhin gelangen: Am 4. August 1993 wurde der neue Choleraerreger beispielsweise nach Berlin eingeschleppt. Ein fünfzehn Jahre altes Mädchen hatte sich in Pakistan angesteckt.

Obwohl die Cholera in jüngster Vergangenheit wiederholt in Italien, Spanien und Portugal ausgebrochen ist, glauben Wissenschaftler nicht, daß die Seuche in Westeuropa um sich greifen wird, weil dort der

Hygienestandard gut ist. Nach Osteuropa ist die Seuche dagegen zurückgekehrt und 1994 in verschiedenen Krisengebieten ausgebrochen. Betroffen waren Albanien, Moldawien, Rumänien, Rußland und die Ukraine.

Von den 2630 Cholerafällen, die im Jahr 1994 in Europa aufgetreten sind, waren 89 importiert. Die Reisenden hatten sich in Asien, Afrika und Zentral- oder Südamerika angesteckt, wo die Cholera epidemisch vorkommt. Für Touristen oder Geschäftsreisende ist die Gefahr, sich mit dem Choleraerreger zu infizieren, im allgemeinen jedoch relativ gering. Ein größeres Risiko gehen Rucksacktouristen ein, die eng mit der einheimischen Bevölkerung zusammenleben. Gleichwohl sollte jeder Reisende Hygieneregeln befolgen, die ihn davor bewahren, Wasser oder Lebensmittel zu sich zu nehmen, die durch menschliche Ausscheidungen verunreinigt sind. Diese Regeln schützen nicht nur vor der Cholera, sondern auch vor einer Vielzahl anderer Infektionskrankheiten, die über Nahrungsmittel und Getränke übertragen werden.

Wasser muß immer abgekocht werden, ob es zum Trinken, Zähneputzen oder Geschirrspülen benutzt wird. Auch Eiswürfel in Drinks, Speiseeis und offene Getränke können Keime enthalten. Nicht pasteurisierte Milch muß auf über siebzig Grad Celsius erhitzt werden. Keinesfalls sollte rohes Obst verzehrt werden, das geschält oder aufgeschnitten angeboten wird. Werden Speisen selbst zubereitet, muß man sie lange genug kochen oder braten. Gemüse sollte geschält beziehungsweise mit abgekochtem oder mit Chlor behandeltem Wasser gründlich gewaschen werden. Die Speisen dürfen zudem nicht bei Zimmertemperatur aufbewahrt werden. Das Baden in Gewässern, die möglicherweise durch Kot oder Küchenabfälle verunreinigt sind, sollte tabu sein.

Neue Impfstoffe zum Schlucken

Eine Choleraimpfung ist möglich. Robert Koch hat ihr Prinzip bereits kurz nach Entdeckung des Choleraerregers entwickelt. Der Impfstoff besteht aus inaktivierten Choleravibrionen der Gruppe O-1 und wird unter die Haut gespritzt. Er bietet nur einen kurzfristigen Schutz von etwa sechs Monaten. Aber Geimpfte sind nicht absolut gegen die Cholera gefeit. Erkrankungen, die trotz einer Impfung auftreten, sollen jedoch leichter verlaufen als bei nicht geimpften Personen. Aufgrund des mangelhaften Schutzes und unangenehmer Nebenwirkungen wie Fieber, Abgeschlagenheit und Kopfschmerzen empfehlen die Experten es nur ganz bestimmten Personen, sich impfen zu lassen, etwa Entwicklungshelfern oder Abenteuerurlaubern.

Besseren Schutz versprechen zwei neue Impfstoffe. Sie werden oral, das heißt über den Mund, aufgenommen. Die Schluckimpfstoffe gelangen direkt in den Darm und können vor Ort ihre Schutzwirkung entfalten. Beide Vakzine sind in Deutschland bisher nicht zugelassen.

In der Schweiz ist ein derartiger Impfstoff bereits erhältlich. Er besteht aus lebenden Vibrionen, denen jene Gene entfernt wurden, die für die Bildung der gefährlichen Untereinheit A des Choleratoxins verantwortlich sind. Studien zeigen, daß eine einmalige Schluckimpfung für mindestens drei Monate vor einer Choleraerkrankung schützen kann. Auch die Nebenwirkungen sollen geringer sein. Die Ergebnisse eines Langzeitfeldversuchs in Indonesien stehen aber noch aus; er soll Ende 1996 abgeschlossen sein.

Für die Herstellung eines zweiten Schluckimpfstoffs, der in Schweden lizensiert ist, werden abgetötete Choleraerreger und die Untereinheit B des Choleratoxins verwendet. Studien haben gezeigt, daß der Impfstoff die El-Tor-Cholera zu 85 Prozent abwehren kann. Er schützt vier bis sechs Monate.

Da die Choleratoxine eng verwandt sind mit einem Toxin des Darmbakteriums Escherichia coli, hoffen Impfstofforscher, mit neuen Vakzinen gegen die Cholera auch wirksame Waffen gegen die Reisediarrhoe zu finden. Sie ist die häufigste Gesundheitsstörung bei Reisenden in den Tropen und Subtropen. Die meisten dieser lästigen Durchfälle werden nicht von Choleraerregern verursacht. Viren, parasitische Amöben, Würmer und diverse Bakterien können die Ursache sein. Am häufigsten dafür verantwortlich ist das Bakterium Enterotoxische Escherichia coli.

Alle bisher entwickelten Choleraimpfstoffe wirken nicht gegen den neuen Erregertyp O-139. In den Vereinigten Staaten wurde allerdings kürzlich ein Lebendimpfstoff entwickelt: Wissenschaftler haben einem O-139-Stamm die krankmachenden Gene entfernt. Die Vakzine hat bei ersten Prüfungen einen Schutz von drei Monaten bewirkt. Diese vorläufigen Ergebnisse müssen jedoch noch überprüft werden.

Für Massenimpfungen in Choleragebieten ist aber kein Impfstoff geeignet. Die Seuche kann deshalb nur dann wirksam bekämpft werden, wenn ihr der Nährboden entzogen wird. In vielen Megastädten der Welt herrschen gegenwärtig jedoch die gleichen katastrophalen Verhältnisse wie in den Metropolen Europas Anfang des 19. Jahrhunderts, als das «asiatische Ungeheuer» um sich griff. Die Weltgesundheitsorganisation prognostizierte im Jahr 1993, die zur Zeit um den Erdball ziehende siebte Choleraplage werde sich kaum aufhalten lassen, «solange nicht erkennbare Fortschritte gemacht werden, um den Lebensstandard in den Entwicklungsländern zu heben, die Versorgung mit sauberem Wasser und ungefährlicher Nahrung sicherzustellen sowie die allgemeine sanitäre Situation zu verbessern.»

Rückkehr des Würgengels

Diphtherie

Am Donnerstag, dem 12. Januar 1995, konnte Sara den Kindergarten nicht besuchen. Das dreijährige Mädchen fieberte und klagte über Kopfschmerzen. Auch am Freitag und am Samstag fühlte sich die Kleine nicht besser. Die Eltern gingen daraufhin mit Sara zu einem Heilpraktiker, der sie homöopathisch behandelte. Am Sonntag begann Saras Hals wehzutun. Während der folgenden Woche verschlimmerten sich die Schmerzen. Am Freitag, dem 20. Januar, brachten die Eltern ihr Kind in das Kreiskrankenhaus Titisee-Neustadt. Sara konnte nur noch schwer atmen. Wenn sie mühsam nach Luft rang, war ein pfeifendes Geräusch zu hören. Für die Ärzte war dies das Zeichen, daß der Kehlkopf durch eine Entzündung gefährlich zugeschwollen war. Sie überwiesen Sara sofort in die Kinderklinik der Universität Freiburg.

Dort sahen die Mediziner einen geröteten Rachen und vermuteten zunächst, daß die Kehldeckelschleimhaut entzündet sei. Saras Zustand verschlimmerte sich mittlerweile zusehends. Da sie zu ersticken drohte, waren die Ärzte gezwungen, die Luftröhre unterhalb des Kehlkopfs aufzuschneiden und das Kind mit Hilfe eines Schlauches zu beatmen.

Vermutlich schöpften die Mediziner erst jetzt den Verdacht, daß Sara an Diphtherie leiden könnte. Sie behandelten das Mädchen mit Diphtherieantitoxin und Antibiotika. Langsam erholte sich das Kind. Nach zehntägiger künstlicher Beatmung wagten es die Ärzte, den Schlauch wieder zu entfernen. Doch drei Tage später, am 3. Februar, verschlechterte sich der Zustand des Kindes innerhalb weniger Stunden von neuem. Am 4. Februar starb Sara an einer Entzündung des Herzmuskels, die das Gift des Diphtherieerregers hervorgerufen hatte.

Sara hat einen anderen Namen, doch ihr Fall ist authentisch. Knapp zwei Wochen nach dem tragischen Tod des Mädchens dokumentierte das Robert Koch-Institut in Berlin in seinem «Epidemiologischen Bulletin» den Krankheitsverlauf. Das Kind war nicht gegen Diphtherie geimpft. Die Eltern seien erklärte Impfgegner, schreibt das Robert Koch-Institut.

Ohne Behandlung droht der rasche Tod

Kurz vor Saras Tod hatte ein Abstrich ergeben, daß in ihrem Rachen tatsächlich Diphtherieerreger siedelten. Dabei handelt es sich um Bakterien mit dem wissenschaftlichen Namen Corynebacterium diphtheriae. Das Kliniklabor konnte nachweisen, daß der Keim Diphtherietoxin bildete. Als die Ärzte diesen Befund erhielten, veranlaßten sie sofort die Fahndung nach weiteren Diphtherieinfizierten. Die Zeit drängte, denn die Krankheit kann sich unter nicht geimpften Menschen schnell ausbreiten und unbehandelt rasch mit dem Tod enden. Es stellte sich heraus, daß Sara einen privaten Kindergarten besucht hatte, in dem Impfgegner und Anhänger einer alternativen Medizin anscheinend «einen erheblichen Einfluß haben», wie das Robert Koch-Institut schreibt. Von neunzehn Kindern in Saras Umgebung waren sieben nicht gegen Diphtherie geimpft. Dazu gehörten auch die beiden Geschwister des verstorbenen Mädchens.

Bei vierzig Personen, die mit Sara in Kontakt gekommen waren, nahmen Ärzte Rachenabstriche, um eine mögliche Infektion aufzuspüren. Die Mediziner fanden bei ihnen jedoch keine Anzeichen für eine Ansteckung. Sie empfahlen den Untersuchten dennoch, vorsorglich ein Antibiotikum einzunehmen. Falls Corynebacterium diphtheriae durch die Maschen des Fahndungsnetzes geschlüpft war, sollte das Medikament verhindern, daß sich die tödlichen Keime im Körper vermehrten. An die Empfehlung der Ärzte hielten sich jedoch nur die Eltern von sechs der neunzehn Kinder. Bei vier Kindern verweigerten die Eltern sowohl die Schutzimpfung als auch die vorbeugende Gabe von Antibiotika.

Bis heute ist ungeklärt, wo sich Sara mit dem Diphtherieerreger angesteckt hatte: In ihrer Familie und in ihrem Kindergarten war sie die einzige, die an der Krankheit litt. Während die Diphtherie in Deutschland mittlerweile nur noch selten auftritt, ist sie in anderen Ländern der Erde weiterhin ein Gesundheitsproblem. Doch weder Saras Eltern noch andere Menschen in ihrer unmittelbaren Umgebung waren vor der Erkrankung des Kindes im Ausland gewesen.

Ein mit den Eltern befreundetes Ehepaar war allerdings kurz zuvor von einer Reise nach Bali zurückgekehrt – es wäre nicht das erste Mal gewesen, daß Reisende von der indonesischen Insel tödliche Diphtheriekeime importiert hätten. Die Erreger können den Nasen-Rachen-Raum eines Menschen besiedeln, ohne daß die Person krank wird. Doch die Rachenabstriche der Urlauber waren negativ. Keiner der beiden Untersuchten hatte zudem schlecht heilende Wunden. Es ist bekannt, daß der Diphtherieerreger in solchen Verletzungen längere Zeit überleben kann.

Auch ein weiterer Verdacht bestätigte sich nicht. Eine Russin, die in der Familie eines Kindergartenkindes als Au-pair-Hilfe tätig war, zeigte ebenfalls nicht die geringsten Anzeichen einer Diphtherieinfektion. Die Frau war seit mehr als einem halben Jahr nicht mehr in Rußland gewesen. Sie hatte zwischenzeitlich auch keine Besuche aus ihrer Heimat empfangen. Daß die Ärzte dennoch bei ihr einen Rachenabstrich untersuchten, zeigt, wie groß die Befürchtung der Mediziner ist, daß der Erreger aus Osteuropa eingeschleppt werden könnte.

Diphtheriewelle in Osteuropa

Seit Anfang der neunziger Jahre nämlich sorgen Meldungen aus Rußland und der Ukraine auch hierzulande für Unruhe: In den osteuropäischen Ländern begann sich die Diphtherie auszubreiten. Mittlerweile hat die Epidemie nahezu alle Nachfolgestaaten der ehemaligen Sowjetunion erfaßt. Gesundheitsexperten fürchten, daß die Diphtheriewelle auch in westeuropäische Länder schwappen könnte.

Erschreckt hat die Mediziner vor allem, daß sich die Krankheitsfälle explosionsartig vermehren. 1990 wurden aus den östlichen Regionen Europas 1477 Diphtherieerkrankungen gemeldet. Ein Jahr später hatte sich die Zahl bereits verdoppelt. Im Jahr 1994 schnellte sie auf 47 802 hoch, 1742 Menschen starben. Für 1995 sagte die Weltgesundheitsorganisation voraus, daß 150 000 bis 200 000 Menschen in den Nachfolgestaaten der ehemaligen Sowjetunion erkranken würden. Mit einem dringenden Appell wandte sich die WHO daher im Juni 1995 gemeinsam mit der Internationalen Föderation der Rotkreuz- und Rothalbmondgesellschaften und dem Kinderhilfswerk der Vereinten Nationen (UNICEF) an die Weltöffentlichkeit: «Eine Diphtherieepidemie in den neuen unabhängigen Staaten der ehemaligen Sowjetunion gerät allmählich außer Kontrolle und droht sich zu einem globalen Notfall für die öffentliche Gesundheit zu entwickeln», warnten die Hilfsorganisationen. Sie baten um 33,3 Millionen US-Dollar, um bereits begonnene Impfprogramme fortführen zu können.

Im Jahr 1995 wurden dem WHO-Regionalbüro für Europa in Kopenhagen 50464 Diphtheriefälle gemeldet. Zwar litten weniger Menschen unter der Krankheit, als die Experten befürchtet hatten, doch bis heute ist die Epidemie keineswegs eingedämmt.

Die «schwerste der 903 Todesarten»

Plötzlich war vor den Toren der Bundesrepublik eine jahrtausendealte Krankheit wiederauferstanden. Fast vergessen war hierzulande, wie schrecklich die Diphtherie ihre Opfer tötet und wie schnell sie zuschlägt: Der Tod tritt durch Ersticken ein, heißt es bereits im zweiten Jahrhundert nach Christus im Talmud. Dort wird die Diphtherie «Askara» genannt. Sie sei die «schwerste der 903 Todesarten». Die Seele löse sich so schwer vom Körper, wie wenn man Wollflocken aus Dornengestrüpp, das unter Farnkraut liege, herausreiße oder ein Schiffstau durch ein enges Loch im Mastbaum hindurchzwänge. Während man sonst bei Ausbruch einer Seuche die kommende Gefahr nach drei Todesfällen mit einem Posaunensignal kundtue, würde bei der Askara bereits nach dem ersten Opfer geblasen, schreibt der Talmud.

Schon im ersten Jahrhundert nach Christus hatte der Arzt Aretaios in Syrien und Palästina ein auffälliges Symptom der Diphtherie beobachtet: die Bildung eines hautartigen Belags, der sich vom Rachen auf den weichen Gaumen ausbreitet. Ähnliches wird aus dem Jahr 1217 berichtet. Damals starben in Basel etwa 2000 Menschen, wobei den Leuten «die Zunge im Schlunde gleich Schimmel überzogen war». Die Seuche brachte vor allem Kindern um: Im Jahr 1617 tötete eine «Halsentzündung» im Königreich Neapel 60000 Kinder. Noch zu Beginn dieses Jahrhunderts trug die Diphtherie daher den Namen «Würgengel der Kinder».

Viele Jahrhunderte lang versuchten die Ärzte vergeblich, den grausamen Tod zu verhindern. Hippokrates, der den Verlauf der Diphtherie schon im vierten Jahrhundert vor Christus beschrieb, glaubte, daß das Blut in der Halsschlagader stocke. Ein Aderlaß solle den Blutstau beheben, schlug er vor. Sein Kollege Aretaios vermutete, daß die Diphtherie durch den Genuß «kalter Dinge» entstehe. «Erkranken nun die inneren Organe, Darm, Schlund und Brustorgane, so teilt sich durch das Ausspeien die Krankheit dem Rachen, den Mandeln und den umliegenden Teilen mit.» Zur Behandlung empfahl er ein Gurgelwasser aus abgekochten Linsen und anderen Ingredienzen. Auch der Talmud preist die Hülsenfrüchte: Wer jeden Monat einmal Linsen esse, zu jeder Nahrung Salz gebrauche und zu jedem Getränk Wasser zusetze, könne die Askara von seinem Haus fernhalten.

Achtzig Prozent der Infizierten starben

In Deutschland ist die Krankheit wahrscheinlich erst Mitte des 18. Jahrhunderts epidemisch aufgetreten. «Häutige Bräune», «Angina» oder «Croup» hieß sie hierzulande. Gegen 1760 brach eine Epidemie in Berlin aus, im Jahr 1764 in Frankfurt am Main, 1765 in Göttingen und 1775 in Wertheim. Jahrzehntelang waren die Mediziner nicht mit den Symptomen der Plage vertraut. Als Anfang des 19. Jahrhunderts der holländische Kronprinz, ein Neffe Napoleons I., an Diphtherie erkrankte, waren die Ärzte am Hof überfragt. Napoleon ließ einen Preis ausschreiben für denjenigen, der das Wesen der Krankheit beschreiben könne. Ein Mediziner aus Bremen konnte das Rätsel lösen.

Bekannt gemacht hatte die Krankheit ein Spitalarzt aus der französischen Provinz: Pierre-Fidèle Bretonneau behandelte Patienten im Krankenhaus der Stadt Tours an der Loire. Dort grassierte die Diphtherie von 1818 bis 1820. Bretonneau hatte in diesen Jahren reichlich Gelegenheit, die Krankheit zu studieren und eine neue Behandlungsmethode auszuprobieren. Er führte die «Tracheotomie» ein, den Luftröhrenschnitt. Damit bewahrte er seine Patienten vor dem Ersticken. Sechs Jahre nach dem Ende der Epidemie veröffentlichte Bretonneau ein Buch über den Verlauf und die Behandlung der Diphtherieerkrankung. Der Spitalarzt war überzeugt davon, daß die Krankheit anstekkend sei. Er wählte für die Seuche den Namen «Diphtheritis» nach dem griechischen Wort «diphthera» für gegerbte Haut.

In der zweiten Hälfte des 19. Jahrhunderts schlug der «Würgengel der Kinder» in Deutschland immer häufiger zu. In Berlin erkrankten

zwischen 1874 und 1894 mindestens tausend Kinder jährlich an Diphtherie. Wer sich angesteckt hatte, entging dem Erstickungstod kaum:
Mehr als achtzig Prozent der Betroffenen starben. Besonders gefährdet
waren die jungen Patienten bis zu ihrem zehnten Geburtstag. Bei Kleinkindern im Alter zwischen ein und zwei Jahren war die Diphtherie die
zweithäufigste Todesursache, bei Drei- bis Fünfjährigen die häufigste.
Von 1881 bis 1886 starben allein in Preußen jährlich etwa 36000 Kinder
unter fünf Jahren den Erstickungstod.

Das tödliche Geheimnis des Diphtheriebazillus

Während dieser Zeit, im Jahr 1884, entdeckte der Mediziner Friedrich
Löffler den winzigen Verursacher der schrecklichen Tode. Löffler, ein
Mitarbeiter von Robert Koch im Kaiserlichen Gesundheitsamt in Berlin,
fand unter dem Mikroskop ein unbewegliches, nur zwei bis sechs
Tausendstel Millimeter großes stabförmiges Bakterium mit keulenartigen Verdickungen an seinen Enden. «Löffler-Bakterium» oder «Diphtheriebazillus» wurde Corynebacterium diphtheriae zunächst genannt.
Ein Jahr zuvor hatte der Zürcher Bakteriologe Edwin Klebs ebenfalls
den Bazillus gefunden. Aber erst Löffler schaffte es, den Erreger zu
züchten und zu beweisen, daß er tatsächlich die gefürchtete Krankheit
hervorruft.

Die Diphtherieerreger lagern sich häufig in Form eines V oder Y
zusammen oder bilden winzige Palisaden. Löffler ahnte, daß die so
harmlos aussehenden Mikroben ein tödliches Geheimnis bewahrten.
Bei erkrankten Menschen ist der Nasen-Rachen-Raum entzündet und
geschwollen. Diphtheriebazillen werden in großen Mengen im Bereich
von Kehlkopf, Rachen, Mandeln und Luftröhre gefunden. Dort bilden
lebende und tote Bakterien die «Pseudomembran», einen anfangs grauweißen, später bräunlichen zähen Belag. Er stinkt widerlich süßlich.
Versucht man, ihn abzustreifen, entstehen Blutungen. Je dicker die
Membran ist, desto schwerer können die Opfer schlucken, sprechen
und atmen. Sie werden heiser und husten trocken und bellend. Ein
pfeifendes Geräusch kündet von der Atemnot. Schwere Erstickungsanfälle folgen, während denen Eiter und Blut aus den Nasenlöchern
fließen.

Es gibt jedoch auch Organe, die die Diphtherie zwar schwer schädigt, in denen aber keine Bakterien gefunden werden. Dazu gehören besonders Herz, Nervensystem, Leber und Nieren. Eine Entzündung des Herzmuskels endet oft im plötzlichen Herztod. Die Krankheit kann einzelne Nerven sowie die Augen- oder Atemmuskulatur lähmen. Oftmals treten die Schäden erst nach Wochen auf. Schon Löffler hatte den Verdacht, daß die Bazillen sich nur im Bereich von Nase und Rachen vermehren. Die Gewebeschädigung in anderen Körperteilen verursache ein Gift, das von den Bakterien ausgeschieden werde, vermutete er.

Er sollte recht behalten. Vier Jahre nachdem Löffler den Diphtheriebazillus entdeckt hatte, fanden in Paris zwei Mitarbeiter des weltbekannten Mikrobiologen Louis Pasteur die gesuchte Substanz: Die Bakteriologen Pierre Roux und Alexandre Yersin isolierten das Diphtherietoxin. Und sie erkannten, daß nicht das Bakterium, sondern sein Gift die eigentliche Krankheit verursacht. Das Toxin erwies sich schon in außerordentlich geringen Dosen als tödlich. Es gehört zu den stärksten biologischen Giften. Es können allerdings Wochen bis Monate vergehen, bis die Wirkung des Toxins sichtbar wird.

Heute weiß man, daß die Diphtherieerreger von Mensch zu Mensch übertragen werden: Von einem Keimträger mit der Atemluft ausgestoßen, schweben die Bakterien, in winzigen Tröpfchen «verpackt», im Raum, bereit, in das nächste Opfer einzudringen, das die Luft einatmet. Besonders leichtes Spiel haben die Keime dort, wo Menschen eng zusammenleben.

Manche Infizierte tragen das Bakterium in ihrer Nase oder im Rachen, ohne zu erkranken. Ihr Immunsystem verhindert, daß die Diphtherie ausbricht. Ist bei einem Betroffenen die körpereigene Abwehr jedoch geschwächt, dauert es nur kurze Zeit, bis erste Symptome auftreten. Je nachdem, wo die Bakterien siedeln, kommt es zu einer Nasen-, Rachen- oder Kehlkopfdiphtherie.

Enge Zusammenarbeit bei der Giftherstellung

Wissenschaftler haben mittlerweile herausgefunden, wie das gefährliche Toxin des Bakteriums aufgebaut ist und wie es wirkt: Das Gift ist ein Eiweiß und besteht aus zwei Komponenten, den Fragmenten A und B. Wenn das Toxin von Corynebacterium diphtheriae im Körper eines Menschen freigesetzt wird, bindet sich Fragment B an eine Zelle. Daraufhin dringt das komplette Gift in die Körperzelle ein. Im Inneren wird Fragment A aktiv: Es sabotiert die Herstellung der lebenswichtigen Proteine, die Zelle stirbt.

Nicht jedes Diphtheriebakterium bildet jedoch das krankmachende Toxin. Mikrobiologen haben entdeckt, daß nur diejenigen Bakterienstämme das Gift herstellen, die einen bestimmten Bakteriophagen als «Untermieter» beherbergen. Bakteriophagen sind Viren, die Bakterien befallen. Stämme ohne diesen Bakteriophagen sind harmlos. Der Untermieter ist so perfekt getarnt, daß ein Wissenschaftler ihn selbst mit einem Elektronenmikroskop nicht sichten könnte: Der Phage hat seine Gene einfach in das Bakterienchromosom eingebaut. Bei jeder Vermehrung der bakteriellen Erbsubstanz wird das Genmaterial des Phagen mitvermehrt. Die enge Gemeinschaft von Phage und Bakterium zeigt sich auch bei der Bildung des Diphtherietoxins: Die Information für die Herstellung des Gifts trägt eines der Phagengene. Doch die Kontrolle darüber, wieviel Toxin hergestellt wird, liegt beim Bakterium.

Die erstaunliche Macht der Antitoxine

Von solchen mikrobiellen Zusammenschlüssen ahnten die Forscher im ausgehenden 19. Jahrhundert freilich nichts. Einigen war aber dennoch klar, daß das Toxin der Schlüssel zu einer wirksamen Behandlung der Diphtherie sein mußte. Wiederum waren es zwei Mitarbeiter Robert Kochs in Berlin, die im Jahr 1890 nicht nur eine völlig neue Behandlungsmethode entdeckten, sondern auch auf ein bis dahin unbekanntes biologisches Grundprinzip stießen. Der Arzt Emil von Behring und sein japanischer Kollege Shibasaburo Kitasato experimentierten mit den Toxinen von Diphtheriebazillen und Tetanusbakterien, den Erregern des Wundstarrkrampfs. Die beiden Forscher injizierten niedrige Dosen der Gifte in Meerschweinchen und Kaninchen. Daraufhin tauchten im Blut der Tiere «Antitoxine» auf. Diese Substanzen hatten eine erstaunliche Fähigkeit: Sie konnten die ihnen entsprechenden Toxine in Versuchstieren unschädlich machen.

Behring und Kitasato hatten die Antikörper entdeckt: jene Wunderwaffen der Abwehr, die spezifisch Fremdstoffe im Körper erkennen. Die Antikörper binden den Eindringling – in diesem Fall das Toxin – und helfen, ihn zu beseitigen. Mit Hilfe von Antikörpern kann das Immunsystem einen Fremdling, sei es ein Gift oder ein Krankheitserreger, auch dann noch vernichten, wenn zwischen dem ersten Kontakt und dem erneuten Eindringen Jahre vergehen.

Mit Blutserum – jener klaren Flüssigkeit, die nach der Gerinnung von Blut übrigbleibt – lassen sich Antikörper von einem Tier auf ein anderes übertragen. Behring und Kitasato gelang es auf diese Weise zum erstenmal, Versuchstiere vor einer Erkrankung an Wundstarrkrampf zu schützen. Am 4. Dezember 1890 veröffentlichten die Berliner Forscher in der «Deutschen Medizinischen Wochenschrift» einen Artikel darüber, daß Blutserum immunologisch aktiv sein kann. In ihrer Publikation beschrieben sie nicht nur diese völlig neue Art von Immunität, an der Blutzellen nicht beteiligt sind. Sie stellten auch die Behandlung diphtherie- und tetanuskranker Menschen durch die Transfusion von Blut und Serum in Aussicht.

Steile Karriere für ein neues Heilmittel

Tatsächlich schaffte Behring es, diphtheriekranke Tiere mit dem Serum immuner Tiere zu heilen. Der Mediziner Paul Ehrlich, der das Diphtherieheilserum mitentwickelt hatte, nannte das neue Verfahren «passive Immunisierung». Damit unterschied er es von der «aktiven Immunisierung», die bei einer Schutzimpfung wirksam ist. Für die Therapie eines Menschen waren allerdings größere Serummengen notwendig, als Meerschweinchen oder Kaninchen liefern konnten. Gemeinsam mit seinem Kollegen Erich Wernicke ging Behring deshalb dazu über, Antitoxin in Schafen und später in Pferden herzustellen. Am Heiligabend des Jahres 1891 wurde zum erstenmal ein an Diphtherie erkranktes Mädchen in Berlin mit einem Heilserum behandelt. Wenige Tage später hatte sich das Kind von der Krankheit erholt. In der folgenden Zeit zeigte sich bei weiteren diphtheriekranken Kindern, daß die Immuntherapie tatsächlich wirksam war.

Behring ging auch bei der Vermarktung des Mittels neue Wege. Da der Etat seines Instituts nicht ausreichte, baute der Arzt sich zunächst ein privates Labor in Berlin, das fünfzig Schafen und mehreren Pferden Platz bot. Er experimentierte dort auf eigene Kosten und produzierte das Diphtherieheilserum. Als die Behandlungserfolge sich mehrten, zeichnete sich ein großer Bedarf an Serum ab. Behring begann nun, das Heilmittel zusammen mit den Farbwerken Hoechst herzustellen.

Ab dem 1. August 1894 verkauften die Farbwerke das neue Serum. 54 Pferde lieferten das Heilmittel, das täglich in tausend Fläschchen abgefüllt wurde. Die Nachfrage nach dem Hoechster Präparat im In- und Ausland war groß, zumal das Serum sowohl zur Therapie als auch vorbeugend zur passiven Immunisierung eingesetzt werden konnte. In Höchst bei Frankfurt am Main gingen derart viele Bestellungen, zum Teil per Telegramm, ein, daß das dortige Postamt zusätzliches Personal einstellen mußte. 75225 Serumfläschchen setzten die Farbwerke bis zum Ende des Jahres 1894 ab.

Schnelles Handeln bei Diphtherieverdacht

Auch heute noch muß ein Patient bereits beim Verdacht auf eine Ansteckung mit dem heimtückischen Bakterium Diphtherieantitoxin erhalten. Das Serum stammt nach wie vor von Pferden. Es ist wichtig, Patienten schnell zu behandeln, weil das Toxin vom Antitoxin nur so lange neutralisiert werden kann, wie es sich in der Blutbahn befindet. Hat sich das Gift bereits an Herz- oder Nervenzellen angelagert, kommt die Hilfe zu spät. Auch im Fall der kleinen Sara konnte das Antitoxin die tödliche Vergiftung nicht mehr abwehren.

Zusätzlich zur Serumtherapie ist es notwendig, die Diphtheriebakterien mit Antibiotika, wie Penicillin und Erythromycin, zu bekämpfen. Einen Tag, nachdem ein Patient Antibiotika erhalten hat, ist er nicht mehr ansteckend. Während der Behandlung muß er kontinuierlich klinisch überwacht werden. Denn auch bei rechtzeitiger Therapie sterben fünf bis zehn Prozent der Diphtheriepatienten. Bei Kindern unter vier Jahren ist die Sterblichkeit am höchsten.

Mit dem Heilserum war Ende des 19. Jahrhunderts ein völlig neuer Medikamententyp auf den Markt gekommen. «Die Neuartigkeit dieses ersten, im großindustriellen Maßstab hergestellten immunbiologischen Präparates kann durchaus mit den gentherapeutischen Arzneimitteln verglichen werden, die derzeit entwickelt werden», urteilt die Pharmaziehistorikerin Carola Throm. Für das neuartige Therapieprinzip wurde Emil von Behring als «Retter der Kinder» gefeiert und mit Ehrungen überhäuft. Dazu gehörte auch der erbliche Adelstitel, den er Anfang des Jahres 1901 erhielt. Am 30. Oktober wurde ihm – noch vor seinem berühmten Lehrer Robert Koch – der erste Nobelpreis für Physiologie und Medizin zuerkannt. Das Preisgeld betrug 150800 schwedische Kronen, nach heutigem Wert fast zwei Millionen Mark. Behring investierte sie in die Gründung einer eigenen Pharmafirma.

Im Jahr 1913 sorgte der emsige Forscher noch einmal für Aufsehen: Er hatte einen Impfstoff zum Schutz vor Diphtherie entwickelt. Die Vakzine bestand aus einem Toxin-Antitoxin-Gemisch und wurde im Jahr 1937 eingeführt.

Fünf Jahre später wütete in Deutschland die letzte große Diphtherieepidemie: Zwischen 1942 und 1944 erkrankten 730000 Menschen, nahezu 38000 starben. Nach dem Ende des Zweiten Weltkriegs besserten sich die hygienischen Verhältnisse, der Wohlstand nahm zu. Die Diphtherie wurde in Deutschland immer seltener.

Impfung ab dem dritten Lebensmonat

Impfprogramme, die in vielen Ländern Europas in den sechziger Jahren gestartet wurden, trugen erheblich dazu bei, die Plage zurückzudrängen. Auch heute noch empfiehlt die Ständige Impfkommission der Bundesrepublik die Diphtherieimpfung für Kinder und Erwachsene. Die moderne Vakzine besteht aus einem Diphtherietoxoid, einem «entgifteten» Toxin von Corynebacterium diphtheriae. Das Toxoid veranlaßt das Immunsystem, Antikörper zu produzieren, die nach einer Infektion mit dem Diphtherieerreger vor dem Angriff des echten Toxins schützen. Die Impfkommission empfiehlt eine Grundimmunisierung aus drei Impfungen ab dem Beginn des dritten Lebensmonats. In der Regel verwenden die Ärzte einen Kombinationsimpfstoff gegen Diphtherie, Tetanus und Keuchhusten.

Gelegentlich treten leichte Impfreaktionen auf wie eine Schwellung an der Einspritzstelle, Unwohlsein, Gliederschmerzen oder Fieber. Schwere Impfreaktionen sind selten. Eine Impfstoffdosis, die von Kindern gut vertragen wird, kann bei Erwachsenen starke Nebenwirkungen hervorrufen. Ab dem sechsten Lebensjahr verwenden die Ärzte daher einen Diphtherieimpfstoff mit vermindertem Toxoidgehalt. Alle zehn Jahre muß der Immunschutz gegen Diphtherie aufgefrischt werden. Während eine überstandene Erkrankung keine sichere Immunität hinterläßt, schützt die Impfung mit fast hundertprozentiger Sicherheit. Vor allem bei medizinischem Personal, Beschäftigten bei Zoll- und Grenzschutzbehörden, Asylsuchenden sowie Reisenden nach Osteuropa, in die Tropen und Subtropen ist es notwendig, den Impfschutz zu erneuern.

Diphtheriegefahr: Wo Elend, Armut und Not herrschen

In vielen südlichen Ländern ist die Seuche nach wie vor eine große Bedrohung. In Asien ist die Diphtherie beispielsweise in Indien, den Philippinen und Singapur verbreitet. In Afrika tritt die Plage in Ländern der südlichen Sahara und der Sahelzone auf, besonders im Sudan. Im Jahr 1993 wurde auch aus Algerien von einer Epidemie berichtet. Bei dem Ausbruch erkrankten 380 Menschen, 31 starben. In Ecuador kam es im Jahr 1994 zu einer Diphtherieepidemie.

Corynebacterium diphtheriae wird dem Menschen überall dort gefährlich, wo Elend, Armut und Not herrschen. Die Weltgesundheitsorganisation versucht seit 1974 mit einem erweiterten Impfprogramm, möglichst viele Kinder vor sechs gefährlichen Krankheiten zu schützen, die sie weltweit bedrohen. Zu ihnen zählen Keuchhusten, Wundstarrkrampf, Masern, Kinderlähmung, Tuberkulose – und die Diphtherie.

In Ländern mit tropischem beziehungsweise subtropischem Klima ist eine besondere Form der Erkrankung weit verbreitet: die «kutane» Diphtherie (lateinisch «cutis»: Haut). Sie entwickelt sich, wenn Corynebacterium diphtheriae in Hautwunden eindringt, beispielsweise in aufgekratzte Insektenstiche. Die kutane Diphtherie ist weniger gefährlich als eine Diphtherie der oberen Luftwege. Vermutlich bilden sich bei den infizierten Menschen Antikörper, die vor gefährlicheren Formen der Diphtherie schützen. In unseren Breiten leiden Obdachlose an der kutanen Diphtherie.

Reisende aus den Tropen und Subtropen können Diphtherieerreger einschleppen. Auch wer geimpft ist, kann die Keime in seinem Rachen transportieren, da die Impfung zwar die Schädigung durch das Toxin verhindert, jedoch nicht die Besiedlung durch die Bakterien. Im Januar 1994 erkrankte beispielsweise ein Deutscher, der aus Sri Lanka zurückgekehrt war. Aus Hautwunden und dem Rachen isolierten die Ärzte toxinbildende Diphtheriebakterien. Seine beiden geimpften Kinder trugen ebenfalls die gefährlichen Keime in sich, waren jedoch nicht erkrankt.

Ausrottung der Diphtherie gescheitert

Im Jahr 1974 setzte sich die WHO das ehrgeizige Ziel, die Diphtherie in Europa bis zum Jahr 2000 auszurotten. Die Experten zweifelten damals nicht daran, daß sie diese Vorgabe erfüllen würden. 1980 wurden tatsächlich nur noch 623 Fälle aus Europa gemeldet. Zu diesem Zeitpunkt rechnete niemand mehr mit der Rückkehr der alten Plage. Im Juni 1995 mußte die oberste Gesundheitsbehörde aber feststellen, daß sich ihre Hoffnung nicht erfüllt hatte: Über siebzig Prozent der weltweit gemeldeten Diphtheriefälle wurden ausgerechnet aus Europa berichtet.

In den GUS-Staaten und angrenzenden Ländern verbreitete sich die Krankheit mit den Wanderungsbewegungen, die der politische Umbruch mit sich brachte. Im Juni 1995 warnte die WHO: «In dem Maße, in dem sich die mit dem Wandel verbundenen sozialen Spannungen in diesem und in den nächsten Jahren fortsetzen oder vielleicht noch intensiver werden, vergrößert sich das Risiko einer globalen Ausweitung der Diphtherieepidemie durch diese Menschenströme. So könnten möglicherweise auch andere in Europa, Asien und noch weiter entfernt gelegene Länder erfaßt werden.»

Die Sowjetunion gehörte einst zu den Vorreitern in der Diphtheriebekämpfung: Bereits im Jahr 1959 wurde die Pflichtimpfung aller Kinder eingeführt. Siebzehn Jahre später traten im ganzen Land nur noch 198 Diphtherieerkrankungen auf. Doch mit dem Zerfall der Großmacht brach auch das staatliche Gesundheitssystem zusammen. Die Vorsorge wurde schlechter. Aus Angst vor aidsverseuchten Injektionsnadeln ließen Eltern ihre Kinder kaum noch impfen. Die Erwachsenen frischten ihre Grundimmunisierung nicht auf. Zudem mangelte es an Impfstoff, Antitoxin und Antibiotika. Und mit dem allgemeinen sozialen Niedergang verschlechterten sich die Wohnverhältnisse dramatisch, die Ansteckungsgefahr erhöhte sich.

Ein Grund für die Schwere der Epidemien besteht auch darin, daß Corynebacterium diphtheriae gefährlicher geworden ist. Wissenschaftler des Robert Koch-Instituts in Berlin entdeckten, daß die Epidemiestämme aus dem Osten besonders viel Toxin bilden.

Einzelne Reisende haben die Krankheit bereits nach Finnland, Deutschland, Norwegen und Polen eingeschleppt. Auch in anderen Nachbarländern, dem Mittleren Osten und Asien fürchten Experten den baldigen Import des Diphtherieerregers.

Opfer vor allem in großen Städten

Anfang der neunziger Jahre kehrten Infektionskrankheiten in die GUS zurück, die dort zuvor kaum mehr eine Rolle gespielt hatten. Allen voran die Diphtherie. Die Mehrzahl der Fälle tritt heute in der Russischen Föderation auf. Besonders betroffen sind auch die Ukraine, Aserbaidschan, Georgien, Kasachstan, Kirgisien, Moldawien, Tadschikistan, Usbekistan und Weißrußland. Die Seuche findet ihre Opfer vor allem in großen Städten wie St. Petersburg und Moskau.

Sie befällt aber nun nicht mehr in erster Linie Kinder. Siebzig bis neunzig Prozent der Betroffenen sind erwachsen. Neben individuellem Leid verursacht die Seuche auch immense Kosten für die Volkswirtschaft: Im Jahr 1994 gingen Schätzungen zufolge in der GUS etwa eine Million Arbeitstage aufgrund der Diphtherieausbrüche verloren. Außerdem sind die Behandlungskosten hoch. Die Weltgesundheitsorganisation warnte 1995 sogar: «Die Epidemie kann auf Länder, in denen bereits wirtschaftliche und soziale Unruhe herrscht, eine destabilisierende Wirkung ausüben.»

Große WHO-Impfkampagnen in den Nachfolgestaaten der Sowjetunion haben jedoch anscheinend erreicht, daß 1995 weniger Menschen an Diphtherie erkrankten, als die Experten befürchtet hatten. «Allein in Rußland wurden in den vergangenen wenigen Jahren nahezu siebzig Millionen Erwachsene gegen Diphtherie geimpft, das sind zirka 65 Prozent der gesamten erwachsenen Population», sagt Waltraud Thilo, Diphtherieexpertin des Robert Koch-Instituts. Dennoch hat die Gesamtzahl der Diphtherieinfektionen nicht abgenommen. Das liegt daran, daß in den übrigen Staaten der GUS, besonders in Mittelasien, mehr Fälle gezählt worden sind.

Insgesamt profitieren die Bewohner der Metropolen mehr von den Impfaktionen als die Menschen, die auf dem Land und in Provinzstädten leben. Dies zeigt das Beispiel des Touristenzentrums St. Petersburg. Dort war zu Beginn der neunziger Jahre die Rate von jährlich 0,3 Erkrankungen pro 100 000 Einwohner auf 25,4 hochgeschnellt. Die Stadt ergriff drakonische Maßnahmen, um die Seuche einzudämmen: Es wurde in Betrieben geimpft, Impfmannschaften zogen von Haus zu Haus, Geschäfte im Stadtzentrum schlossen für kurze Zeit, damit das Personal geimpft werden konnte. Gleichzeitig wurden die Ärzte darin geschult, die Symptome der Diphtherie besser zu erkennen.

Die Maßnahmen hatten Erfolg: Ende 1992 waren nach Expertenschätzungen etwa 75 Prozent der St. Petersburger im Alter von 23 bis 55 Jahren gegen Diphtherie geimpft. Drei Jahre später sank die Zahl der Erkrankten im Stadtgebiet: In den ersten sieben Monaten des Jahres 1995 ging sie um 23 Prozent zurück. Gleichzeitig stieg in einem Gebiet, das an St. Petersburg angrenzt, aber nicht in die Impfkampagne integriert war, die Diphtherierate um 44 Prozent an.

Mangelnder Immunschutz in der Bundesrepublik

Sollten die Wege des Erregers in die Bundesrepublik führen, könnte er hier leicht viele neue Opfer finden. Denn an Immunschutz mangelt es nicht nur den Menschen in der GUS. Auch in Deutschland haben die Experten eine Immunitätslücke unter Erwachsenen ausgemacht. Zwar sind etwa neunzig Prozent der Kinder bei uns gegen Diphtherie geimpft; dreißig bis siebzig Prozent der Erwachsenen haben jedoch keinen oder nur einen minimalen Immunschutz.

Schon ab dem 25. Lebensjahr fehlen die Antikörper im Blut. Die Immunitätslücke entsteht, wenn die Schutzwirkung der Impfungen im Kindesalter nachläßt und nicht aufgefrischt wird. Zudem haben viele ältere Menschen noch nie eine Diphtherieimpfung erhalten. Ein mangelnder Schutz wurde selbst bei medizinischem Personal registriert, das besonders gefährdet ist, sich anzustecken.

In Deutschland war die Krankheit fast vergessen. Im Jahr 1974 wurde der historische Tiefstand erreicht: Nur siebzehn Menschen erkrankten an Diphtherie. Doch mangelnder Immunschutz sowie zunehmender Reise- und Handelsverkehr haben die Gefahr lokaler Diphtherieepidemien erhöht. Zwischen 1975 und 1983 erkrankten in einigen westdeutschen Großstädten 103 Menschen an Diphtherie, 23 von ihnen starben. Die Epidemie in Osteuropa verschärft die Bedrohung. Bis Ende 1994 wurden sieben Fälle von Rachendiphtherie in Deutschland gemeldet, davon standen fünf in Verbindung mit der Epidemie im Osten Europas. Ein Erkrankungsfall verlief tödlich.

Ärzte müssen mit Diphtherie rechnen

Waltraud Thilo schätzt die Gefahr einer großen Diphtherieepidemie in Deutschland dennoch als gering ein. Die günstigen wirtschaftlichen Bedingungen und die umfassende medizinische Betreuung würden dies verhindern. Corynebacterium diphtheriae könne jedoch jederzeit eingeschleppt werden und Menschen ohne Impfschutz gefährden. «Mit weiteren Einzelfällen, aber auch mit kleineren Herdgeschehen muß gerechnet werden», warnt die Ärztin ihre niedergelassenen Kollegen. Sie müßten sich wieder mit den Symptomen der diphtherischen Halsentzündung vertraut machen. Diese kann leicht übersehen oder mit einer Halsentzündung anderer Ursache verwechselt werden. Eine zu späte Diagnose kann das Leben des Patienten kosten. «Bei eitrigen Entzündungen im Nasen-Rachen-Raum sollte auch die Diphtherie in die Diagnostik einbezogen werden», fordert Thilo.

Wie notwendig die erhöhte Wachsamkeit der Ärzte ist, zeigt ein Fall, der sich Ende 1995 in Dresden ereignete: Am 24. November erkrankte dort ein 39jähriger Mann, der mit Bauarbeitern aus Rußland zusammengearbeitet hatte. Zunächst fühlte er sich unwohl und fieberte. Zwei

Tage später rötete sich sein Rachen. Am dritten Tag suchte er einen Arzt auf, der ihn mit Antibiotika behandelte. Da sich der Zustand des Patienten nicht besserte, wurde er fünf Tage nach den ersten Krankheitszeichen in die Infektionsabteilung eines Dresdener Krankenhauses überwiesen. Dort diagnostizierten die Ärzte eine Diphtherie und behandelten sofort mit Antitoxin und Penicillin. Der Patient überlebte. Es stellte sich heraus, daß er seine letzte Diphtherieimpfung während der Schulzeit erhalten hatte. Seither war der Impfschutz nicht mehr aufgefrischt worden.

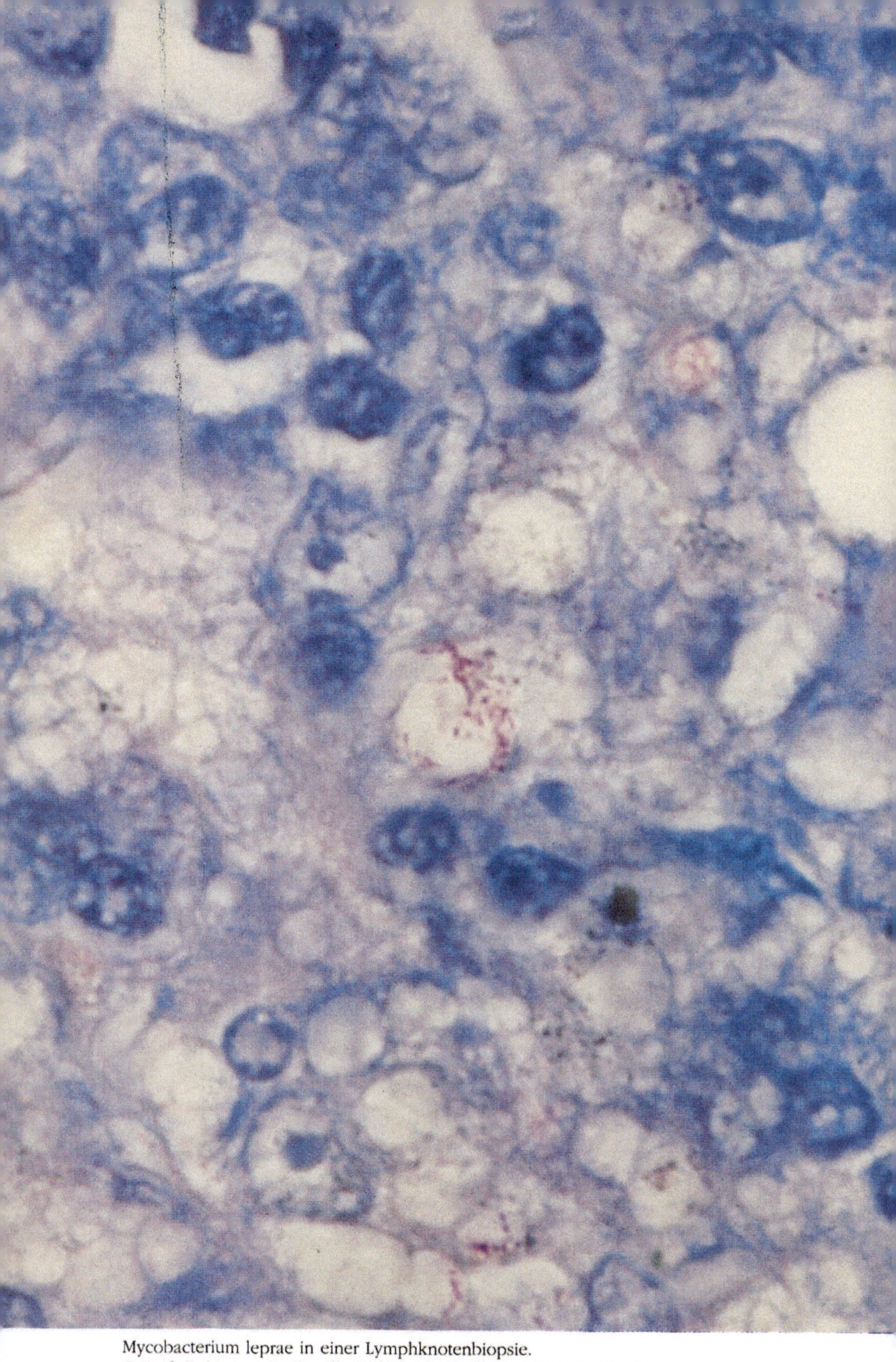

Mycobacterium leprae in einer Lymphknotenbiopsie.
© Prof. R. Maurer, Institut für Pathologie, Stadtspital Triemli, Zürich

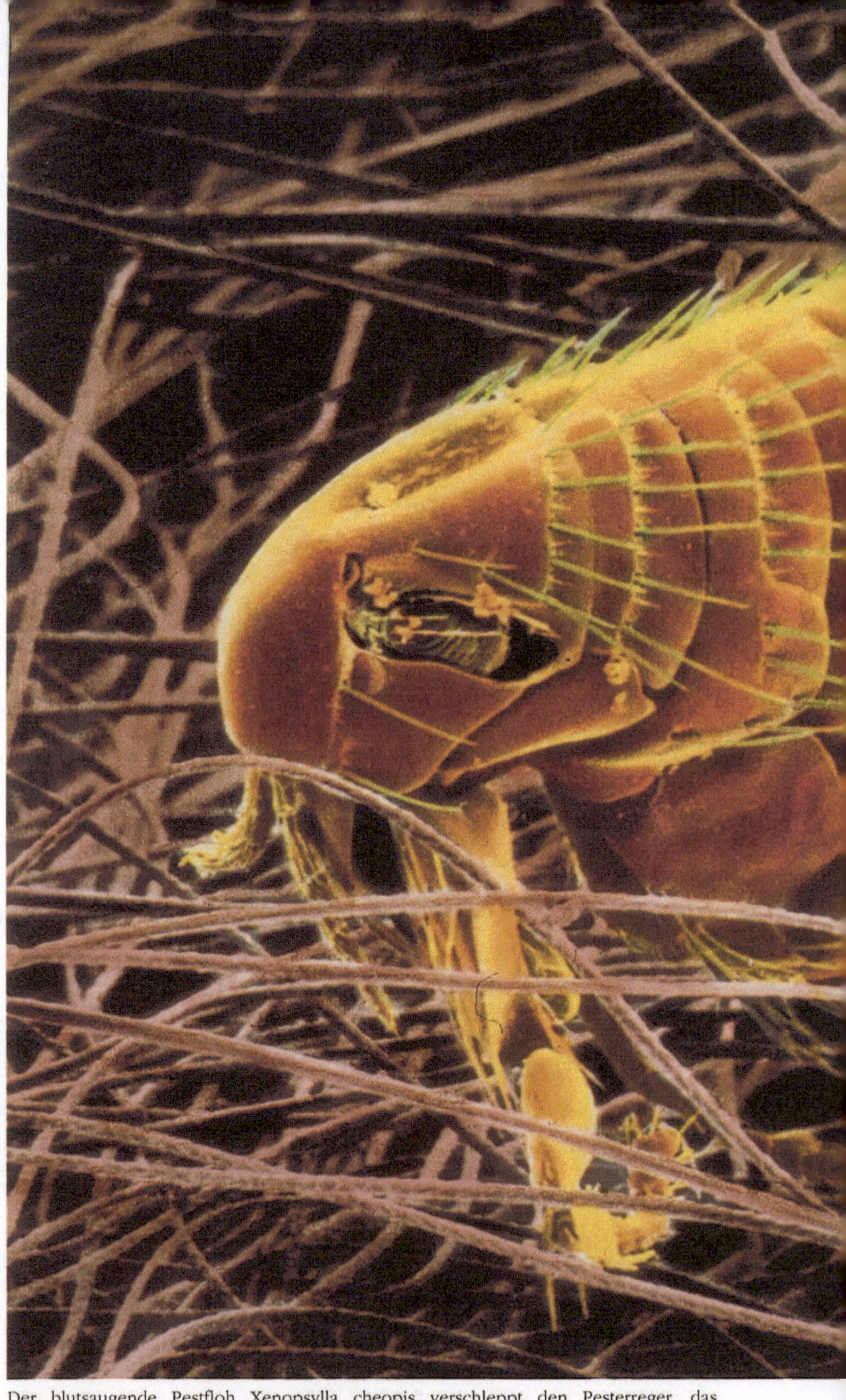

Der blutsaugende Pestfloh Xenopsylla cheopis verschleppt den Pesterreger, das Bakterium Yersinia pestis, vom tierischen Wirt, einem Nagetier, auf den Menschen. Von ihm aus kann sich der Erreger durch Tröpfcheninfektion verbreiten.

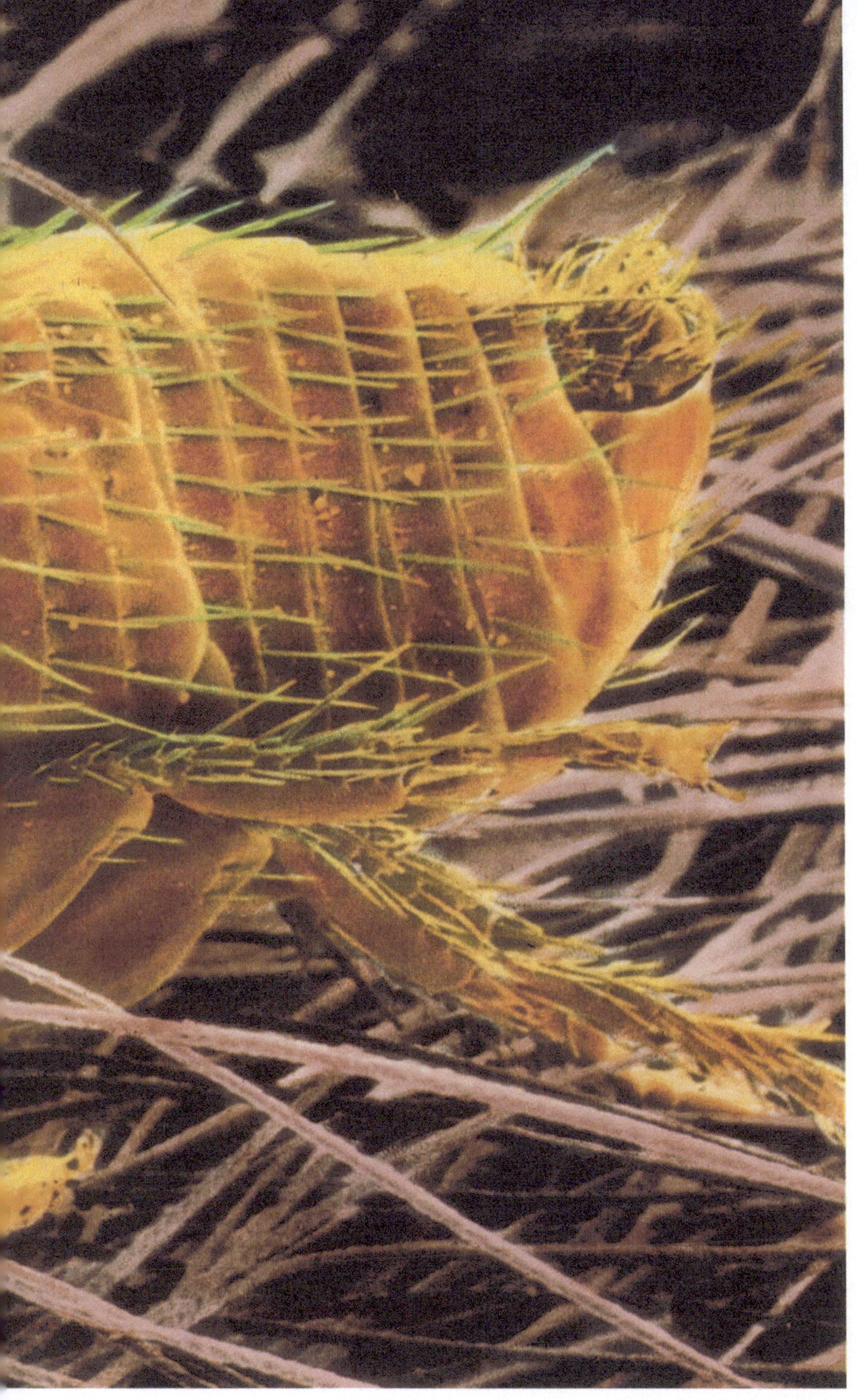

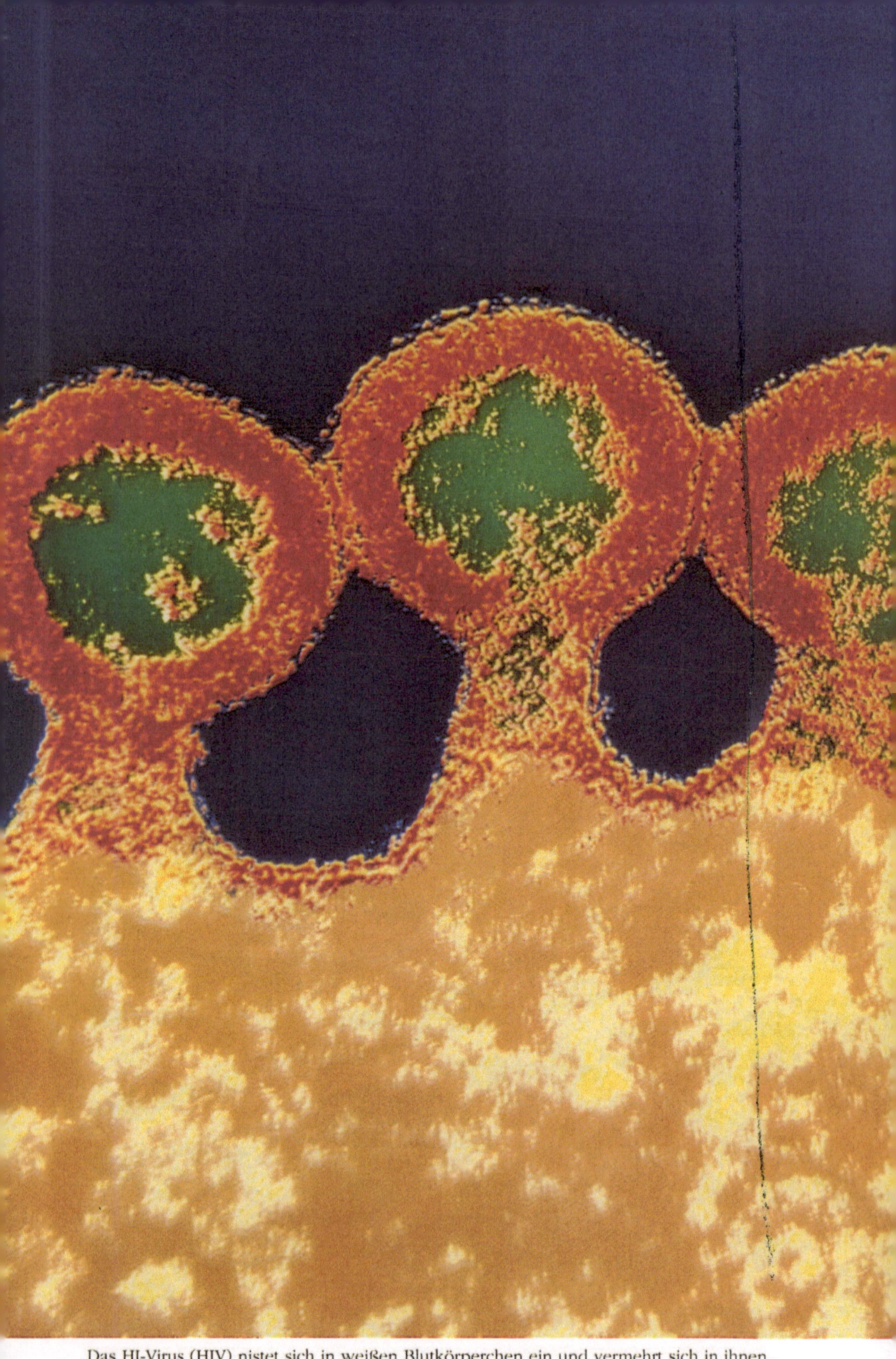

Das HI-Virus (HIV) nistet sich in weißen Blutkörperchen ein und vermehrt sich in ihnen.
Die Abbildung zeigt eine neue Generation von Aidserregern, die gerade aus einer weißen
Blutzelle ausbrechen.

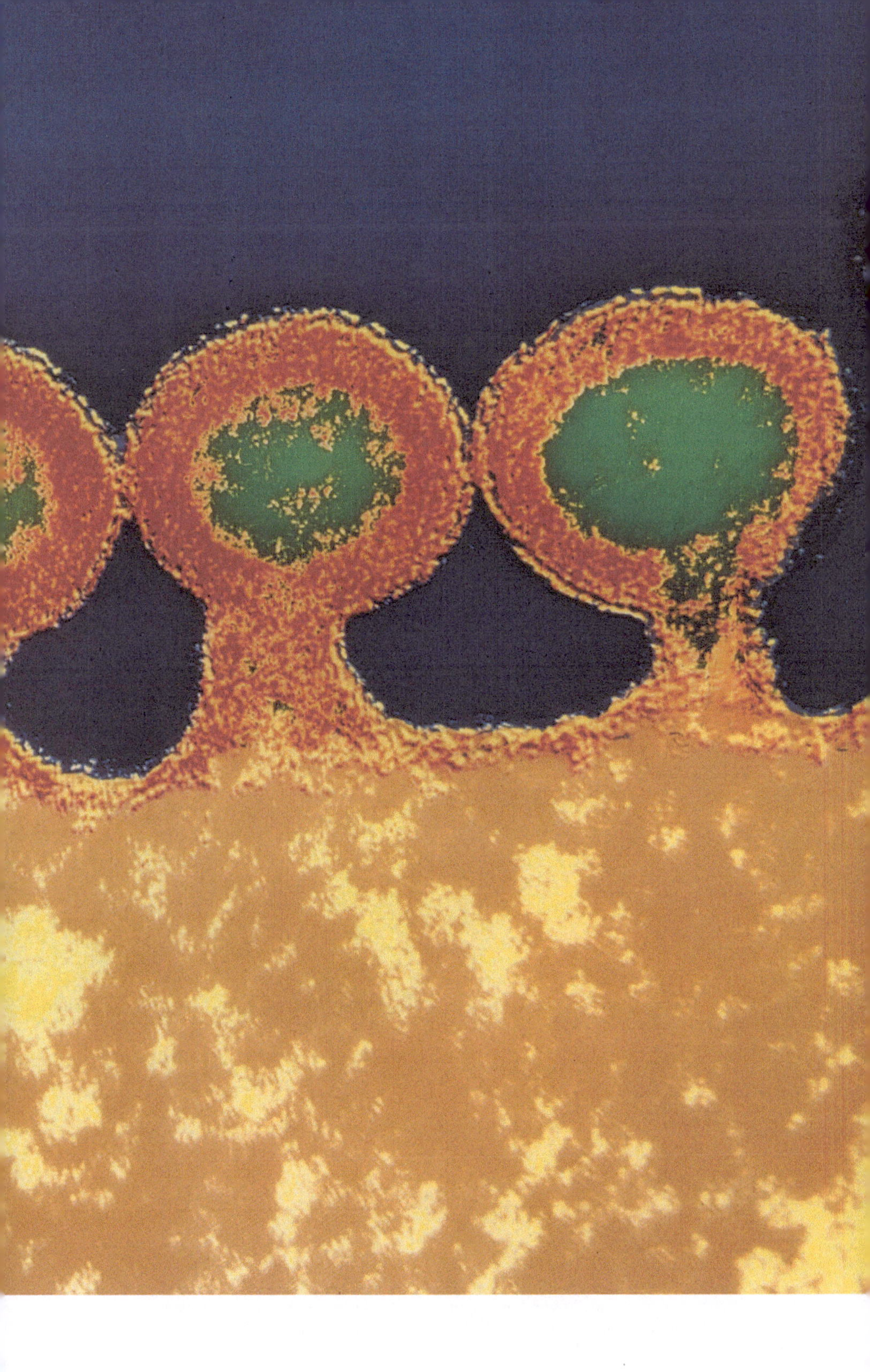

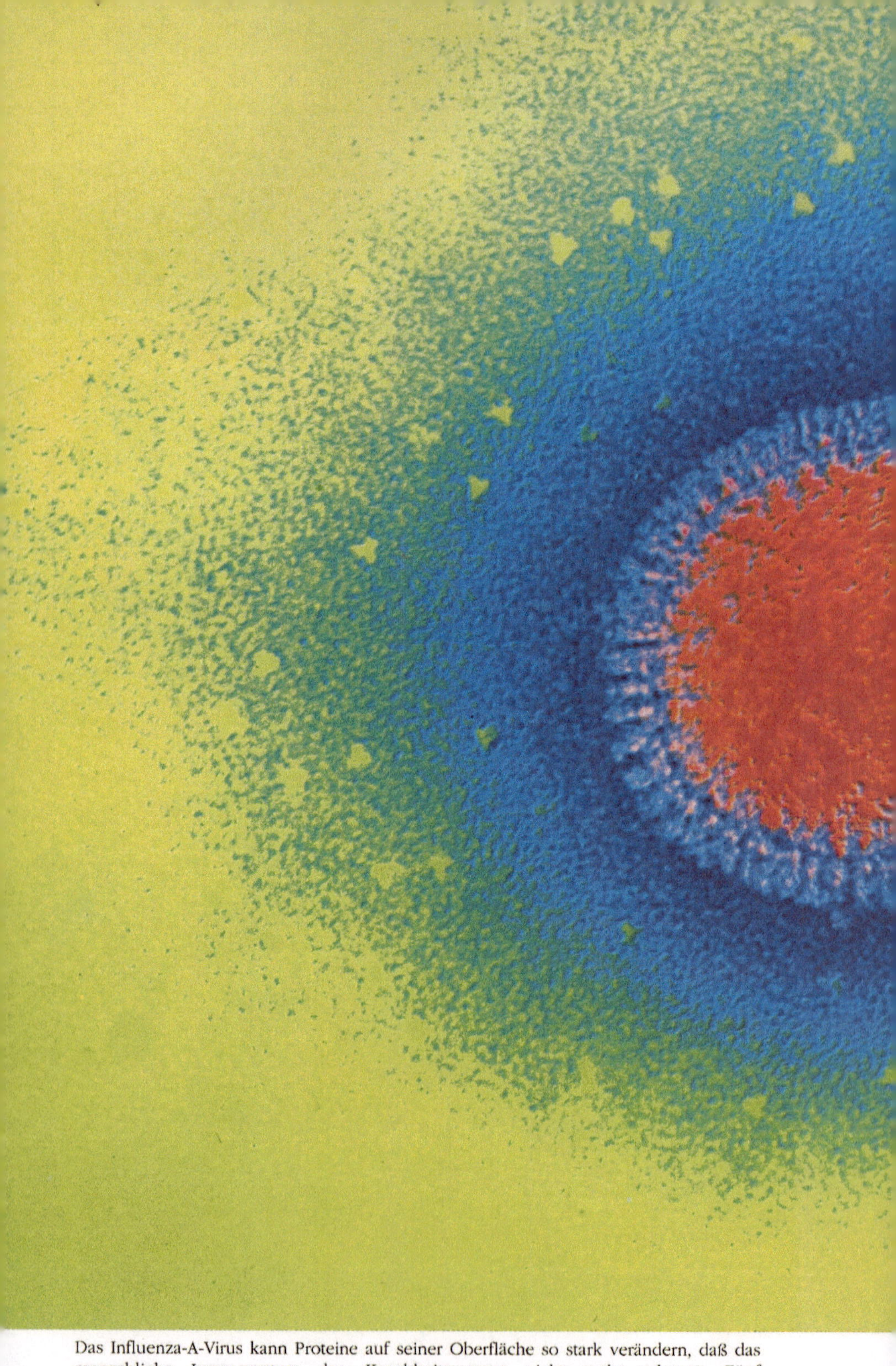

Das Influenza-A-Virus kann Proteine auf seiner Oberfläche so stark verändern, daß das menschliche Immunsystem den Krankheitserreger nicht mehr erkennt. Fünf Grippepandemien in den letzten hundert Jahren gehen auf das Konto des flexiblen Virus.

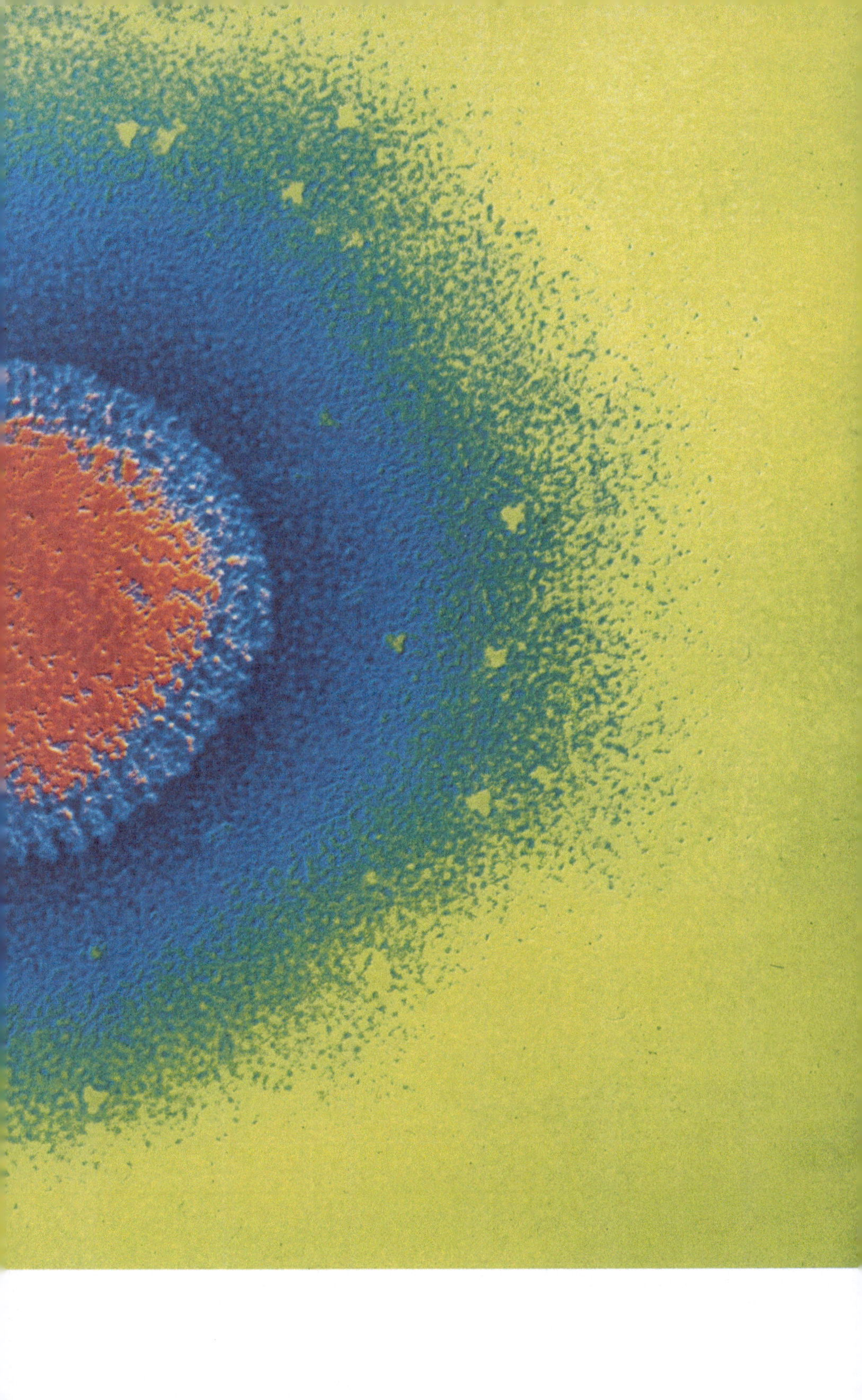

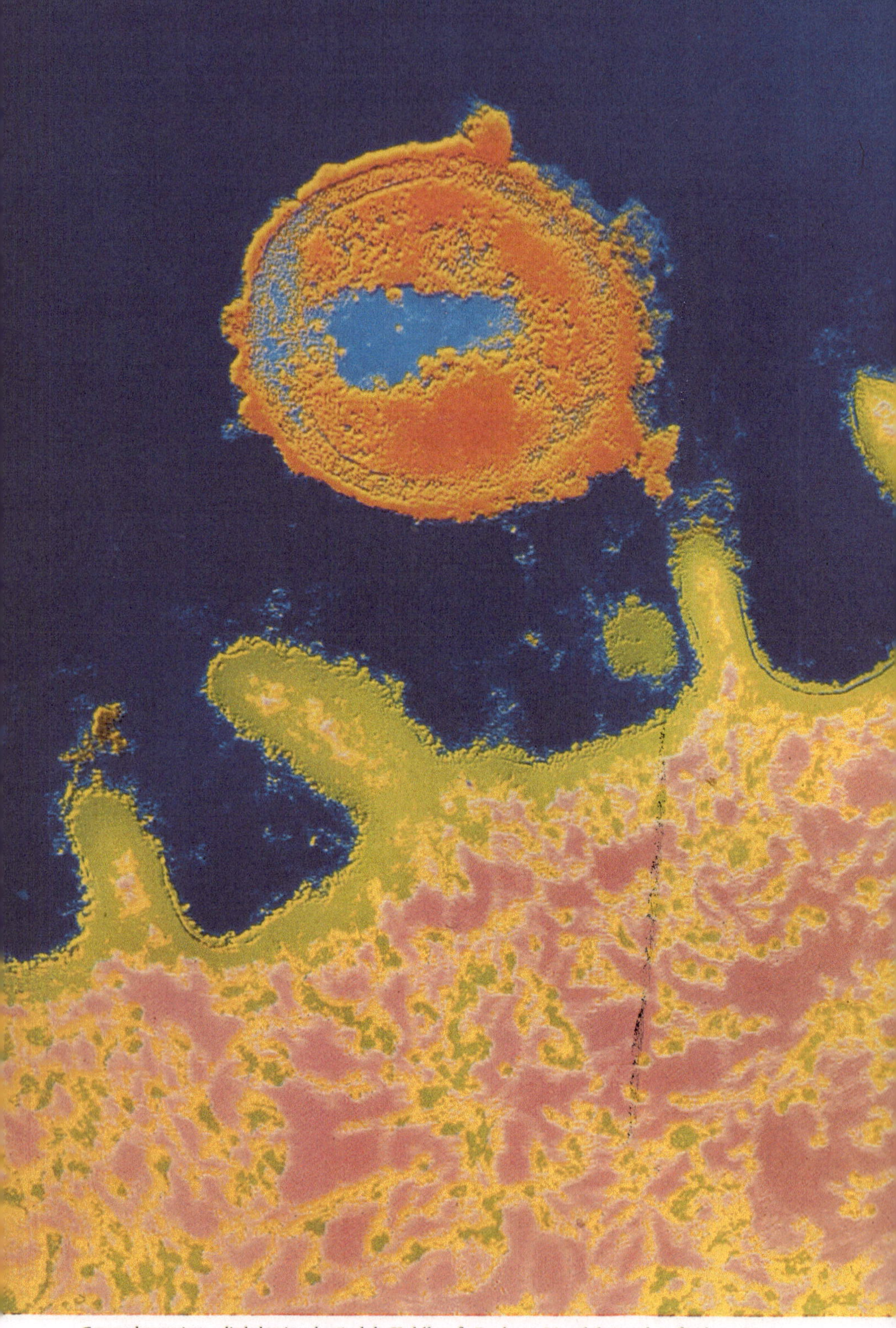

Corynebacterium diphtheriae besiedelt Kehlkopf, Rachen, Mandeln und Luftröhre. Der Diphtherieerreger kann zum Erstickungstod führen. Sein Gift schädigt Herz, Nerven, Leber und Nieren.

Gefährliche Reisemitbringsel

Blinde Passagiere

Carlos Hugo Espinel hatte gerade sein Medizinstudium beendet. Am
1. Januar 1963 trat der frischgebackene kolumbianische Arzt seinen
Dienst in El Playón an, einem Außenposten tief im Dschungel der
östlichen Anden. «Ich hatte den Ehrgeiz, ganz allein den Kampf gegen
die Krankheit aufzunehmen, von Angesicht zu Angesicht», erinnert er
sich im Januar 1996 in der amerikanischen Medizinzeitschrift «JAMA».
Gleich am Nachmittag seines ersten Arbeitstags brachte eine Frau ihren
kranken siebzehnjährigen Jungen, Francisco, zu ihm. Die Mutter hatte
ihren Sohn auf einer Bambustrage fünfzehn Meilen durch den Wald
zur Station gezogen.

Die beiden Hilfesuchenden gehörten zu den Tausenden von Menschen, die in den Dschungel geflohen waren, weil damals in Kolumbien
Bürgerkrieg herrschte. Mutter und Sohn hatten mit den anderen Flücht-
lingen Urwald gerodet und Bananen und Yucca angepflanzt. Dann war
der Junge krank geworden. «Er war gelb gefärbt wie die sengende Sonne», berichtet Carlos Hugo Espinel. Nach einer gründlichen Untersuchung vermutete der Arzt, daß der Patient an Hepatitis A erkrankt sei.

Die Mutter flehte den jungen Doktor aber an: «Francisco hat das
schwarze Erbrechen. Retten Sie ihn.» Das «schwarze Erbrechen» ist ein
anderes Wort für Gelbfieber. Selbstverständlich kannte Espinel die
tropische Krankheit. In seinem Studium hatte er Erreger, Krankheitsbild und Verbreitung der Seuche kennengelernt. Er hatte aber auch
erfahren, daß die Krankheit besiegt sei. Als Absolvent mit Prädikats-
examen hätte er der Frau aus dem Urwald sogar aus dem Epos der
kolumbianischen Akademie der Wissenschaften zitieren können, in
dem der Triumph der Mediziner über die Seuche gefeiert wird. Was
die medizinischen Kenntnisse anging, schien der junge Mediziner der
Mutter des kranken Jungen haushoch überlegen zu sein.

Des Lesens und Schreibens unkundig, isoliert im Urwald, war sie
sich nicht bewußt, daß die moderne Medizin die Krankheit ausgerottet
hatte und sie in den Lehrbüchern nur als kuriose historische Erscheinung erwähnt wird, dachte Espinel damals wahrscheinlich nachsichtig.

Deshalb versuchte er die besorgte Mutter mit seinem Lehrbuchwissen zu beruhigen: «Ich versicherte ihr nicht nur, daß das Gesundheitsministerium in Bogotá verkündet hatte, die Krankheit unter Kontrolle zu haben. Ihr Sohn zeige auch nicht die Symptome: das hohe Fieber und den atypisch langsamen Puls, die Schmerzen, nicht einmal das Erbrechen.» Der Junge werde wieder genesen, versicherte Espinel der Mutter zuversichtlich.

Der junge Arzt irrte sich gründlich. Um Mitternacht war Franciscos Fieber, das am Nachmittag noch 39 Grad Celsius betragen hatte, auf 42 Grad geklettert. Eine Stunde später fiel sein Blutdruck. Um fünf Uhr hatten seine hellen Augen sich verdunkelt, seine Lippen waren bleigrau verfärbt, die Nägel aschfarben. Als der Arzt den Unterleib seines Patienten abtastete, sprang dieser vor Schmerzen in die Höhe. Der Bauch fühlte sich hart wie ein Brett an. Das Herz des Kranken raste. «Und dann erbrach er. Ein einziger Schwall, heftig und schwarz. Das dunkle, geronnene Blut spritzte über sein ganzes Gesicht, seine Brust, das weiße Laken, mein Hemd, mein Gesicht. Er hatte seinen ganzen Magen ausgespuckt. Der dunkle Schleier seiner brandigen Schleimhaut bedeckte uns beide. Das Erbrochene brannte in meinem Nacken, seine Schwärze glänzte auf meinen Fingern. Ich sah das Gelbfieber, von Angesicht zu Angesicht.» So beendet Espinel seinen Bericht.

Am selben Morgen starb der Junge mit dem Namen Francisco Antonio Galán. Er war das erste Opfer eines Gelbfieberausbruchs in Kolumbien im Jahr 1963.

Gefahr seit Jahren unterschätzt

Die Fehleinschätzung, die Francisco das Leben kostete, ereignete sich im Urwald, weit weg von der Zivilisation. Doch eine ähnliche Szene könnte sich heute oder morgen ebenso in einer süd- oder nordamerikanischen Großstadt abspielen. Das Gelbfieber, eine jahrtausendealte Krankheit, ist bis heute unbesiegt. Die Seuche bedroht große Teile Afrikas und Südamerikas. Immer wieder brechen dort Epidemien aus. Im Fünfjahreszeitraum zwischen 1986 und 1990 wurden der Weltgesundheitsorganisation 17728 Erkrankungen mit 4710 Todesfällen gemeldet. Es war die höchste Zahl seit Beginn der statistischen Erfassung 1948.

Dabei ist das nur die Spitze des Eisbergs. Tropenmediziner mahnen, daß die medizinische Bedeutung des Gelbfiebers bereits seit Jahren stark unterschätzt werde. Obwohl Gelbfieber international zu den meldepflichtigen Krankheiten gehört, erfährt die WHO nur von einem Bruchteil der tatsächlichen Erkrankungen. Im nigerianischen Oyo State ereignete sich 1987 ein größerer Gelbfieberausbruch. Anschließende Blutuntersuchungen bei Dorfbewohnern offenbarten, daß sich tatsächlich 130mal mehr Menschen angesteckt hatten, als bekanntgeworden war. Allein in Nigeria, dem weltweiten Schwerpunkt der Seuche, gehen Experten von etwa 300000 bis 400000 Erkrankungen jährlich aus. Jede zehnte davon verläuft tödlich.

Experten warnen: Tropische Seuchen breiten sich bei weltweiter Erwärmung aus

Die oberste Gesundheitsbehörde fürchtet, daß die Zahl der Gelbfiebererkrankungen in Zukunft noch mehr in die Höhe schnellen könnte. Anlaß für die Sorge ist die drohende weltweite Ausbreitung der Aedesmücke. Die Stechmücke überträgt sowohl das Gelbfieber als auch das ähnlich verlaufende Denguefieber auf den Menschen. Bislang ist der Lebensraum des wärmeliebenden Insekts auf tropische und subtropische Gebiete begrenzt. Auf diese Regionen beschränken sich bisher auch die Gelbfiebergürtel der Erde. Seuchenexperten prophezeien, ein Anstieg der globalen Temperatur könne bewirken, daß die gelbfieberübertragenden Stechmücken ihre angestammten Gebiete verlassen. Gelb- und Denguefieber könnten dann auch in Ländern auftreten, die bislang von den Seuchen verschont geblieben sind.

Eine Klimaänderung würde nicht nur die räumliche Ausbreitung fördern, sondern auch die Ansteckungsgefahr erhöhen. Denn der Erreger des Gelbfiebers, der mit den Mücken verbreitet wird, vermehrt sich um so rasanter, je höher die Temperaturen steigen. «Müßte ich raten, welche Krankheit bei einer weltweiten Erwärmung die größte Gefahr für den Menschen darstellt, ich würde auf Gelb- und Denguefieber tippen, die beide von Aedes aegypti übertragen werden», sagt der amerikanische Virologe Robert Shope.

Derzeit herrscht das Gelbfieber vor allem in Südamerika, in der Region zwischen dem zehnten Grad nördlicher und dem vierzigsten Grad südlicher Breite. In Afrika beginnt der Gelbfiebergürtel südlich der Sahara und endet am zehnten südlichen Breitengrad. Im 18. und 19. Jahrhundert brach die Seuche jedoch auch in den Vereinigten Staaten häufig aus. Vor allem die Bevölkerung der Südstaaten litt am Gelbfieber, aber auch New York oder Boston waren nicht vor der Seuche gefeit.

Besonders gut ist eine Epidemie in Philadelphia, Pennsylvania, im Jahr 1793 beschrieben, der damaligen Hauptstadt Nordamerikas. Dort raffte das schwarze Erbrechen innerhalb eines knappen halben Jahres ein Zehntel der Einwohner dahin. Mehr als 17 000 Menschen verließen die Stadt. Vermutlich hatten französische Flüchtlinge die Seuche im Sommer 1793 eingeschleppt. Sie waren von der Karibikinsel Hispaniola, aus Santo Domingo, gekommen, wo ein Sklavenaufstand Angst und Schrecken verbreitete. Ein fürchterliches Fieber, so erzählten die Neuankömmlinge, wüte auf etlichen Inseln in der Karibik. Es dauerte nicht lange, da hatte das Gelbfieber auch Philadelphia im Griff.

Zu dieser Zeit glaubten die Ärzte noch, daß Miasmen – giftige Ausdünstungen in der Luft – Krankheiten hervorriefen. Als sie nach einer Ursache für die Gelbfieberepidemie suchten, fiel der unsinnige Verdacht sogar auf eine Schiffsladung verdorbenen Kaffees, die im Hafen dümpelte. Genauso unwissend und hilflos waren die Heilungsversuche der Mediziner. Aderlässe, starke Abführmittel und Quecksilberpulver sollten den Körper der Erkrankten reinigen. Manche Ärzte verordneten den Genuß von großen Mengen Wein und Wasser. Einzig die Empfehlung, sich auszuruhen, verschaffte den ermatteten Patienten etwas Erleichterung.

Dem ersten Ausbruch in Philadelphia sollten bis zur Jahrhundertwende weitere folgen. Immer noch ahnte niemand, welche Ursache das «Herbstfieber» hatte. Da beschlossen die Stadtväter im Jahr 1800, das erste öffentliche Wasserleitungssystem Amerikas zu bauen. Als es in Betrieb ging, wurden auf einen Schlag viele Regenwasserspeicher überflüssig: In ihnen hatten die Aedesmücken wunderbare Brutplätze gefunden. Die Zahl der Mücken ging daher zurück. Je weniger Mücken es gab, desto mehr ebbte die Gelbfieberwelle in Philadelphia ab. Die Menschen wußten damals zwar nicht, daß die Mückenplage ursächlich mit der Verbreitung der Epidemie zusammenhing. Indem sie unbewußt die Brutplätze zerstörten, durchbrachen sie jedoch erfolgreich den Übertragungszyklus.

Mörderische Moskitos als Überträger enttarnt

Es dauerte noch ein Jahrhundert, bis es Wissenschaftlern gelang, die Stechmücken als Seuchenüberbringer zu enttarnen. Die Entdeckungsgeschichte begann im Jahr 1898: Damals trat Spanien nach dem verlorenen Krieg gegen die USA Kuba an die Vereinigten Staaten ab. Daraufhin stationierten die Amerikaner Soldaten auf der Karibikinsel. Die Besatzer konnten sich allerdings nicht sonderlich freuen über ihre Neuerwerbung. Denn statt den Spaniern fielen nun viele von ihnen dem Gelbfieber anheim. Im Jahr 1900 schickte die US-Regierung deshalb eine Kommission nach Kuba. Sie sollte die Ursache des mörderischen Fiebers ergründen. Ihr Leiter war der Militärarzt Walter Reed. Er ging einer Theorie nach, die von dem kubanischen Arzt Carlos Finlay stammte: Moskitoschwärme sollten für die Seuche verantwortlich sein.

Reed und seine Mitarbeiter zögerten nicht lange. Sie überprüften die Theorie, indem sie mit sich selbst experimentierten. Einige Mitglieder der Kommission zogen beispielsweise Kleider von Patienten an, die an Gelbfieber gestorben waren. Sie blieben gesund, und man folgerte daraus, daß die Krankheit nicht direkt von Mensch zu Mensch übertragen werde. Der Bakteriologe James Carroll ließ sich gar Extrakte von gefangenen Stechmücken in die Blutbahn injizieren. Er erkrankte an Gelbfieber, wurde aber schnell wieder gesund. Damit war erwiesen, daß die Mücken mit der Entstehung der Krankheit zu tun hatten. Reed begriff, daß sie die gefürchtete Krankheit bei ihrer Blutmahlzeit auf den Menschen übertrugen.

Der Militärarzt blieb aber bei dieser Erkenntnis nicht stehen. Reed suchte und isolierte auch den Erreger der Krankheit: das Gelbfiebervirus. Damit hatte er das erste Virus entdeckt, das Menschen krank macht. Heute wissen die Forscher, daß das Gelbfiebervirus ein Mitglied der Familie der Flaviviren ist (flavus ist das lateinische Wort für gelb). Zu dieser Virenfamilie zählen mehr als sechzig Virusarten, die viele

Krankheiten des Menschen verursachen. Dazu gehören das Denguefieber und verschiedene Hirnhautentzündungen, etwa das europäische Zeckenfieber – die Frühsommer-Meningo-Enzephalitis (FSME) – und die Japanenzephalitis.

Die Aedesmücke nimmt das Gelbfiebervirus auf, wenn sie sich vom Blut eines infizierten Menschen ernährt. Das Virus gelangt in den Darm der Stechmücke, wo es sich in den Darmzellen vermehrt. Von dort führt sein Weg in den Speichel des Blutsaugers. Bei jeder Blutmahlzeit spritzt die Mücke Speichel in die Wunde, um die Blutgerinnung zu verhindern. Auf diesem Weg wird das Virus in den Körper des nächsten Menschen gespült. Einmal infiziert, bleibt eine Aedesmücke lebenslänglich ansteckend. Gefährlich sind indes nur die weiblichen Mücken; die männlichen leben von Pflanzensäften.

Walter Reed und seine Mitarbeiter schlußfolgerten aus ihren lebensgefährlichen Versuchen auf Kuba, daß sie das Gelbfieber bekämpfen konnten, wenn sie die Blutsauger vernichteten. Sie ließen Gewässer, in denen die Mücken ihre Brutgebiete hatten, mit Petroleum besprühen und dämmten damit die Mückenplage ein. Das Gelbfieber ging sofort zurück. Wenige Jahre später wendeten die Amerikaner diese Taktik erfolgreich an, um den Panamakanal fertigzustellen. Die schon im Jahr 1879 begonnenen Bauarbeiten waren immer wieder verzögert worden, weil viele Arbeiter an Malaria und Gelbfieber starben. Doch als die Amerikaner Sümpfe trockenlegten und die Gewässer mit Kerosin besprühten, gingen beide Seuchen zurück. 1914 konnte die bedeutende Meeresstraße eröffnet werden.

Larven in der Coladose

Auch an anderen Orten konnte so das Gelbfieber besiegt werden. Im Lauf des 19. Jahrhunderts zog sich die Seuche weitgehend aus Nordamerika zurück. In den dreißiger Jahren unseres Jahrhunderts kam es aber noch in verschiedenen Städten Südamerikas zu großen Gelbfieberepidemien. Überträger dieses «urbanen Gelbfiebers» ist die Stechmücke Aedes aegypti. Sie ist nicht auf Sümpfe oder feuchte Niederungen angewiesen, um sich zu vermehren. Ihr genügen für die Eiablage und die Entwicklung ihrer Nachkommen kleinste Wassermengen. Offene

Wasserbehälter, Regenwasserpfützen, selbst eine wassergefüllte Getränkedose reichen ihr aus.

Im Jahr 1947 beschloß die Panamerikanische Gesundheitsorganisation, Aedes aegypti großflächig mit Insektenvernichtungsmitteln auszurotten. Die Strategie war zunächst erfolgreich: In den siebziger Jahren schienen die gelbfieberinfizierten Mücken in Südamerika weitgehend vernichtet zu sein. Doch dann führten Geldmangel, ökologische Gründe und zunehmende Resistenzen der Aedesmücken gegen die chemischen Mittel dazu, daß sich das Blatt wendete. Heute fliegen die Stechmücken wieder in nahezu allen tropischen und subtropischen Ländern Amerikas. Zu den vom Gelbfieber betroffenen Ländern gehören in Südamerika vor allem Peru, außerdem Bolivien, Brasilien und Kolumbien.

Von den Mücken droht allerdings nur Gefahr, wenn sie bei gelbfieberinfizierten Opfern Blut gesaugt und damit die Erreger in sich aufgenommen haben. Noch ist die Seuche in Lateinamerika auf den Dschungel beschränkt. Hier haust das Gelbfiebervirus nicht in Aedes aegypti und Menschen, sondern in Moskitos verschiedener anderer Arten, vor allem Haemagogus und Sabethes. Diese Stechmücken übertragen das Gelbfieber auf Affen, Beutel- und Nagetiere. Die betroffenen Spinnen-, Woll- und Heuleraffen sterben zu einem hohen Prozentsatz an der Infektion.

Außerhalb des Urwalds trifft man die Moskitos selten. Sie können jedoch das Virus von den Tieren auch auf Menschen übertragen. An «Buschgelbfieber», auch Sylvatisches Gelbfieber genannt, erkranken vorwiegend Wald- und Straßenarbeiter, die in die Tiefen des Urwalds vordringen. So geschah es beispielsweise im Jahr 1989. Damals wurde in Bolivien im Department Cochabamba eine neue Straße angelegt. Sie führt mitten durch eine Regenwaldregion. Kurz nach Eröffnung der Straße erkrankten 91 Arbeiter und neue Siedler an Gelbfieber.

Die Ausbrüche in Südamerika sind derzeit noch klein. Doch Gelbfieberexperten befürchten, daß der Funke aus dem Urwald wieder auf die Städte überspringen und Flächenbrände entfachen könnte. Die Voraussetzungen dafür sind günstig: In den wuchernden Städten mit ihren Slums sind die Versorgung mit Wasser und der Abtransport des Abwassers häufig nicht geregelt. Die Menschen speichern daher ihr Wasser in vielerlei offenen Behältern. In diesen ziehen die Mücken ihre

Brut auf. Zudem wird der Müll nicht oder nicht sachgerecht beseitigt: In alten Kanistern, ausgedienten Autowracks oder Halden von Altreifen vermehren sich die stechenden Plagegeister in Myriaden.

Noch sind die Stechmücken virusfrei. Aber Aedes aegypti breitet sich immer mehr in Richtung Urwald aus. Im Dschungel könnte die Mücke auf infizierte Affen treffen und das Virus auf diese Weise aufnehmen und weiterverbreiten. Außerdem erhöht die große Mobilität der Bevölkerung das Risiko, daß Aedesmücken das Gelbfiebervirus aus infizierten Menschen aufnehmen und es dort verbreiten, wo es bisher nicht vorkommt.

«Die nächste Epidemie trifft New Orleans»

Von Südamerika aus könnte die Seuche in die Südstaaten der USA schwappen. Die nächste große Gelbfieberepidemie wird New Orleans treffen – das haben die amerikanischen Mikrobiologen Joshua Lederberg und Robert Shope vorausgesagt. Aedes aegypti habe sich bereits in den Sümpfen um die Stadt eingenistet. Falls Mücken sich mit dem Gelbfiebervirus infizierten und die unheilverkündende Prognose wahr werde, könnten in New Orleans in den ersten drei Monaten 100000 Menschen erkranken und 10000 sterben. Die geringen US-Vorräte an Gelbfieberimpfstoffen wären innerhalb weniger Tage verbraucht.

Wie wird ein großer Gelbfieberausbruch in einer lateinamerikanischen Megastadt mit ungleich schlechterer Infrastruktur verlaufen? Die Opfer der Seuche könnten nicht einmal wirksam behandelt werden. Denn bis heute gibt es keine Möglichkeit, Gelbfieber spezifisch zu therapieren. Wie die meisten Viren entzieht sich auch der Gelbfiebererreger dem Angriff von Medikamenten: Er verschanzt sich in den Körperzellen der Infizierten. Dort vermehrt sich das nur fünfzig Nanometer große Virus, indem es die Körperzelle zwingt, die Moleküle herzustellen, aus denen es aufgebaut ist. Stirbt die Zelle an der Virendauerproduktion, werden Tausende neuer Erreger frei. Sie befallen und zerstören weitere Zellen im Organismus und lösen dadurch die charakteristischen Gelbfiebersymptome aus. Lediglich einige von ihnen können gelindert werden. Um eine Epidemie zu verhindern, müssen daher möglichst schnell möglichst viele Menschen in der

Umgebung durch eine Impfung geschützt werden, sobald erste Krankheitsfälle auftreten. Den Impfstoff gibt es seit den dreißiger Jahren.

Doch oft wird das Gelbfieber nicht rechtzeitig erkannt. Das zeigen jüngste Ausbrüche der Seuche in Afrika. Der schwarze Kontinent gilt als Wiege des Gelbfiebers. Von dort aus soll sich die Krankheit vor Jahrhunderten mit den Schiffen der Sklavenhändler ausgebreitet haben.

In Afrika sucht das Gelbfiebervirus andere Wege, um sich zu verbreiten, als in Südamerika. Im Dschungel überträgt die Mücke Aedes africanus das Virus zunächst auf Affen verschiedener Arten, die in der Regel aber nicht erkranken. Die infizierten Affen wiederum besuchen Bananenplantagen und Rodungsplätze am Rand des Urwalds. Dort werden sie erneut von verschiedenen Aedesarten heimgesucht, unter anderem von Aedes africanus oder Aedes simpsoni. Diese Stechmükken haben zwar in erster Linie Affen im Visier; sie können das Gelbfiebervirus jedoch auch auf Menschen übertragen. Die Gefahr einer Epidemie in Dörfern und Städten besteht dann, wenn sich Aedes aegypti in den Übertragungszyklus einschaltet.

Die Gesichter des schwarzen Erbrechens

Immer wieder kommt es in Afrika zu größeren Ausbrüchen des «urbanen Gelbfiebers» mit vielen Todesopfern: In den Jahren 1960 bis 1962 erkrankten in Äthiopien etwa 100000 Menschen, zirka 30000 starben. 1986/87 traf das schwarze Erbrechen 10000 Nigerianer; 5600 überlebten die Seuche nicht. Beim klassischen, heftigen Verlauf zeigt sich das Gelbfieber drei bis sechs Tage nach dem verhängnisvollen Stich zunächst mit seinem «roten Stadium»: Den Infizierten quälen plötzlich starke Kopf- und Rückenschmerzen sowie Schüttelfrost. Hohes Fieber folgt. Oft begleiten Übelkeit und Erbrechen die Anfangsbeschwerden. Das Gesicht und andere Hautpartien sind hochrot, Nase und Zahnfleisch können bluten. Nach drei bis vier Tagen geht das Fieber zurück, die Beschwerden lassen nach. Der Patient wird ruhig und schläft viel. Er kann genesen. Eine alte Volksregel sagt: «Wer die Sonne des zehnten Tages erblickt, ist gerettet.»

Falls das Virus jedoch die inneren Organe befällt, gibt es wenig Hoffnung. Zwei Tage nach der Ruhephase beginnt dann das «gelbe Stadium». Das Fieber steigt wieder, und das wahre Wesen der Krankheit zeigt sich: Die Haut färbt sich wegen der starken Leberschädigung und der daraus resultierenden Gelbsucht safrangelb. Innere Blutungen setzen ein. Der Kranke erbricht Blut, es ist schwarz und sieht aus wie Kaffeesatz. Außerdem plagen ihn blutige Durchfälle. Die Nieren versagen. Infolgedessen scheidet der Patient immer weniger Urin aus, dieser ist dunkel verfärbt. Auch das Nervensystem kann betroffen sein. Angstzustände, Benommenheit und Krämpfe sind die Folgen. Am sechsten oder siebten Krankheitstag kann der Tod eintreten. Er wird häufig verursacht durch akutes Nieren-, Leber- oder Herz- und Kreislaufversagen.

Verläuft die Krankheit auf diese dramatische Weise, sterben über fünfzig Prozent, bei manchen Virusvarianten sogar bis zu achtzig Prozent der Erkrankten. Die schwere Form des Gelbfiebers erleiden durchschnittlich ein bis zwei von zehn Infizierten. Sonst verläuft die Erkrankung eher mild; der Patient klagt lediglich über Fieber und Kopfschmerzen.

Unerwartete Auftritte der Seuche

Wenn Menschen ständig von infizierten Aedesmücken umgeben sind, entwickeln sie in der Kindheit nach einer überstandenen Infektion häufig eine lebenslange Immunität. Gefährdet sind deshalb vor allem Bevölkerungsgruppen, die selten mit dem Erreger in Kontakt geraten sowie Kinder und Reisende. In Kenia, dem Lieblingsreiseziel deutscher Urlauber in Afrika, brach 1993 nach über vierzigjähriger Abwesenheit unerwartet Gelbfieber aus. Nordwestlich von Nairobi erkrankten über fünfzig Menschen, mehr als die Hälfte von ihnen starb. Junge Männer hatten das Virus aus unbewohnten Gegenden in ihre Dörfer eingeschleppt. Vier Monate vergingen, bis klar wurde, daß die Patienten an Gelbfieber erkrankt waren. Dadurch wurde die Verbreitung der Krankheit gefördert. Eine rasche Massenimpfung verhinderte aber schließlich, daß die Epidemie weitere Opfer fand. Fast eine Million Menschen im Umkreis wurden gegen Gelbfieber immunisiert.

Solche unerwarteten Auftritte hatte die Seuche im letzten Jahrzehnt häufig in Afrika. Das schwarze Erbrechen suchte vorwiegend Kinder unter fünfzehn Jahren heim. In Mali waren 1987 beispielsweise drei Viertel der gelbfieberkranken Kinder. Eine Ursache war schnell erkannt: Vor allem in den französischsprachigen Ländern Westafrikas war die Bevölkerung in den frühen vierziger Jahren routinemäßig gegen Gelbfieber geimpft worden. Die Epidemien hatten dadurch deutlich nachgelassen. Die Regierungen glaubten, die Seuche sei besiegt. Daher wurde ab den sechziger Jahren in vielen afrikanischen Ländern nur noch geimpft, wenn Gelbfieber sich auszubreiten begann. Für die Kinder kamen diese Impfungen meist zu spät.

Seit 1989 setzt sich die WHO dafür ein, die Gelbfieberimmunisierung in den betroffenen afrikanischen Ländern in das Standardimpfprogramm für Kinder aufzunehmen. Derzeit folgt jedoch nur etwa die Hälfte der angesprochenen Länder der Empfehlung. Im gesamten afrikanischen Risikogebiet waren 1993 nur sieben Prozent der Bevölkerung gegen Gelbfieber geimpft. Der Schutz kostet zwar weniger als vierzig Pfennig pro Dosis, belastet aber dennoch die Gesundheitsbudgets der armen Länder beträchtlich. Diese sehen oft nur wenige Mark jährlich pro Einwohner vor.

Impfung schützt zu fast hundert Prozent

Den heute eingesetzten Impfstoff hat bereits im Jahr 1937 der Bakteriologe und spätere Medizinnobelpreisträger Max Theiler in den Vereinigten Staaten entwickelt. Das Präparat ist sehr wirksam. Es besteht aus einem lebenden, aber abgeschwächten menschlichen Virusstamm. Eine einzige Spritze unter die Haut schützt den Impfling nahezu hundertprozentig. Die Schutzwirkung beginnt etwa zehn Tage nach der Impfung und hält mindestens zehn Jahre an. Amerikanische Veteranen aus dem Zweiten Weltkrieg hatten sogar nach dreißig Jahren noch schützende Antikörper im Blut.

Der Impfstoff ist außerdem gut verträglich. Nur fünf bis zehn Prozent der Impflinge klagen nach einigen Tagen über Kopf- und Gliederschmerzen oder eine leichte Temperaturerhöhung. Die Beschwerden klingen jedoch schnell wieder ab.

Da der Impfstoff sehr wärmeempfindlich ist, darf nicht jeder Arzt ihn spritzen. Die Vakzine wird nur in speziellen Gelbfieberimpfzentren, die von der WHO dazu ermächtigt sind, injiziert. Dazu gehören Gesundheitsämter und Tropeninstitute.

Viele Länder verlangen von Personen, die sich in Gelbfiebergebieten aufgehalten haben, bei der Einreise, eine Impfung nachzuweisen. Diese darf nicht länger als zehn Jahre zurückliegen. Vor allem die asiatischen Länder im Tropengürtel haben große Angst davor, daß das Gelbfiebervirus per Flugzeug eingeschleppt werden könnte. Bislang ist Asien erstaunlicherweise gelbfieberfrei geblieben, obwohl die wichtigsten Voraussetzungen für das Auftreten der Seuche vorhanden sind: Das Klima ist geeignet, es gibt reichlich Überträgermücken, und die Bevölkerung ist nicht immun. Experten vermuten daher, daß sich das Gelbfieber rasch ausbreiten würde, wenn reisende Menschen oder Moskitos die Krankheit in die geeigneten Regionen importierten.

Die Viren könnten in einem solchen Fall ihre Herkunft nicht verleugnen. Die verschiedenen Stämme des Gelbfiebervirus in Amerika und Afrika sind nämlich keineswegs gleich. Wissenschaftler haben mit modernen Methoden der Molekularbiologie festgestellt, daß die Stämme unterschiedliche «Fingerabdrücke» hinterlassen, wenn sie aus verschiedenen Gebieten kommen. Sie unterscheiden sich deutlich in jenen Teilen der Erbinformation, die den Aufbau der Virusoberfläche bestimmen.

Dengueerkrankungen bedrohen die Hälfte der Erdbevölkerung

Warum der Erreger des Gelbfiebers in Asien bislang noch nicht Fuß gefaßt hat, weiß niemand genau. Das verwandte Denguevirus dagegen kennt solche Grenzen nicht: Dengueerkrankungen treten weltweit im tropischen und in Teilen des subtropischen Gürtels auf. Sie bedrohen mehr als zweieinhalb Milliarden Menschen, etwa die Hälfte der Erdbevölkerung. Derzeit sind vor allem Südostasien, Nord- und Südamerika, Afrika, der östliche Mittelmeer- und der westpazifische Raum betroffen. In Südostasien wurde beobachtet, daß auch Affen das Virus in sich tragen können, als Hauptwirt wird jedoch der Mensch betrachtet.

Zu den Krankheitsbildern zählen sowohl das klassische, gutartige Denguefieber (DF) als auch das hämorrhagische, das heißt zu Blutungen führende, Denguefieber (DHF) und das Dengueschocksyndrom (DSS). Das hämorrhagische Fieber und das Schocksyndrom treten meist bei Kindern auf, beide sind lebensgefährlich. Bislang kamen sie vorwiegend in Südostasien vor, wo sie seit ihrem ersten Auftreten in den fünfziger Jahren mittlerweile zu einer der wichtigsten Virusinfektionen bei Kindern aufgestiegen sind. Aber auch in Mittel- und Südamerika sowie in anderen Regionen der Erde gibt es immer mehr Krankheitsfälle.

Im Jahr 1995 schätzte die WHO die Zahl der Dengueerkrankungen auf zehn Millionen jährlich, die von DHF auf einige 100000. Etwa 20000 Menschen sterben jedes Jahr an der hierzulande noch recht unbekannten Seuche. Gefürchtet sind vor allem explosive Epidemien, die besonders während oder kurz nach der Regenzeit auftreten. Im Jahr 1981 erkrankten beispielsweise auf Kuba zirka 350000 Menschen, 10000 an der hämorrhagischen Form. In Nicaragua erfaßte im Jahr 1994 eine landesweite Dengueepidemie über 20000 Menschen. Bei zirka sechs Prozent traten hämorrhagische Symptome auf.

Für die Zeit von 1980 bis 1995 registrierte die WHO weltweit eine «dramatische Zunahme» der Zahl von Dengueerkrankungen und -epidemien. Die Gesundheitsbehörde macht dafür die zunehmende Ausbreitung der Überträgermücken Aedes aegypti und Aedes albopictus sowie des Denguevirus verantwortlich. Die befürchtete Klimaerwärmung könnte den Schrecken noch steigern.

Dengueerkrankungen können ebensowenig wirksam behandelt werden wie das Gelbfieber. Das Wort «Dengue» kommt aus dem Spanischen und bedeutet «sich zieren», «sich anstellen». Es beschreibt das Verhalten von Denguepatienten. Sie leiden an starken Muskel- und Gelenkschmerzen und verkrümmen deshalb Arme und Beine häufig. Dabei stöhnen sie vor Schmerzen. In anderen Namen der Erkrankung spiegelt sich dieses Phänomen ebenfalls wider: Sie wird auch «Knochenbrecher-», «Giraffen-» oder «Dandyfieber» genannt.

Während das Denguefieber nach einigen Tagen mit starken Kopf- und Gliederschmerzen sowie Fieber ausheilt, verursacht DHF nach dieser Phase hohes Fieber, innere Blutungen, blutiges Erbrechen und anschließend einen Kreislaufschock, weil die Gefäße hochgradig durchlässig geworden sind. Werden infizierte Kinder nicht rechtzeitig im Krankenhaus behandelt, droht die Seuche jedes dritte von ihnen umzubringen. Nur eine intensivmedizinische Therapie kann die Sterblichkeit bis auf ein Prozent senken.

Vier verschiedene Typen des Denguevirus können Erkrankungen hervorrufen. Wer die Infektion mit einem Virustyp überstanden hat, ist nicht gegen die anderen geschützt. Wissenschaftler nehmen an, daß erst eine Folgeinfektion mit einem zweiten Serotyp das gefährliche DHF auslösen kann.

Bislang gibt es im Unterschied zum Gelbfieber keinen Impfstoff zum Schutz vor Dengue. Die WHO setzt große Hoffnung in erste Forschungsresultate mit abgeschwächten und gentechnisch veränderten Viren. Sie rechnet aber frühestens in fünf bis zehn Jahren mit einem Vakzin, das gegen alle vier Virustypen gleichzeitig schützt.

Gefahr der Ansteckung wächst

So bleiben als Hauptbekämpfungsstrategien nur, die Mückenbrutplätze in der Nähe menschlicher Wohnungen zu beseitigen und sich gegen Stiche der Überträger zu schützen. Schutzmaßnahmen sind besonders am Tag wichtig. Denn im Gegensatz zu den nächtlich aktiven Anophelesmücken, welche die Malaria übertragen, suchen die Aedesmücken ihre Opfer im Tageslicht.

Auch Touristen müssen sich in acht nehmen. Reisende schleppen nicht nur die Malaria, sondern zunehmend auch das Denguefieber ein: Jährlich erkranken in Deutschland wenigstens 2000 Menschen an dem tropischen Fieber. Die meisten Infizierten haben sich auf Reisen in Ländern Südostasiens, vor allem in Thailand, mit dem Virus infiziert.

Die Gefahr einer Ansteckung wächst, da die Behörden in den meisten Denguegebieten die Moskitos nicht wirksam bekämpfen. Die zunehmende Verstädterung und der starke Reise- und Handelsverkehr beschleunigen die Ausbreitung der Seuche. So werden zum einen die vier Virustypen um die Erde geschleppt. Zum anderen gelangen neue Arten der Aedesmücke in bislang nicht berührte Gebiete: Der Reiseweg der asiatischen Aedes albopictus, die auch «Tigermoskito» genannt wird, führte beispielsweise von Südostasien über Brasilien nach Zentralamerika bis in die südlichen Staaten der USA. Die Überträgermücke hatte auf einem Schiff aus Japan während der Reise eine ideale Brutstätte gefunden: Der Frachter hatte alte Reifen geladen, in denen sich Regenwasser sammelte.

Quälendes Wechselfieber

Malaria

Safari in Kenia, Sightseeing in Bangkok – die Lust der Deutschen auf Urlaub in fernen Ländern ist ungestillt. Viele Reisende aber wissen wenig über die Krankheiten, die in tropischen und subtropischen Regionen drohen. Aber auch die Ärzte sind oftmals überfragt, wenn es darum geht, eine Ansteckung im Urlaub zu vermeiden. Das hat eine Studie des Schweizer Tropeninstituts und der Universität Freiburg kürzlich aufgedeckt. Über die Hälfte der befragten deutschen Hausärzte gab beispielsweise falsche Empfehlungen zur Malariaprophylaxe in Thailand. Jeder vierte vergaß, darauf hinzuweisen, daß es in einem Malariagebiet unerläßlich ist, sich vor der Anophelesmücke zu schützen, die den Malariaerreger überträgt. Nach eigener Einschätzung fühlten sich jedoch alle befragten Ärzte kompetent genug, Tropenurlauber zu beraten.

Nicht nur Unkenntnis bewirkt, daß immer mehr deutsche Urlauber und Geschäftsleute ein lebensgefährliches Souvenir von ihrer Reise mitbringen. Nachlässigkeit und die Angst vor Nebenwirkungen der vorbeugenden Antimalariamedikamente tun ihr übriges. 947 Malariaerkrankungen wurden 1995 dem Robert Koch-Institut in Berlin aus deutschen Arztpraxen und Kliniken gemeldet. Das sind fünfzehn Prozent mehr als im Jahr zuvor. Die meisten Reisenden bringen die gefährliche Erkrankung aus Ostafrika mit, einem Hochrisikogebiet für Malaria.

Die vorbeugende Einnahme schützender Medikamente wird für das beliebte Reiseziel deutscher Urlauber dringend empfohlen. Eine Untersuchung des Klinikums Berlin-Steglitz und der Lufthansa zeigt jedoch: Knapp zwölf Prozent der Reisenden starten ohne jegliche Chemoprophylaxe in ihren Urlaubstraum, der tödliche Folgen haben kann. Am ehesten beachten Pauschaltouristen die Empfehlungen. Reisende, die ihren Urlaub selbst organisieren oder zu Arbeitseinsätzen unterwegs sind, schützen sich weniger vor einer Infektion.

Das Risiko einer Ansteckung werde unterschätzt, warnen eindringlich die Tropenmediziner. Experten haben errechnet, daß sich jeder tausendste Fernreisende während eines Aufenthalts in den Tropen oder Subtropen mit dem Malariaerreger infiziert. Die meisten handeln sich die besonders gefährliche Malaria tropica ein. Tückisch ist, daß die Ansteckung nicht immer sofort sichtbar ist. Der Urlaub kann schon Monate, manchmal sogar ein Jahr zurückliegen, und plötzlich tritt ein unerklärliches Fieber auf. Der behandelnde Arzt muß selbst dann an Malaria denken, wenn der Kranke vor seiner Reise Antimalariamedikamente eingenommen hat. Bei der Malaria tertiana und Malaria quartana kann zwischen Ansteckung und Sichtbarwerden der Krankheit noch mehr Zeit vergehen.

Diagnose oft zu spät gestellt

Oft genug locken die winzigen Seuchenerreger die Ärzte auf eine falsche Fährte. Denn erste Beschwerden wie Kopf- und Gliederschmerzen, Mattigkeit, Übelkeit und hohes Fieber lassen auch auf andere Krankheiten schließen. Das für eine Malaria als typisch geltende Wechselbad von Schüttelfrost, hohem Fieber und anschließendem Schweißausbruch in Abständen von mehreren Tagen muß nicht auftreten. Der Münchener Tropenmediziner Thomas Löscher sagt: «Todesfälle bei importierter Malaria sind fast ausnahmslos dadurch bedingt, daß die Diagnose nicht oder zu spät gestellt wurde, weil an die Möglichkeit einer Malaria nicht gedacht worden war.» 1994 starben aus diesem Grund neunzehn Patienten in Deutschland. Die Hälfte von ihnen war ohne Chemoprophylaxe nach Afrika gereist.

Weltweit ist die Situation ungleich dramatischer. Nach Angaben der WHO leben vier von zehn Menschen auf der Erde in Malariagebieten. 300 bis 500 Millionen von ihnen überfällt jedes Jahr die «Königin der Krankheiten», wie die Seuche im alten Indien genannt wurde. Obwohl wirksame Medikamente zur Verfügung stehen, bringt die «Mutter aller Fieber» Jahr für Jahr schätzungsweise zwei Millionen Menschen um. In neun von zehn Fällen findet sie ihre Opfer in Afrika, die meisten sind kleine Kinder.

Inzwischen hat die WHO ihre Hoffnung begraben, die Malaria und damit eine der weltweit größten Bedrohungen der menschlichen Gesundheit zu besiegen. Statt dessen flackert das Wechselfieber derzeit in

Gebieten wieder auf, die einst als malariafrei galten. Und es erobert neues Terrain. Neben Afrika sind Südostasien sowie Mittel- und Südamerika besonders gefährdet. Falls die Befürchtungen der Klimaforscher zutreffen, die eine weltweite Erwärmung voraussagen, werden sich die Malariagebiete noch ausweiten. Selbst in unseren Breiten könnten dann wieder Epidemien des Fiebers auftreten.

Allzu lange ist es nicht her, daß das Wechselfieber auch in Europa zu Hause war. Jahrhundertelang hat es das Schicksal ganzer Völker mitbestimmt. Bereits im fünften Jahrhundert vor Christus diagnostizierte Hippokrates Malariafälle und beschrieb die verschiedenen Fieberstadien. Lange Zeit war die Seuche im Mittelmeerraum beheimatet. Historiker vermuten, daß sie am Niedergang des antiken Griechenlands und am Zerfall des Römischen Reichs beteiligt war. Der unsichtbare Feind entschied Kriege, machte Städte unbewohnbar und beendete den Eroberungszug Alexanders des Großen. Er starb 323 vor Christus in Babylon wahrscheinlich am Wechselfieber.

Vor allem Italien und seine Inseln litten unter der «mala aria», der «schlechten Luft». Diese wurde weithin für die Seuche verantwortlich gemacht und gab ihr den Namen.

Der römische Schriftsteller Marcus Terentius Varro zeigte mehr Weitblick: Bereits im ersten Jahrhundert vor Christus verdächtigte der Gelehrte kleinste Tierchen, «bestiolae», die an feuchten Orten vorkämen. Im Körper des Menschen würden sie schwere Erkrankungen auslösen. Varro ahnte damit die künftigen Erkenntnisse der Malariaforscher voraus.

Ein trickreicher Verwandlungskünstler

Es dauerte allerdings noch fast zwei Jahrtausende, bis der französische Militärarzt Charles Louis Alphonse Laveran in Algier im Blut eines fiebernden Soldaten den geheimnisvollen Malariaerreger entdeckte. 1880 fand er einen winzigen tierischen Einzeller, der später Plasmodium genannt wurde.

Heute wissen die Ärzte, daß es vier Arten von Plasmodien gibt. Sie rufen beim Menschen drei verschiedene Malariaformen hervor: Plasmodium falciparum ist der Erreger der gefährlichsten Malariaform, der

Malaria tropica. Plasmodium vivax und Plasmodium ovale rufen die Malaria tertiana hervor, während Plasmodium malariae für die Malaria quartana verantwortlich ist. Verwandte Erreger schmarotzen in den verschiedensten Wirbeltieren von Reptilien über Vögel bis zu Affen. Daraus schließen die Wissenschaftler, daß die Malaria eine alte Krankheit ist.

Zuerst lachten die Fachleute über die Erkenntnisse des Militärarztes. Doch gegen Ende des 19. Jahrhunderts konnte ein anderer Wissenschaftler beweisen, wie der Malariaerreger in das Blut der Menschen gelangt. Der englische Major Ronald Ross, der dem Indian Medical Service angehörte, zeigte, daß Stechmücken die Parasiten beim Blutsaugen übertragen. Ross machte folgendes Experiment: Er schirmte Malariapatienten durch Moskitonetze von der Außenwelt ab. Dann fing er Stechmücken und ließ diese unter den Moskitonetzen wieder frei. Die Moskitos stürzten sich auf die Patienten und saugten ihr Blut. Ross sammelte die satten Mücken wieder ein und sezierte sie. In ihren Mägen fand der wissensdurstige Forscher sowohl das frisch gesaugte Menschenblut als auch den Malariaerreger. Laveran und Ross wurden später mit dem Nobelpreis für Medizin ausgezeichnet.

In den folgenden Jahrzehnten zeigte sich, daß der Vermehrungszyklus des Malariaerregers zum Teil im Menschen und zum Teil in der weiblichen Anophelesmücke abläuft. Der Kreislauf ist unglaublich kompliziert. Denn der Parasit hat sich als trickreicher Verwandlungskünstler erwiesen: Immer wieder entkommt er dem menschlichen Immunsystem, indem er sein Aussehen verändert und sich die meiste Zeit in den Körperzellen seines Opfers versteckt.

Bei der kurzen Blutmahlzeit der Stechmücke gelangen bestimmte Formen des Erregers, die Sporozoiten, in die Blutbahn des Menschen. Zur Ansteckung reicht bei einer Malaria tropica schon die geringe Zahl von zehn Sporozoiten. Diese verschwinden rasch – schon 15 bis 45 Minuten nach der Infektion – aus dem Blut, wo sie leichter angreifbar sind. Sie dringen in Leberzellen ein und wandeln sich dort zu sogenannten Schizonten. In der Leber verweilen die Parasiten ein bis zwei Wochen. In dieser Zeit vermehren sie sich zu etlichen tausend Exemplaren einer neuen Form namens Merozoiten. Wenn die Zellen dem wachsenden Druck der Erreger nicht mehr standhalten, explodieren sie regelrecht, und die Merozoiten schwemmen ins Blut.

Von nun an raubt der Parasit dem Menschen die Kraft. Die hungrigen Merozoiten stürzen sich auf rote Blutkörperchen und dringen in diese ein, um sich weiter fortzupflanzen. In den Blutzellen verwandeln die Schmarotzer in rascher Folge ihre Gestalt und fressen Zucker und den Blutfarbstoff Hämoglobin, der im Körper den lebenswichtigen Sauerstoff transportiert. Charakteristisch veränderte rote Blutkörperchen zeigen dem Arzt, daß eine Malaria tropica vorliegt: In den Erythrozyten sind «Tropikaringe» zu sehen, sie erinnern an Siegelringe. Früher oder später erleiden die Blutkörperchen das gleiche Schicksal wie zuvor die Leberzellen. Prall gefüllt mit Merozoiten, platzen alle befallenen Zellen nahezu gleichzeitig und entlassen in einem Schub unzählige Erreger.

In den Klauen des Fiebers

Jetzt erst merkt der Betroffene, daß er schwer krank ist. «Der Patient kann sich plötzlich in den Klauen des Fiebers wiederfinden, von einem Krampf geschüttelt werden und dann derartig frieren, daß er zittert und mit den Zähnen klappert wie mit Kastagnetten», schreiben Andrew Balfour und Henry Harold Scott über einen akuten Malariaanfall 1924 in einem Bericht über Gesundheitsprobleme im britischen Königreich. Der Kranke «kriecht ins Bett und packt sich in dicke Kleider ein, friert aber bis auf die Knochen, obwohl seine Temperatur stark erhöht ist. Nach etwa einer Stunde beginnt die Hitzephase. (...) Die Haut wird trocken und brennt, starke Kopfschmerzen setzen ein, und der Patient muß sich wiederholt übergeben. Bei einem heftigen Anfall steht er unter starkem Streß, das Fieber steigt auf über vierzig Grad Celsius. Er wirft seine Decken ungeduldig beiseite und verliert leicht den Kopf. (...) Dann folgt eine Transpirationsphase, der Schweiß rinnt dem Kranken die Haut herunter und durchnäßt ihn mitsamt Kleidung und Bettwäsche.»

Wenn der erste Anfall auftritt, sind je nach Malariaart eine bis vier Wochen seit dem folgenschweren Mückenstich vergangen. Es können aber auch Wochen oder Monate verstrichen sein. In der nun folgenden fieberfreien Phase wiederholt sich der Zyklus von Befall und Ausplünderung der roten Blutkörperchen. Er läuft mit erstaunlicher Präzision ab und diktiert die nun regelmäßig wiederkehrenden Malariaanfälle. Dabei regt der Parasit das Immunsystem dazu an, hohe Konzentrationen von Entzündungsstoffen auszuschütten. Unter diesen fügt vor allem der Tumornekrosefaktor dem Körper Schaden zu. Die zunehmende Blutarmut und eine vergrößerte und schmerzende Milz machen dem Patienten zusätzlich zu schaffen.

Leidet ein Mensch an der Malaria tertiana, tritt das Fieber an jedem dritten Tag auf. Bei der Malaria quartana kommt der Schub an jedem vierten Tag. Die erschöpfenden Schweißausbrüche kosten extrem viel Energie. Da meist unterernährte Kinder im Alter von zwei bis fünf Jahren von der Malaria befallen werden, besteht die Gefahr, daß sie an Entkräftung sterben.

Bei der Tertiana und Quartana treten relativ selten Todesfälle auf. Nach einem bis zwei Dutzend Fieberschüben kann die Krankheit ausheilen. Oder aber die Erreger dieser Malariaerkrankungen verharren monate- und sogar jahrelang in einer Art Ruhephase in den Leberzellen. Der Aufenthalt in den Tropen kann längst vergessen sein, wenn aus heiterem Himmel der Rückfall kommt.

Die meisten Malariafälle in Afrika und über ein Drittel der Infektionen in anderen Ländern gehen auf das Konto der Tropica. Das Fieber tritt hier nicht in bestimmten Zeitabständen auf, häufig hält es kontinuierlich an. Die Plasmodien überschwemmen den Körper in Massen, meist sind sie in fünfzehn bis zwanzig Prozent der roten Blutkörperchen eingedrungen. In schweren Fällen ist sogar jede zweite der roten Blutzellen infiziert. Zudem können vielerlei Komplikationen die Krankheit verschlimmern.

Häufig kommt es zu einer Gehirnmalaria mit Halluzinationen, Kopfschmerzen, Krämpfen und schweren Bewußtseinstrübungen bis hin zum Koma. Bei diesen Patienten verstopfen die vom Malariaerreger befallenen roten Blutkörperchen die Kapillaren des Gehirns. Von den Kindern, die diese Komplikation überleben, leiden zwölf Prozent vorübergehend an Schäden des Nervensystems wie halbseitigen Lähmungen, Blindheit oder Sprachstörungen. Fünf Prozent bleiben dauerhaft behindert. Weitere Komplikationen sind Herzstörungen, Kreislaufschock, Nierenversagen, Lungenödeme und Leberschäden. Unbehandelt sterben die Patienten bei einer schweren Tropica oft schon nach wenigen Tagen.

Schützende Gene

Bestimmte Menschen können allerdings einer Malariaerkrankung besser widerstehen: Der Genforscher Adrian Hill von der Universität Oxford suchte in den letzten Jahren gezielt nach Genen, die ihren Besitzer vor einer schweren Malariaerkrankung bewahren. Bislang konnte Hill zwölf «Schutzgene» im Erbgut bestimmen. Sie senken das Malariarisiko um vierzig bis neunzig Prozent. Neue Untersuchungen weisen auf weitere achtzehn Stellen im Genom hin, die eine ähnliche Funktion einnehmen könnten. Manche der bisher entdeckten «Schutzgene» machen den Körper allerdings anfälliger für andere gefährliche Krankheiten. Dazu zählen Tuberkulose und Lepra.

Der Schutz vor Malaria ist anscheinend nicht umsonst zu haben. Das zeigt das Beispiel der Menschen, die das Gen für eine Sichelzellenanämie tragen. Wer von einem Elternteil dieses Gen geerbt hat, ist vor Malaria geschützt. In seinen roten Blutkörperchen findet sich neben dem normalen Hämoglobin A auch defektes Hämoglobin S. Dieses hemmt die Entwicklung von Plasmodium falciparum. In Äquatorial- und Westafrika, Madagaskar, Südindien und auf Sri Lanka besitzen bis zu 25 Prozent der Bevölkerung das schützende Gen.

Mit dem Schutz ist aber eine große Gefahr verbunden: Geben beide Elternteile ein Sichelzellengen an ihr Kind weiter, wird dieses nur defektes Hämoglobin S besitzen. Seine roten Blutkörperchen werden sich sichelförmig verkrümmen. Es wird früh an schwerer Anämie, Blutarmut, sterben.

Schon lange ist bekannt, daß Menschen, die in Malariagebieten wohnen, im Lauf ihres Lebens einen gewissen Schutz vor der Krankheit aufbauen. Bei Erwachsenen, die schon mehrere Infektionen überstanden haben, reagiert das Immunsystem erfolgreicher auf die Parasiten. Die Betroffenen erwerben eine Teilimmunität gegen die Krankheit. Obwohl sie die Parasiten oft weiterhin im Blut haben, entwickeln sie keine Krankheitssymptome mehr. Malariagefährdet sind daher vor allem Kinder und Reisende, die dem Erreger zum erstenmal begegnen.

In den roten Blutkörperchen pflanzt sich der Parasit auf ungeschlechtliche Weise fort, es entwickeln sich aber auch Geschlechtsformen des Erregers. Bei der Blutmahlzeit gelangen diese weiblichen und männlichen Gametozyten in den Magen einer Anophelesmücke. Dort vereinigen sie sich und reifen über mehrere Stufen zu Sporozoiten heran. Diese gelangen in die Speicheldrüsen des Blutsaugers, bereit, beim nächsten Stich in ein neues Opfer überzugehen.

Die italienische Krankheit

Die aufwendige Vermehrung des Erregers bewirkt, daß sich die Malaria nur an Orten ausbreiten kann, wo drei Voraussetzungen gegeben sind: Es müssen dort bereits infizierte Menschen leben, Überträgermücken ihr Unwesen treiben, und es muß stehendes Wasser vorhanden sein, in das die Anophelesmücke ihre Eier legen kann. Wenn einer dieser Faktoren fehlt, hat die Malaria keine Chance. Jahrhundertelang waren etwa die Pontinischen Sümpfe südöstlich von Rom, die spätere Campagna di Roma, eine Brutstätte der stechenden Plagegeister und der Malaria. In der Antike flohen begüterte Römer während des Sommers in die Berge oder an die gesündere Küste. Denn dann schwärmten in den Niederungen die Mücken aus. Im Winter, wenn die Gefahr vorüber war, kehrten die Reichen wieder heim.

Damals war aber schon bekannt, daß sich das Fieber zurückdrängen läßt, wenn man feuchte Gebiete trockenlegte. Damit wird der Lebensraum der Anophelesmücke vernichtet. Der römische Senat beschloß daher vor über 2000 Jahren, daß die Adligen das ganze Jahr über – und nicht nur in der malariafreien Jahreszeit – auf ihren Landgütern leben sollten. Um nicht selbst an dem Fieber zu sterben, seien sie gezwungen, durch Entwässerung und andere Maßnahmen die Krankheit auszurotten. Die Staatsmänner Cicero und Cato hielten sich an diese Anordnung. Doch sonst wurde sie wenig beachtet. Das Sumpffieber wütete ungehindert weiter. Noch im Jahr 1888 schrieb der Nationalökonom Werner Sombart über diese Region: «Das ist Italien: so reich an Sonnenschein und Leben, an Himmelsbläue und Farbenpracht, und allerorts vom Fieber angefressen.»

Vor allem die Landbevölkerung siechte dahin. Aber auch Päpste und Kaiser starben an der Seuche. Für die Bewohner des Abendlands war die Malaria die italienische Krankheit schlechthin. Sie trug dazu bei, daß fast alle Italienfeldzüge der Könige und Kaiser des Heiligen

Römischen Reichs Deutscher Nation vorzeitig endeten. Sei es, daß ein Heerführer dem Fieber erlag, sei es, daß die Soldaten reihenweise ihr Leben ließen oder daß alle Mann kampf- und kopflos flohen.

Infizierte Soldaten brachten den Erreger mit in ihre Heimat. Dort sorgten die heimischen Anophelesarten dafür, daß sich die Krankheit im Mittelalter und zu Beginn der Neuzeit immer weiter in Europa ausbreitete. An Brutplätzen für die Mücken mangelte es nicht: Sie nutzten die Deltas großer Flüsse, Altarme, Teiche und Tümpel, feuchte Senken und Viehtränken. Als die Stadt Genf Burggräben anlegen ließ, brach die erste Malariaepidemie dort aus. Selbst Wassertümpel in Baugruben waren hervorragende Brutstätten: Neben der Baustelle des Schlosses von Versailles wurde gleich ein Krankenhaus für malariainfizierte Arbeiter errichtet.

Mitte des 19. Jahrhunderts litten die Menschen fast in ganz Europa unter der Geißel. Selbst in Lappland waren Seen zu Brutstätten der Malariaüberträger geworden. Weltweit soll die Malariaverseuchung zwischen dem 17. und dem 19. Jahrhundert ihren höchsten Stand erreicht haben. Ganz Afrika, der überwiegende Teil Asiens, Nord- und Südamerika mit Ausnahme der nördlichsten und südlichsten Gebiete waren betroffen. Meist war die «Mutter aller Fieber» ständige Begleiterin; sie verbreitete weniger Angst und Schrecken als Seuchen, die unerwartet und plötzlich über die Menschen hereinbrachen. Es gibt keine Aufzeichnungen, wie viele Tote, Krüppel und chronisch Kranke die Malaria bis heute verschuldet hat. Wissenschaftler vermuten aber, daß das Sumpffieber mehr Opfer gefordert hat als alle großen Pest-, Cholera- und Pockenepidemien zusammen.

Die Heilkraft des «Teufelspuders»

Dabei war in der ersten Hälfte des 17. Jahrhunderts schon ein Mittel gefunden worden, das der Königin der Krankheiten Einhalt gebot. Die Entdeckungsgeschichte wird folgendermaßen erzählt: Im Jahr 1638 fieberte im Palast zu Lima, der Hauptstadt Perus, die schöne Gräfin von Cinchon, die Gattin des Vizekönigs, ihrem Ende entgegen. Da erinnerte sich ihr Leibarzt, Juan de Vega, an ein Mittel aus den nördlichen Anden: Quinquina, die «Rinde der Rinden», sollte gegen Fieber helfen. 800 Kilometer weit mußte ein Bote reisen, um aus Loxa im heutigen Ecuador die Rinde zu holen. Der Arzt zerrieb sie in einem Mörser zu feinem Pulver und mischte sie mit Weißwein. Die todkranke Gräfin trank das fremdartige Gebräu und wurde geheilt.

Der Zufall wollte es, daß sich ein Stoff, mit dem die Indios allgemein Fieber senkten, als wirksames Malariamittel erwies. Die Europäer nannten die heilende Borke später fälschlicherweise Chinarinde und den für die Genesung verantwortlichen Inhaltsstoff Chinin.

Jesuiten brachten die Chinarinde von Peru nach Rom. Dort erkannte der spanische Kardinal Juan de Lugo die Kraft der Medizin und setzte sich dafür ein, sie zu verbreiten. Für die Jesuiten entwickelte sich der Import des Heilmittels bald zu einem guten Geschäft. Sie organisierten das Sammeln der Rinde in Peru, Bolivien und Ecuador, pulverisierten und verkauften sie.

Ob diese neue «Jesuitenrinde» nun mehr nutze oder schade – darüber wurde zuerst viel gestritten. Besonders Protestanten waren mißtrauisch. Sie starben lieber an Malaria, als das «Teufelspuder» der Glaubensgegner zu schlucken. Im Lauf der Zeit wurde die Chinarinde jedoch weltweit an- und eingenommen, wenn auch nicht immer mit Erfolg. War der bittere Trank zu konzentriert, mußten sich die Kranken übergeben, und die Heilkraft war dahin. Auch bei zu geringer Menge zeigte sich kein Erfolg. Wegen des hohen Preises kursierten viele Fälschungen, etwa aus Weidenrinde. Und gerade die Bauern, die das Mittel besonders nötig gehabt hätten, konnten es sich nicht leisten.

Grundbesitzer und Mächtige lernten hingegen schnell, die Chinarinde für ihre Zwecke zu nutzen. Nachdem die Gräfin von Cinchon gesund in ihre spanische Heimat zurückgekehrt war, verabreichte sie den Tagelöhnern auf den Ländereien ihres Gatten das neue Mittel. Das Fieber hatte die Männer im Sumpfgebiet südöstlich von Madrid immer wieder heimgesucht. Durch Chinin gestärkt, konnten sie das Land jetzt entwässern und Felder anlegen. Im 19. Jahrhundert wappneten die Kolonialmächte Soldaten und Plantagenarbeiter mit Chinin und schickten sie in malariaverseuchte Gegenden. Auf diese Weise konnten sie bislang uneinnehmbare Gebiete der Erde erobern und bebauen.

Mitte des 19. Jahrhunderts wurde die Nachfrage nach der Chinarinde so groß, daß die südamerikanischen Bestände des Chinarindenbaums nicht mehr ausreichten. Um nicht länger auf die teure und

immer knapper werdende Einfuhr angewiesen zu sein, durchbrachen
Engländer und Holländer das südamerikanische Monopol: Sie legten
Chinarindekulturen in Indien und Java an. Die Deutschen, die keine
geeigneten Anbaugebiete in Übersee besaßen, gingen einen anderen
Weg: Sie versuchten, Chinin synthetisch herzustellen. Die ersten Ver-
suche dazu gehen zurück bis ins Jahr 1850. Doch erst 1926 konnte die
Besatzung eines Dampfers der Hamburg-Bremer Afrikalinie das erste
künstlich hergestellte Antimalariamittel zur Prophylaxe einnehmen.

Zwei Waffen gegen die Geißel

Bereits 1934 stellten Chemiker in Wuppertal ein besonders zuverlässi-
ges Antimalariamittel her: Chloroquin. Es zählt noch heute zu den
wichtigsten vorbeugenden Medikamenten. Als Chloroquin 1950 endlich eingeführt wurde, schien dadurch die Bedrohung durch die Malaria schon fast gebannt: In den fünfziger Jahren sagte die WHO der
Krankheit den Kampf an, und die erste Waffe, mit der sie die Seuche
zu besiegen hoffte, war Chloroquin. Die zweite war ein Insektenvernichtungsmittel mit dem Namen Dichloro-diphenyl-trichloroethan, bekannt als DDT. Der Basler Chemiker Paul Müller hatte es 1939 hergestellt.

Alle Versuche bis dahin, die Malaria auszurotten, waren gescheitert.
Es hatte weltweit nur begrenzt geholfen, Sümpfe trockenzulegen oder
Petroleum auf Teiche zu sprühen, um die Larven der Anophelesmücke
zu töten, wie es die Engländer im Ersten Weltkrieg getan hatten. Mit
dem neuen Insektenvernichtungsmittel aber stieg die Hoffnung, den
Kampf auf Dauer zu gewinnen. Die Chemikalie schien aus mehreren
Gründen besonders gut geeignet: Sie tötet die Anophelesmücke, ist für
den Menschen aber wenig giftig. DDT ist zudem billig herzustellen,
leicht anzuwenden und wirkt bis zu sechs Monate lang. Das Insektizid
wird in Häusern auf die Wände gesprüht. Dort nimmt die Anophelesmücke es auf, wenn sie sich nach ihrer Blutmahlzeit ausruht.

1944 wurden zum erstenmal in Italien Häuser mit der Chemikalie
behandelt. Weitere Pilotprojekte in Venezuela, Griechenland, Guyana,
auf Sri Lanka und in den USA folgten. DDT bekämpfte die Mücken so
nachhaltig, daß die weltweite DDT-Begeisterung sich zur Euphorie

steigerte. 1950 hatte die WHO noch geschätzt, daß 64 Prozent der Weltbevölkerung in malariaverseuchten Gebieten lebten. Bereits fünf Jahre später glaubte die Gesundheitsorganisation, die Malaria ausrotten zu können.

Von nun an wurde in einer weltweiten Kampagne in vielen Malariagebieten DDT gesprüht. Der Einsatz dauerte bis zum Beginn der siebziger Jahre. Zunächst schien alles erfolgreich zu verlaufen. Aus Nordamerika, einigen Teilen Asiens, der früheren UdSSR und Australien zog sich die Malaria zurück. In Europa, wo die Krankheit schon Ende des 19. Jahrhunderts im Niedergang begriffen war, erlosch sie gänzlich. Einzig in der Türkei hielt sie sich noch. 1977 wurden hier noch über 100 000 Malariakranke registriert.

In den tropischen Regionen aber blieb die Anstrengung erfolglos. Die Anophelesmücken waren vielerorts unempfänglich, resistent, gegenüber DDT geworden. Zudem wurde mit DDT nicht nur die Anophelesmücke bekämpft, das billige Mittel wurde auch in großen Mengen gegen andere Insekten auf Ackerflächen versprüht. Im Lauf der Jahre war es überall in der Natur zu finden. Sogar in Muttermilch wurde es entdeckt. Immer mehr Länder stoppten die DDT-Sprühaktionen – aus ökologischen, aber auch aus Kostengründen.

1969 mußte die WHO zugeben, daß das Millionenprojekt gescheitert war. Statt von der Ausrottung der Malaria war jetzt nur noch von «Malariakontrolle» die Rede: Die Zahl der Krankheitsfälle sollte nicht steigen.

Malariaerreger leisten Widerstand

Nicht nur die Mücken entzogen sich den Vernichtungsstrategien des Menschen. Auch die Plasmodien zeigten Widerstand. 1961 tauchten in Kolumbien zum erstenmal Stämme von Plasmodium falciparum auf, die gegen Chloroquin resistent waren. 1962 wurde auch aus Thailand von unempfänglichen Stämmen berichtet. Seitdem hat sich diese Resistenz weltweit wie eine Epidemie ausgebreitet. Resistente Stämme gibt es vor allem in Afrika südlich der Sahara, Südostasien und dem Amazonasbecken.

Vermutlich hatten amerikanische Soldaten ihren Anteil daran, daß sich die Resistenz entwickelte: Während des Vietnamkriegs hatten die

GIs große Mengen Chloroquin zu sich genommen. In den sechziger Jahren schützte das Medikament jedoch immer weniger amerikanische Soldaten vor dem Malariatod. Im Walter Reed Army Institute of Research in Washington lief daher die Suche nach einem neuen Malariamittel auf Hochtouren. Über 230000 Substanzen wurden untersucht. 1971 wurde Mefloquin gefunden und Ende der siebziger Jahre eingeführt. Es gehört heute zu den wirksamsten Waffen bei der Behandlung der chloroquinresistenten Malaria tropica.

Mittlerweile werden allerdings auch Resistenzen des Erregers gegen Mefloquin gemeldet. 1995 berichtete die WHO erstmals von multiresistenten Malariafällen, die in Thailand und Westkambodscha beobachtet wurden. Die Patienten sprachen auf die verschiedenen gängigen Malariamedikamente nicht an. Bei jedem zweiten versagte auch Mefloquin.

Patienten, die mit resistenten Plasmodien infiziert sind, können heute auch mit Artemisinin und seinen chemischen Abkömmlingen behandelt werden. Der Wirkstoff stammt aus der Pflanze Artemisia annua, einer Verwandten von Estragon und Wermut. Chinesische Ärzte setzen die Substanz schon seit mehr als tausend Jahren zur Therapie von Malaria ein.

Ein weiteres Malariamedikament aus China wurde in den Jahren 1994 und 1995 erstmals in Afrika getestet. Das synthetische Mittel trägt den Namen Pyronaridin. Ein Team von Wissenschaftlern aus Kamerun und Frankreich setzte das chinesische Präparat in Yaoundé, Kamerun, ein. In dem westafrikanischen Land sind chloroquinresistente Plasmodien weit verbreitet. Wie die Wissenschaftler im Januar 1996 berichteten, behandelten sie 96 Patienten mit akuter Malaria tropica je zur Hälfte entweder mit Chloroquin oder mit Pyronaridin. Pyronaridin führte zu einer 100prozentigen Heilung, Chloroquin versagte hingegen in 56 Prozent der Fälle.

«Ein Medikament wie Pyronaridin könnte wie die Antwort auf unsere Gebete erscheinen», kommentierte Peter Winstanley von der Abteilung Pharmakologie der Universität Liverpool in England dieses Ergebnis im Januar 1996. Der Wissenschaftler schränkt allerdings ein, daß weitere Untersuchungen nötig seien, bevor das Medikament breit angewendet werden könne. Internationale Gesundheitsexperten äußerten zur gleichen Zeit tiefe Besorgnis: Die Entwicklung von Antimalariamitteln könne mit dem Fortschreiten der Resistenz kaum noch

Schritt halten. Die Vertreter von Vereinten Nationen, Weltbank und WHO warnten: Schon im nächsten Jahrzehnt könnten neue multiresistente Malariaerreger auftreten, gegen die es dann kein effektives Therapeutikum gebe.

Was jeder Reisende tun kann

Jeder, der in ein Malariagebiet reisen möchte, sollte sich ausführlich beraten lassen, mit welchen Maßnahmen er sich am besten vor einer Erkrankung schützen kann. Dazu gehört neben der obligatorischen Expositionsprophylaxe, dem Schutz gegen Mückenstiche, fast immer eine Chemoprophylaxe mit Antimalariamedikamenten. Schwangere, Säuglinge und kleine Kinder sollten möglichst gar nicht in Malariagebiete reisen, raten die Tropenmediziner. Schwangere Frauen in Risikogebieten erkranken vier- bis zwölfmal häufiger an Malaria als Nichtschwangere. Ein Grund dafür scheint zu sein, daß sich Plasmodium falciparum besonders gern in roten Blutkörperchen der Plazenta einnistet. Eine Erkrankung während der Schwangerschaft kann das Leben von Mutter und Kind gefährden.

Die Tropeninstitute der Universitäten bieten eine individuelle reisemedizinische Beratung an. Wie hoch das Malariarisiko ist, hängt ab von dem besuchten Land, der Jahreszeit, der Dauer der Reise, dem Lebensalter und etlichen anderen Faktoren. Derzeit gibt es kein Mittel, das Malaria hundertprozentig sicher vorbeugen kann. Oft wird eine Medikamentenkombination aus Chininabkömmlingen, Sulfonamiden und Tetrazyklin eingesetzt.

Die Malariagefahr in einer Region kann sich schnell ändern: 1994 beispielsweise gingen ungewöhnlich schwere und lange Monsunregen auf den indischen Subkontinent nieder. Daraufhin trat die Königin der Krankheiten in etlichen indischen Bundesstaaten auf, die vorher frei oder wenig gefährdet von Malaria waren. Auch die Verbreitung resistenter Plasmodienstämme ändert sich ständig. Deshalb veröffentlicht die WHO regelmäßig aktualisierte Übersichten über das Malariarisiko in verschiedenen Regionen.

Allgemein gilt, daß der Reisende bereits eine Woche vor dem Start die ersten Prophylaxetabletten schlucken sollte. Die Einnahme muß nach der Rückkehr noch vier Wochen fortgesetzt werden. Bei etwa zwanzig Prozent der Reisenden treten bei der Chemoprophylaxe unerwünschte Nebenwirkungen auf. Meist betreffen sie Magen und Darm. Aus diesem Grund wird die Prophylaxe häufig abgebrochen. Oft lassen sich Reisende auch durch das abwertende Urteil von «Tropenkennern» verunsichern und hören auf, die Tabletten einzunehmen.

In Einzelfällen kann die Chemoprophylaxe durch eine «Notfallselbsttherapie» ersetzt werden. Sie kommt in Frage, wenn die Reise in ein Malariagebiet nur wenige Tage dauert, es dort nur selten Malariafälle gibt oder der Reisende Antimalariamedikamente nicht verträgt. Er führt dann ein Präparat bei sich, mit dem er sich im Fall einer Erkrankung selbst behandelt. Danach muß er jedoch unverzüglich einen Arzt aufsuchen.

Damit es erst gar nicht soweit kommt, ist es besonders wichtig, den Angriff der Anophelesmücken von vornherein zu vereiteln. Die Stechmücken gehen bevorzugt in der Zeit zwischen Sonnenuntergang und -aufgang auf Jagd. Dabei sind die männlichen Mücken harmlos. Als strenge Vegetarier ernähren sie sich ausschließlich vom Nektar der Blütenpflanzen. Die Weibchen hingegen fliegen nachts in die Häuser und suchen nach unbedeckten Hautstellen. Es ist daher ratsam, Fenster durch Mückengitter und Betten durch Moskitonetze abzuschirmen. Ebenso schützen lange Hosen und Hemden mit Ärmeln, möglichst in hellen Farben, da dunkle die Mücken anziehen. Mückenabwehrende Mittel auf Gesicht, Hals, Händen und Fußgelenken halten die Moskitos von den nackten Stellen fern. Kinder sollten schon am späten Nachmittag in mückenfreien Räumen oder unter einem Moskitonetz spielen.

Ein einziger Stich einer infizierten Mücke kann einen Menschen bereits anstecken. Nach Angaben des Robert Koch-Instituts importierten 81 Prozent der an Malaria leidenden Deutschen die Krankheit aus Afrika. 10 Prozent steckten sich in Indonesien, Indien und Thailand an, 3 Prozent im asiatischen Teil der Türkei. Das Institut mahnte im Februar 1996: «Eine merkliche Besserung der Situation ist nur zu erwarten, wenn die Reiseveranstalter ihre Kunden mehr als bisher üblich über im Reiseland existierende Infektionsgefahren aufklären und rechtzeitig auf eine vor Antritt der Reise notwendige Arztkonsultation hinweisen.» Besonders der Trend zur Last-minute-Reise bereite Sorgen. Eine grundsätzliche Lösung biete nur eine wirksame Schutzimpfung.

Die Hoffnung aus Bogotá

An einer solchen Impfung wird seit Jahrzehnten in den High-Tech-Labors der Industrieländer gearbeitet. Bislang ohne Erfolg. Seit einigen Jahren scheint ein Impfstoff gegen die Malaria dennoch erstmals zum Greifen nah. Der Biochemiker und Mediziner Manuel Patarroyo aus Kolumbiens Hauptstadt Bogotá hat eine vielversprechende Malariavakzine entwickelt. Zwar bewahrte der Impfstoff bei Wirksamkeitstests in Tansania und Südamerika nur zirka dreißig bis fünfzig Prozent der Geimpften vor der Krankheit. Fachleute werten Patarroyos Ergebnis dennoch als Durchbruch. Sie haben ausgerechnet, daß der Impfstoff auch bei einer Schutzrate von nur zirka dreißig Prozent rund 500 000 Menschenleben im Jahr retten könnte. Es ist zudem der erste Impfstoff, der eine Krankheit verhüten kann, die von einem Parasiten ausgelöst wird.

Und dieser Parasit macht es den Impfstofforschern schwer: Während seines komplizierten Entwicklungszyklus zeigt der Malariaerreger dem Immunsystem mit jeder Form ein neues Gesicht. Kaum hat das Immunsystem den Feind ausgemacht, ist er – wie der Igel dem Hasen – auch schon weggelaufen. Die Plasmodien in den Blutzellen können sogar ihre «Gesichtszüge» mehrfach verändern. Sie produzieren Proteine, die an die Oberfläche der Blutzellen wandern. Normalerweise müßte das Immunsystem die infizierten Zellen anhand der fremden Proteine auf deren Oberfläche erkennen und vernichten. Amerikanische Wissenschaftler aber haben kürzlich herausgefunden, daß die Plasmodien eine Gruppe von Genen besitzen, die sogenannten «var genes», mit deren Hilfe sie den Aufbau dieser verräterischen Proteine ständig verändern. So bleiben die Erreger wie unter einer Tarnkappe verborgen. Zur Verwirrung der körpereigenen Abwehr trägt zudem bei, daß die verschiedenen Parasitenstämme unterschiedlich aussehen. Vor all diesen Varianten müßte ein Impfstoff das Immunsystem rechtzeitig warnen.

Jahrelang galt Impfstofforscher Patarroyo als Außenseiter. Seine Kollegen in anderen Ländern analysierten mit Hilfe der Gentechnik die Erbinformation des Malariaerregers. Ihr Ziel war es, ein biochemisches Steckbild des Parasiten zu entwerfen. Nach diesem sollte eine Vakzine maßgeschneidert werden. Patarroyo hingegen ging empirisch vor:

Stück für Stück isolierte er kurze Proteinabschnitte aus der Zelloberfläche von Plasmodium falciparum, sogenannte Peptide. Diese baute er
im Labor nach und erprobte, ob sie Nachtaffen vor Malaria schützen
konnten. Was zunächst keiner glauben wollte, wurde zur Sensation:
Patarroyo fand tatsächlich vier Peptide, die, zu einem Cocktail kombiniert, bei den Affen Immunität erzeugten. In Feldstudien konnte er
später die Schutzwirkung auch bei Menschen beweisen.

Patarroyo hat seinen Mehrkomponentenimpfstoff «Serum Plasmodium falciparum 66» genannt, bekannt ist er unter dem Kürzel «SPf66».
Noch ist unklar, worauf die Schutzwirkung der Vakzine beruht. Erstaunlicherweise ist die Parasitenmenge im Blut der Geimpften nicht
verringert. Der Impfstoff stört also nicht die Vermehrung der Plasmodien. Er kann aber die schwere Erkrankung verhindern.

Mit dem Impfstoff will Patarroyo die Entwicklung der natürliche
Teilimmunität beschleunigen. Durch gezielte Impfungen in den ersten
Lebensjahren sollen vor allem Kinder vor schweren Krankheitsverläufen geschützt werden. Für Tropenreisende ist die Vakzine nicht konzipiert.

In seinem Heimatland ist Patarroyo ein Star geworden. Im Ausland
jedoch hatten die Kollegen zunächst «daran zu schlucken, daß ausgerechnet ein Forscher der Dritten Welt erreicht, was sie für aussichtslos
erklärten», sagte Manuel Patarroyo 1994 einer deutschen Journalistin.
Seit Anfang der neunziger Jahre wird seine Leistung aber auch in den
Hochburgen westlicher Forschung anerkannt. Am 31. Oktober 1994
erhielt der Kolumbianer in Bonn den Robert-Koch-Preis, eine der angesehensten wissenschaftlichen Ehrungen in Deutschland. Pharmafirmen aus dreißig Ländern sollen versucht haben, ihm das Patent für
seine Vakzine abzukaufen. Patarroyo hat es jedoch der Weltgesundheitsorganisation geschenkt. Die Massenherstellung von SPf66 war
bereits geplant: Dafür sollte eigens eine Fabrik neben dem von Patarroyo geleiteten Institut für Immunologie in Bogotá gebaut werden.

1995 jedoch erlitt das Projekt einen herben Rückschlag. Der Malariaimpfstoff versagte bei einem Härtetest in Afrika. Im Rahmen einer
klinischen Prüfung hatten Forscher aus Gambia und Großbritannien
über 300 Säuglinge mit SPf66 geimpft. Ebenso viele Säuglinge einer
zweiten Gruppe erhielten eine unwirksame, unschädliche Substanz. Im
Sommer 1995 berichteten die Wissenschaftler im britischen Fachblatt

«Lancet» über erste vorläufige Ergebnisse: Innerhalb von dreieinhalb Monaten nach der Impfung war ungefähr die Hälfte der Kinder an Malaria erkrankt. Bei den geimpften Kindern war die Erkrankungsrate nur um acht Prozent niedriger.

Noch wird nach Gründen für den unerwarteten Mißerfolg gesucht. Das Alter der Kinder könnte eine wichtige Rolle gespielt haben, vermuten einige Wissenschaftler: In Gambia waren die Kinder mit sechs bis elf Monaten deutlich jünger als die ein- bis sechsjährigen Versuchspersonen in Tansania. Möglicherweise ist das Immunsystem der älteren Kinder schon vor der Impfung häufiger mit dem Malariaerreger in Berührung gekommen. Durch den Impfstoff sei die bereits «vorgewarnte» körpereigene Abwehr so weit gestärkt worden, daß sie eine Erkrankung abwehren konnte. Zudem dauerte die Studie in Gambia nur wenige Monate, während in den anderen Ländern die Geimpften mindestens ein Jahr lang beobachtet wurden. Zur Zeit wird SPf66 im Grenzgebiet zwischen Thailand und Burma getestet. Die Ergebnisse stehen noch aus.

Neue Strategien der Impfstofforscher

Fachleute sind sich heute einig, daß viele Jahre vergehen werden, bis eine Malariaimpfung für Bevölkerung und Reisende zur Verfügung stehen wird. Neben der Entwicklung von Cocktailimpfstoffen wird heute in verschiedenen Forschungslabors eine Fülle anderer moderner Ansätze ausprobiert: Statt Peptide injizieren einige Wissenschaftler beispielsweise «nackte Desoxyribonukleinsäure» (DNS), also reine Erbinformation des Plasmodiums. In Versuchen mit Mäusen erwies sich diese Form der Immunisierung als vielversprechend. Besonders interessant für die Impfstofforscher ist das Studium der natürlichen Teilimmunität gegen Malaria. Diese schützt zwar nicht vor neuen Infektionen, verhindert aber schwere Krankheitsverläufe. Die Wissenschaftler versuchen Impfstoffe zu konstruieren, die diese natürliche Resistenz gezielt stärken.

Eine ungewöhnliche Impfstrategie verfolgen französische Forscher: Ihr «übertragungshemmender Impfstoff» würde dem einzelnen zwar keinen Impfschutz bieten, könnte aber den Malariaerreger daran hindern, sich zu vermehren und auszubreiten. Die Forscher verwenden zur Immunisierung Peptide aus geschlechtlichen Parasitenformen, die sich in der Anophelesmücke weiterentwickeln. Geimpfte Menschen sollen gegen diese Peptide Antikörper entwickeln. Die Antikörper gelangten bei der Blutmahlzeit in die Mücke. Dort würden sie verhindern, daß sich der Erreger in der Mücke vermehrt. Die Malaria würde somit nicht auf den nächsten Menschen übertragen.

Britische Wissenschaftler hingegen haben ausschließlich die Anophelesmücke im Visier. Julian Crampton von der Liverpool School of Tropical Medicine plant gemeinsam mit anderen Forschergruppen, Mücken gentechnisch so zu verändern, daß sie einen Abwehrstoff – einen Antikörper – gegen Plasmodien produzieren. Der Antikörper soll sich im Moskito an den Malariaerreger heften und sein Eindringen in den Mückendarm verhindern. Dadurch würde die Fortpflanzung der Plasmodien gehemmt – die Mücken wären vom Malariawirt zum Malariafeind geworden.

Doch selbst wenn das Konzept aufginge, könnte eine genmanipulierte und millionenfach gezüchtete «Antimalariamücke» ihre wilden Artgenossen kaum so weit verdrängen, daß der Vermehrungszyklus der Malariaerreger unterbrochen würde. Die Malariaforscher überlegen deshalb, die Erbinformation für die Bildung des Antikörpers an ein «springendes Gen» zu koppeln. Damit ist es theoretisch denkbar, die Ausbreitung zu stoppen. Denn «springende Gene» sind bewegliche Abschnitte im Erbgut. Sie können sich rascher in einer Population ausbreiten. Bis die «Antimalariamücke» in den Kampf gegen die Seuche geschickt werden kann, werden jedoch noch zehn bis fünfzehn Jahre vergehen.

Eine Massenimpfung, wie sie heute bereits möglich ist, haben Forscher aus Großbritannien und Gambia 1995 vorgeschlagen: Die Wissenschaftler fanden bei einer Studie in Gambia, daß Kinder, die an schwerer Malaria leiden, häufig Hepatitis-B-Viren in sich tragen. Die Forscher vermuten, daß die Hepatitisviren die Entwicklung der Malariaerkrankung begünstigen: Sie verhindern, daß die Parasiten in der Leber vernichtet werden. Daher schlagen die Forscher vor, Kinder mit dem bereits vorhandenen Hepatitis-B-Impfstoff zu immunisieren. Sie hoffen, die Malaria und die Hepatitis so «mit einer Klappe» zu schlagen.

Gute Erfolge zeigt bereits ein biologisches Insektenbekämpfungs-mittel: Seit Mitte der siebziger Jahre ist bekannt, daß ein Bakterium mit dem Namen Bacillus thuringiensis israelensis Mückenlarven tötet. Ein Eiweiß des Bakteriums schädigt Zellen im Darm der Mückenlarven nachhaltig. Das Eiweiß ist Wirkstoff eines Bioinsektizids, mit dem heute Malaria und das ebenfalls von Stechmücken übertragene Denguefieber bekämpft werden. Seine Wirksamkeit hat das Biozid in den letzten Jahrzehnten beispielsweise in der Provinz Hubei in China bewiesen: Dort werden seit 1987 Reisfelder und pflanzenreiche Gewässer, in denen die dortige Malariaüberträgerin Anopheles sinensis brütet, mit dem Mittel behandelt. Seither hat sich die Mückenpopulation drastisch verringert. Und die Zahl der Malariafälle ist um neunzig Prozent zu-rückgegangen.

Comeback des Sumpffiebers

Es ist dringend erforderlich, neue Wege zu finden, um die Seuche einzudämmen. Seit 1973 breitet sich die Malaria nämlich weltweit wieder aus. In vielen Regionen, in denen das Sumpffieber vor einigen Jahren bereits als besiegt betrachtet worden war, kam es zurück. Nicht nur aus Afrika wurden der WHO 1995 hohe Sterbeziffern gemeldet, sondern vor allem auch aus Afghanistan, Brasilien, Kolumbien, Indien, Sri Lanka und Vietnam. In Indien beispielsweise wurden 1991 bis 1993 insgesamt 2,1 bis 2,2 Millionen Malariaerkrankungen pro Jahr regi-striert. Die WHO schätzt, daß es sich tatsächlich um sechs- bis sieben-mal so viele handelt.

Für den Anstieg der Malariafälle gibt es viele Gründe: Zum einen haben die Entwicklungsländer nur begrenzte Mittel, um die Krank-heit zu bekämpfen. In Kriegs- und Krisengebieten brechen zudem Kontrollmaßnahmen schnell zusammen. Aber auch der Mensch sorgt dafür, daß sich die Seuche ausbreitet. Zur «man made malaria» führt die Erschließung bislang isolierter und dünn besiedelter Wald- und Sumpfgebiete, beispielsweise in Amazonien. Beim Bau von Straßen, Staudämmen oder Bewässerungsanlagen entstehen wassergefüllte Gruben, in denen die Anophelesmücken ideale Brutmöglichkeiten finden.

Auch das Klima trägt dazu bei, daß sich die Seuche ausbreitet. In Ruanda gab es 1987 Rekordtemperaturen und starke Regenfälle. Daraufhin trat die Malaria in Gebirgshöhen auf, wo sie bis dahin unbekannt war. Je wärmer und feuchter das Klima ist, desto wohler fühlen sich Anophelesmücken und Plasmodien. Im Extremfall vermehren sich die Insekten während des ganzen Jahres und übertragen die Parasiten ständig.

Klimaforscher sagen voraus, daß sich das Erdklima in den nächsten Jahrzehnten um etwa zweieinhalb Grad Celsius erwärmen wird. Der Mikrobiologe Jonathan Patz von der Johns Hopkins School of Hygiene und Public Health in Baltimore berichtet in der Januarausgabe 1996 der amerikanischen Medizinzeitschrift «JAMA», welche Folgen die Temperaturerhöhung für die Ausbreitung von Tropenkrankheiten haben könnte. Modellen zufolge bewirke die Klimaerwärmung, daß das Risiko für Malariaepidemien sowohl in tropischen als auch in gemäßigten Zonen beträchtlich steige.

Kehrt die Malaria in nördliche Breiten zurück?

Von den fast 400 Arten der Anophelesmücke können etwa 60 den Menschen mit Malaria infizieren. Am wirksamsten tut dies Anopheles gambiae, die in den Tropen beheimatet ist. Wenn es in subtropischen Klimazonen künftig wärmer wird, ist zu befürchten, daß Anopheles gambiae und andere fleißige Überträgerinnen sich nach Norden und Süden ausbreiten. Experten glauben außerdem, daß auch Plasmodium falciparum seine Heimat am und um den Äquator verlassen könnte. Der Infektionszyklus würde auch in nördlichen Breiten in Gang gesetzt werden, wenn Hitze, Trockenheit und Wirbelstürme malariainfizierte Menschen in fremde Länder flüchten lassen. Forscher aus den Niederlanden errechneten 1994, daß in etwa fünfzig Jahren eine Million Malariatote jährlich aufgrund der Klimaänderung zusätzlich zu beklagen sein würden.

David Warhurst von der Londoner Hochschule für Tropenmedizin und Hygiene hat die britische Öffentlichkeit bereits darauf vorbereitet, daß die durch Plasmodium vivax verursachte Malaria tertiana wieder in die englischen Marschen zurückkehren könne. Warhurst hat untersucht, wie sich Plasmodium vivax bei unterschiedlichen Außentemperaturen in seinem Wirt fortpflanzt: Unter 15 Grad Celsius vermehrt sich der Malariaerreger überhaupt nicht. Bei 20 Grad Celsius wächst innerhalb von sechzehn Tagen eine neue Plasmodiengeneration heran, bei 28 Grad Celsius dauert die Fortpflanzung nur noch eine Woche.

Aber auch ohne eine spektakuläre Erwärmung kann die Malaria in unseren Breiten wieder heimisch werden. Es müssen nur die drei bekannten Voraussetzungen zusammenkommen: geeignete Überträgermücken, gute Brutmöglichkeiten, infizierte Menschen. In Ostfriesland gab es noch bis in die fünfziger Jahre unseres Jahrhunderts letzte Herde des Erregers Plasmodium vivax. Geeignete Überträgermücken sind auch heute vorhanden, und die Klimabedingungen reichen für die Vermehrung von Wirt und Erreger aus. Infizierte Urlauber könnten die Malariaparasiten einschleppen.

Wie ein lokaler Ausbruch sich darstellen könnte, zeigte sich kurz nach Ende des Zweiten Weltkriegs in Berlin: Im Juli 1946 entstand eine Malariaepidemie, bei der 300 Menschen erkrankten. Soldaten hatten in Malariagebieten in Südosteuropa und Afrika gekämpft und von dort in ihrem Blut die Parasiten mit nach Hause gebracht. Die heimischen Arten der Gattung Anopheles, die in den in diesem Jahr ungewöhnlich heißen Monaten Juni und Juli in den Flußniederungen von Havel und Spree ideale Brutmöglichkeiten gefunden hatten, verbreiteten die Erreger.

Blinde Passagiere mit gefährlichem Bordgepäck

Immer häufiger finden die Malariaerreger ihre Brutstätten am Rand großer Städte. In Indien ist diese «Urban malaria», die Stadtmalaria, bereits eine Bedrohung. Bestimmte Arten von Anophelesmücken finden in Brunnen und Zisternen, aber auch in Tümpeln auf Müll- und Schrottplätzen genügend Wasser, um sich zu vermehren. In den indischen Metropolen Bombay, Kalkutta, Dehli und Madras bricht deshalb immer wieder die Malaria aus. Diese urbane Form der Seuche ist auch schon in westafrikanischen Metropolen aufgetreten. Im Jahr 2000 wird jeder zweite Mensch auf der Erde in einer Stadt leben, vor allem in den Megametropolen der Entwicklungsländer. Experten fürchten daher, daß diese rasante Urbanisierung der Erde die Malaria begünstigen wird.

Weil sich die Malaria immer mehr ausbreitet, die Erreger zunehmend resistent werden und der internationale Reiseverkehr wächst, erwarten Fachleute, daß die Krankheit häufiger nach Deutschland eingeschleppt werden wird. Schon etliche Male haben sich infizierte Anophelesmücken in Flugzeuge geschmuggelt. Erst im Flughafen eines anderen Landes brachten sie dann ihr gefährliches «Bordgepäck» an den Mann oder an die Frau.

Mysteriös bleiben die Fälle von schwerer Malaria tropica, die sich im September 1994 in Berlin ereigneten. Damals arbeiteten ein 32 und ein 34 Jahre alter Mechaniker in einer Abwasserkläranlage in Berlin. Sie infizierten sich mit Plasmodium falciparum. Wie das geschehen war, wußte sich kein Arzt zu erklären. Die gängigen Risikofaktoren konnten ausgeschlossen werden: Keiner der beiden Männer war vorher in ein Malariagebiet gereist; sie hatten keine Bluttransfusion erhalten, durch die der Erreger hätte übertragen werden können. Auch ihre Kollegen wiesen keine Anzeichen der Krankheit auf. In der Umgebung der Kläranlage konnten keine Anophelesmücken gefunden werden, der nächste Flughafen ist zwanzig Kilometer entfernt.

Wahrscheinlich sei eine infizierte Mücke in einem Koffer nach Deutschland eingereist, vermutet Carsten Mantel vom Tropeninstitut in Berlin. Der Tropenmediziner hat versucht den Übertragungsweg zu rekonstruieren. Ein Kollege der beiden Arbeiter könnte von seinem Urlaub in den Tropen die «baggage malaria» (baggage: Gepäck) mitgebracht haben.

Harmlos bis tödlich

Hepatitis

«Einfach nur ein bißchen Sonne» wünschte sich Christiane T. Des winterlichen Grau-in-Graus im heimischen Dortmund überdrüssig, machte sich die 25jährige Friseurmeisterin kurz entschlossen auf den Weg ins nächste Reisebüro. Voller Vorfreude auf wärmere Gefilde blätterte sie sich durch die bunte Welt der Kataloge und fand schnell ihr Traumziel: Ägypten.

Jetzt nur noch Koffer packen und nichts wie weg, dachte sich Christiane, erfreut über den günstigen Preis der Last-minute-Reise. Schon eine Woche später genoß sie den glutroten Sonnenuntergang auf einem Nildampfer, der sie von Assuan nach Luxor bringen sollte – in der Hand ein Glas Gin Tonic, in dem die Eiswürfel klingelten. In Gedanken wiederholte sie ihren nachmittäglichen Landausflug in die malerischen Basare von Assuan, wo sie an den Straßenständen von landesüblichen Speisen gekostet hatte.

Drei Wochen später, längst wieder im Dortmunder Frisiersalon, klagte Christiane über Abgeschlagenheit, Fieber und mangelnden Appetit. Eine Grippe, vom Klimawechsel, vermutete sie. Doch die «Grippe» besserte sich nicht. Christiane fühlte sich zunehmend schlechter, litt unter Erbrechen und Magen-Darm-Beschwerden. Als sich ihre Augäpfel und die Haut gelb, der Stuhl hell und der Urin bierbraun verfärbten, suchte sie ihren Hausarzt auf. Er nahm eine Stuhl- sowie eine Blutprobe und schickte beide an ein Labor. Von dort kam wenig später die Diagnose: Hepatitis A, Leberentzündung aufgrund einer Virusinfektion.

Hepatitis A – die Reisekrankheit

Christiane T. ist eine von 6000 Menschen, die in Deutschland Jahr für Jahr an Hepatitis A erkranken. Die Dunkelziffer, fürchten Experten, dürfte drei- bis viermal so hoch sein. Etwa zwei Drittel der Betroffenen haben die Viruserkrankung importiert. Sie haben sich den Erreger auf

Urlaubs- oder Geschäftsreisen in hepatitisdurchseuchten Regionen eingehandelt. Seit 1994 steigen die Erkrankungszahlen in Deutschland: 1995 wurden im Vergleich zum Vorjahr neunzehn Prozent mehr Hepatitis-A-Fälle gemeldet.

Als Hochrisikogebiete gelten Länder mit großer Bevölkerungsdichte sowie schlechten hygienischen und sanitären Verhältnissen, vor allem im Nahen Osten, in Asien, Mittel- und Südamerika sowie Afrika. Ein erhöhtes Risiko besteht auch in Ländern der ehemaligen UdSSR.

Daß hygienisch ungünstige Lebensbedingungen und ein häufiges Auftreten der Hepatitis A zusammenhängen, haben bereits Erfahrungen aus dem Zweiten Weltkrieg gezeigt. Damals gab es fast in allen Armeen riesige Hepatitis-A-Epidemien. In den sechziger Jahren erhärtete sich der Verdacht, daß die hygienischen Verhältnisse eine große Rolle spielen. Eine ethisch umstrittene Untersuchung fand an der Willowbrook State School for the Mentally Handicapped, also an einer staatlichen Schule für geistig behinderte Kinder, auf Long Island statt. In der Einrichtung herrschten äußerst schlechte sanitäre Bedingungen. Fast alle Kinder litten unter Hepatitis A. Neu eingewiesene Patienten bekamen die Krankheit fast immer. Die Wissenschaftler experimentierten mit den Kindern – und wiesen die Übertragung durch Stuhl und Nahrung nach.

Enge Wohn- und arme Lebensverhältnisse, fehlende Abfallbeseitigung und ungenügende Trinkwasseraufbereitung fördern gegenwärtig die umfassende Verbreitung des Hepatitis-A-Virus in Ländern der Dritten Welt. Selten geworden ist die Hepatitis A dagegen in den Vereinigten Staaten, in Kanada sowie in Mittel- und Nordeuropa. In Schweden etwa begann der Rückgang der Hepatitis A bereits in den dreißiger Jahren. In Deutschland, Österreich und der Schweiz ist die Seuche erst nach dem Zweiten Weltkrieg ins Hintertreffen geraten. Auch in Mittelmeerländern wie Italien, Griechenland und Spanien wurde die Hepatitis A in den letzten zehn bis fünfzehn Jahren zurückgedrängt. Zuvor war die Bevölkerung dort fast vollständig verseucht gewesen. Die Abnahme ist besonders in den Städten ausgeprägt; auf dem Land dagegen hat sich die Lage noch nicht wesentlich verbessert. Bemerkenswert ist ein deutliches Nord-Süd-Gefälle der Hepatitis A: Während die Durchseuchung beispielsweise in Norditalien mit etwa

sechzig Prozent mittlerweile bei mitteleuropäischen Werten angelangt
ist; beträgt sie auf Sizilien noch rund neunzig Prozent.

Zäher Keim

Den Erreger der Hepatitis A, das Hepatitis-A-Virus (HAV), haben
Wissenschaftler erstmals 1973 im Stuhl eines akut Erkrankten mit Hilfe
des Elektronenmikroskops nachgewiesen. Das Virus ist ungewöhnlich
widerstandsfähig: Es übersteht selbst die rüdeste Behandlung mit Säu-
ren und organischen Lösungsmitteln, hält oft über Jahre hinweg bis zu
minus 196 Grad Celsius aus und zeigt auch beim Erhitzen auf sechzig
Grad erst nach zehn bis zwölf Stunden erste Schwächen.

Übertragen wird das Virus auf fäkal-oralem Weg: Nach der Aufnah-
me über den Mund gelangt es unbeeindruckt von der Einwirkung der
Magen- und der Gallensäuren in den Darm und wandert über die
Blutbahn in die Leber. Dort vermehrt es sich und zerstört die von ihm
befallenen Leberzellen. Die Leberschädigung bewirkt, daß sich die
Haut des Kranken gelblich verfärbt: Das Organ kann Gallenfarbstoffe
nicht mehr aus dem Blut entfernen; sie lagern sich in der Haut und den
Augäpfeln ab.

Von der Leber aus gelangt das Virus über die Gallenwege erneut in
den Darm und wird schließlich mit dem Stuhl ausgeschieden. Der Stuhl
der Patienten ist hochinfektiös. Pro Milliliter kann er in der Hauptphase
der Erkrankung mehr als eine Milliarde Viren enthalten.

Ein neues Opfer findet das Virus entweder durch die direkte Verbreitung von Person zu Person oder durch indirekten Kontakt über mit
Fäkalien verseuchte Nahrungsmittel und Trinkwasser. Auch die Übertragung durch Schmierinfektion in unsauberen Toiletten kommt vor;
selbst verunreinigte Eßbestecke und Handtücher können das Virus
transportieren.

Gelangt der Erreger ins Wasser, überdauert er aufgrund seiner
außergewöhnlichen Stabilität lange Zeit. Nicht abgekochtes Trinkwasser – auch in Form von Eiswürfeln – kann explosionsartige Epidemien
verursachen. Infektionsquellen sind auch natürlich gedüngtes Gemüse,
Salat und rohes, ungeschältes Obst. Außerdem können alle Arten von
roh verzehrten oder nur unzureichend gegarten Meeresfrüchten und

Krustentieren aus verunreinigten Gewässern zum Verhängnis werden. Das Virus reichert sich besonders in Muscheln und Austern an und macht sie zu Infektionsquellen par excellence. Grundsätzlich läßt sich kein ungekochtes Lebensmittel als Reservoir des Erregers ausschließen. Dies gilt auch für tiefgefrorene Produkte: Sie können bei der Ernte oder der Verpackung verunreinigt werden.

Wie schwer eine Hepatitis-A-Erkrankung verläuft, hängt vom Alter der Betroffenen ab. Im Mittel hat der Patient sechs bis acht Wochen darunter zu leiden. Bei Kindern verläuft die Krankheit in der Regel harmlos, oft unbemerkt, ohne Symptome und Komplikationen: Weniger als fünf Prozent der bis zu Dreijährigen und lediglich zehn Prozent der Vier- bis Sechsjährigen entwickeln eine Gelbsucht. Bei Erwachsenen jedoch bricht die Erkrankung bei siebzig bis achtzig Prozent der Infizierten aus und kann die Patienten quälen.

Die Hepatitis A wird zwar nicht chronisch, es können aber Krankheitsformen entstehen, die bis zu einem Jahr andauern. Auch der tödliche Ausgang einer Hepatitis-A-Infektion, etwa 0,14 Prozent der Fälle, hängt deutlich vom Lebensalter ab: Bei über Fünfzigjährigen steigt die Sterblichkeitsrate auf rund 2,7 Prozent. Eine spezifische Therapie der Hepatitis A gibt es nicht. Die Behandlung besteht in Bettruhe und Diät; schwere Verlaufsformen machen einen Krankenhausaufenthalt notwendig.

Die wichtigste Maßnahme, um die weitverbreitete Hepatitis A – weltweit werden zwei Millionen Neuerkrankungen pro Jahr geschätzt – zu bekämpfen, sind einschneidende Hygienemaßnahmen. An erster Stelle stehen die Versorgung mit sauberem Trinkwasser und die Beseitigung von Abwässern. Auch die persönliche Hygiene – etwa das regelmäßige Händewaschen – ist eine wichtige vorbeugende Maßnahme, um Kontaktinfektionen zu vermeiden. Wer in Gebiete reist, in denen Hepatitis A häufig vorkommt, sollte streng darauf achten, keine ungekochten Salate und Gemüse, Früchte oder unsteriles Wasser zu sich zu nehmen.

Seit mehr als vierzig Jahren ist bekannt, daß Immunglobuline – aus menschlichem Blut gewonnene Abwehrstoffe – vor Hepatitis A schützen können. Die Wirkung hält jedoch nur maximal zwei bis drei Monate an. Werden Immunglobuline injiziert, wenn bereits eine Infektion mit dem Virus stattgefunden hat, können sie den Ausbruch einer Hepatitis

A verhindern oder zumindest mildern. Seit Dezember 1992 steht ein risikoarmer Impfstoff aus abgetöteten Viren zur Verfügung. Er gewährleistet nach dreimaliger Impfung einen zuverlässigen Schutz für fünf bis zehn Jahre.

Eine Impfung empfehlen die Ärzte allen Reisenden, die Länder mit hoher Hepatitis-A-Durchseuchung aufsuchen wollen. Auch medizinisches Personal in Kinderkliniken und Infektionsstationen, Kindergärtnerinnen, Küchenpersonal, Arbeiter im Abwasserbereich und Drogenabhängige sollten den Impfschutz nutzen. Die Mediziner raten neuerdings auch Personen, die über fünfzig Jahre alt sind, zur Schutzimpfung. Denn durch die ständig verbesserten Hygienemaßnahmen in Deutschland hat sich die Durchseuchungsrate in den Jahrgängen ab 1945 verringert. Derzeit haben in der Bundesrepublik noch rund siebzig Prozent der über Fünfzigjährigen Antikörper gegen das Hepatitis-A-Virus: Sie haben sich irgendwann in ihrer Jugend unbemerkt mit Hepatitis A infiziert und Immunität erworben. Wer jedoch über fünfzig Jahre alt ist und keine spezifischen Abwehrkräfte aufgebaut hat, ist durch Hepatitis A stärker gefährdet als jüngere Menschen: Die Komplikationen der Erkrankung werden mit zunehmendem Lebensalter immer häufiger.

Von einem neuen Impfstoff, den das Paul-Ehrlich-Institut in Langen im April 1996 zugelassen hat, könnten vor allem Last-minute-Reisende wie Christiane T. profitieren. Untersuchungen zeigen, daß bis zu 96 Prozent der Impflinge schon nach vierzehn Tagen genügend schützende Antikörper in ihrem Blut haben. Der Impfschutz hält rund ein Jahr an. Mit einer zweiten Injektion sechs bis zwölf Monate nach der ersten Impfung wird ein Langzeitschutz von voraussichtlich mehr als zehn Jahren erreicht.

Das HAV ist nicht der einzige Erreger, der eine Hepatitis herbeiführen kann. Gegenwärtig kennen die Wissenschaftler sechs Viren, die eine Leberentzündung bewirken. Darüber hinaus haben die Hepatitisviren, nach der Buchstabenfolge des Alphabets benannt, nicht viel gemeinsam. Das deutlichste äußere Symptom der Leberentzündung ist die Gelbsucht. Sie wird schon in mehreren Schriften der Antike erwähnt. Sowohl der Talmud als auch die Krankheitsbeschreibungen des Hippokrates berichten über epidemieartige Formen der Gelbsucht. Allerdings kann sich jeder Leberschaden in dieser Weise äußern, und so ist es schwierig, die Gelbsucht einem bestimmten Erreger zuzuschreiben.

Eindeutiger wurde 1895 über die Hepatitis berichtet. Damals wurden etwa 1300 Bremer Werftarbeiter gegen die Pocken geimpft. Zur Herstellung des Impfstoffs diente menschliche Lymphe – die Vakzine war also ein Blutprodukt. Die Ärzte brachten einen Tropfen davon auf die Haut und ritzten die Flüssigkeit dann mit einer – vermutlich nicht sterilen – Nadel ein. Zwei bis acht Monate später erkrankten 191 Arbeiter an Gelbsucht.

Im 20. Jahrhundert verursachten ebenfalls unzureichend sterilisierte Spritzen und Kanülen Hepatitisfälle, zum Beispiel bei Diabetikern, die Insulin injiziert bekamen. Bis 1937 war klar, daß ein Virus im Blut oder in Blutprodukten die Krankheit übertragen kann.

Hepatitis B – chronische Infektion mit bösen Folgen

Der vermutlich gefährlichste Vertreter der Hepatitisfamilie ist das Hepatitis-B-Virus (HBV). Bis zu 6,5 Millionen Menschen fallen ihm nach WHO-Schätzungen jährlich zum Opfer. Weltweit gelten derzeit 350 Millionen Menschen als chronisch infiziert. Das Virus treibt sein Unwesen vor allem in Afrika und Südostasien. Westeuropäische Länder sowie Nord- und Südamerika melden nur noch geringe Durchseuchungsraten zwischen 0,3 und 2 Prozent.

Doch auch in westlichen Ländern steigen die Fallzahlen. 1995 wurden in Deutschland im Vergleich zum Vorjahr siebzehn Prozent mehr Hepatitis-B-Infektionen gemeldet. Pro Jahr, schätzen Experten, stecken sich zwischen 20000 und 50000 Deutsche mit dem Virus an. Bis zu einem Drittel der jährlich Infizierten erwirbt die Hepatitis B während einer Auslandsreise, berichten die Spezialisten der Bayerischen Gesellschaft für Immun-, Tropenmedizin und Impfwesen.

Rund 500000 Bundesbürger, etwa 0,7 Prozent der Bevölkerung, tragen das Virus als Dauergast in sich. Sie sind chronisch infiziert, meist ohne es zu ahnen. In Afrika hat die Hepatitis B zwölf, in Südostasien rund zehn Prozent der Bevölkerung chronisch befallen. Geschäfts- oder Ferienreisende, die sich in diesen Ländern anstecken, könnten den Krankenstand auch in den Industrienationen weiter nach oben schnellen lassen. Eine chronische Infektion kann böse Folgen haben: die Leber wird allmählich zerstört, die gefürchtete Leberzirrhose entsteht; selbst Leberkrebs kann die Spätfolge einer chronischen Hepatitis-B-Infektion sein. Etwa tausend Menschen jährlich sterben in Deutschland an den Langzeitfolgen der Infektion.

Auf welche Weise das Virus Lebergewebe schädigt, ist nicht geklärt. Offensichtlich leidet die Leber jedoch weniger unter dem Ansturm der Viren als unter der Reaktion der körpereigenen Abwehr: Immunzellen, vor allem T-Helferzellen, fallen über die virusinfizierten Leberzellen her und zerstören sie. Wenn diese Hypothese stimmt, entsteht das Krankheitsbild durch unsere Immunantwort auf die Hepatitisviren. Als Beleg dafür gilt, daß die Krankheit bei infizierten, aber immun-geschwächten Patienten nur selten ausbricht. Auch bei Säuglingen ist die Immunantwort gegen die infizierten Leberzellen weniger heftig – und die Krankheitssymptome sind schwächer.

Übertragen wird das Hepatitis-B-Virus – genau wie HIV, der Erre-ger der Immunschwäche Aids – durch Blut und Körperflüssigkeiten wie Sperma und Vaginalausscheidungen. Hauptsächlich erfolgt die Ansteckung deshalb über Blutkontakt und Geschlechtsverkehr. Hepa-titis B ist hundertmal infektiöser als HIV und ein viel geschickterer Überlebenskünstler: Außerhalb des Körpers überlebt das Hepatitis-B-Virus eine volle Woche. Selbst getrocknetes Blut, zum Beispiel in Tex-tilien, wird auf diese Weise zur hochgradigen Infektionsquelle. Die Wahrscheinlichkeit, sich schon bei einer Spur von Blut – einem einzigen Blutkontakt auf beschädigter Haut – mit dem Hepatitis-B-Virus zu infizieren, beträgt bis zu achtzig Prozent. Obwohl die Hepatitis B welt-weit zu den bedeutenden Infektionskrankheiten gehört, ist das Wissen der Bevölkerung um die lebensbedrohliche Infektion nur gering im Gegensatz zur Gefährdung durch das aidserzeugende HI-Virus.

Für den Infizierten ist es oft unmöglich, die Erkrankung rechtzeitig zu erkennen. Vierzig Tage bis sechs Monate können nach der Infektion vergehen, bis erste Symptome auftreten. Oft sind es nicht mehr als grippeähnliche Beschwerden. Schätzungsweise neunzig Prozent der Patienten erholen sich vollständig von einem akuten Ausbruch der Hepatitis B. Er verursacht allerdings häufig eine bis zu sechs Monate andauernde Arbeitsunfähigkeit. Die dadurch bundesweit entstehen-den Kosten betragen jährlich 1 bis 1,5 Milliarden Mark.

10 Prozent der Infizierten überwinden den Virusbefall nicht: 0,5 Prozent von ihnen entwickeln eine «fulminante Hepatitis»; 9,5 Prozent werden zu chronischen Virusträgern und so zur möglichen Infektionsquelle für andere Personen. Eine fulminante Hepatitis äußert sich mit plötzlich einsetzendem hohem Fieber, Bauchschmerzen, Erbrechen und Gelbsucht. Rund drei Viertel der Menschen, die eine fulminante Hepatitis erleiden, sterben daran.

Gefährlicher noch als bei erwachsenen Ansteckungsopfern wirkt das Hepatitis-B-Virus bei Kindern, die bei der Geburt von ihren Müttern angesteckt wurden. Rund neunzig Prozent von ihnen bleiben chronisch infiziert, ihre Lebenserwartung liegt unter fünfzig Jahren. Würden konsequent alle Schwangeren auf Hepatitis B untersucht, könnten die Ärzte den drohenden Übergriff der Viren auf Neugeborene bekämpfen: Sie spritzen gefährdeten Babys Antikörper gegen das Virus. Diese passive Immunisierung wird danach durch eine aktive Impfung gegen den Erreger ergänzt. Beides zusammen bietet nahezu vollständigen Schutz.

Weitgehend hilflos sind die Ärzte dagegen bei der Behandlung der Hepatitis B. Für das akute Stadium gibt es immer noch keine Therapie. Chronischen Virusträger kann Interferon, ein Botenstoff des Immunsystems, verabreicht werden. Das gentechnisch hergestellte Medikament verhilft jedoch nur zehn Prozent der chronisch Leidenden zur Gesundung, bei dreißig bis vierzig Prozent bessert sich die Erkrankung. Die Interferontherapie ist teuer: Pro Patient kostet sie einschließlich der erforderlichen Kontrolluntersuchungen rund 50 000 Mark. Neue Studienergebnisse weisen darauf hin, daß die Kombination von Interferon mit Ribavirin, einem antiviralen Medikament, von Vorteil sein könnte.

So bleibt Vorbeugung die beste Methode, dem Erreger Einhalt zu gebieten. Bereits seit 1982 steht ein Plasmaimpfstoff zur Verfügung. Als zweite Generation folgte nur vier Jahre später eine gentechnisch hergestellte Hepatitis-B-Vakzine. Hefezellen produzieren diesen rekombinanten Impfstoff. Auf diese Weise kann auf menschliches Blutplasma verzichtet werden – bei ihm besteht das Risiko, daß es mit unterschiedlichen Erregern verunreinigt ist. Der gentechnisch produzierte Impfstoff gilt unter Fachleuten als sicher und effizient: Nach dreimaliger Injektion sind mindestens 95 Prozent der Impflinge für zehn Jahre oder länger gegen das Hepatitis-B-Virus geschützt.

Wie das Bundesministerium für Bildung, Wissenschaft, Forschung und Technologie im November 1995 mitteilte, sind einige Fälle bekanntgeworden, in denen die Impfung mit der herkömmlichen Vakzine nicht mehr wirkte. Experten vermuten als Ursache neue Virusvarianten, die durch Erbgutveränderungen, Mutationen, entstanden sind. Von 1995 bis 1998 fördert das Bundesministerium deshalb mit 3,3 Millionen Mark einen neuen Forschungsverbund, der die Hepatitis-B-Erkrankung untersuchen soll.

Bislang war der Impfschutz in Deutschland nur besonders infektionsgefährdeten Bevölkerungsgruppen wie medizinischem Personal, Patienten, denen häufig Blut oder Blutprodukte übertragen werden, sowie Homosexuellen, Prostituierten und Fixern empfohlen worden. Neue epidemiologische Daten zeigen jedoch, daß diese Strategie die Erkrankungshäufigkeit nicht beeinflussen konnte. Drogenabhängige oder Prostituierte werden von Impfkampagnen kaum erreicht; zudem gehören über drei Viertel der Betroffenen keiner Risikogruppe an. Die Experten fordern deshalb eindringlich, in Deutschland eine allgemeine Hepatitis-B-Impfung einzuführen.

Das empfiehlt auch die Weltgesundheitsorganisation. Sie appellierte schon 1990 an alle Mitgliedsländer, eine generelle Impfung gegen Hepatitis B bis spätestens 1997 einzuführen. Das erklärte Ziel der WHO ist es, das Virus aus der Welt zu schaffen. Bis Ende 1994 waren 73 Länder der WHO-Empfehlung gefolgt, darunter die Vereinigten Staaten, Kanada und Frankreich. In Ländern mit höherer Hepatitis-B-Durchseuchung wie Italien und Spanien ist die Hepatitis-B-Impfung schon länger Bestandteil des Basisimpfprogramms.

Auch die Ständige Impfkommission am Robert Koch-Institut hat sich im Oktober 1995 dafür ausgesprochen, die Hepatitis-B-Schutzimpfung für Kinder und Jugendliche in den Kalender der generell empfohlenen Impfungen aufzunehmen. Angeraten wird eine Grundimmunisierung von Säuglingen durch drei Impfungen ab dem dritten, fünften und dreizehnten Lebensmonat sowie eine Auffrischungsimpfung im elften bis fünfzehnten Lebensjahr. Auch ungeimpfte Jugendliche ab dem dreizehnten Lebensjahr sollten geschützt werden.

Wenn die Kinder generell immunisiert würden, könne damit gerechnet werden, daß die Zahl der Hepatitis-B-Erkrankungen in Deutschland zukünftig zurückgehe, versprechen die Experten. Auf die gezielte Impfung besonders infektionsgefährdeter Personen dürfe aber nicht verzichtet werden. «Es zeigt sich immer wieder, daß innerhalb dieser Gruppen – selbst bei medizinischem Personal – noch erhebliche Immunitätslücken bestehen», heißt es in einer Mitteilung des Robert Koch-Instituts aus dem Jahr 1995.

Hepatitis C – die stille Seuche

Die langjährige Fahndung nach dem Hepatitis-C-Virus (HCV) führte erst zum Erfolg, als seine Spur mit Hilfe empfindlicher gentechnischer Methoden gefunden werden konnte. Daß es das Virus gibt, hatten Wissenschaftler schon lange geahnt. Die Krankheit, die es auslöst, wurde früher als «Non-A-Non-B-Hepatitis» bezeichnet, um anzudeuten, daß weder das A- noch das B-Virus der Erreger war.

Erst 1989 entdeckt, hat sich HCV in der Zwischenzeit als besonders gefährliches Mitglied der Hepatitisvirenfamilie entpuppt. Seinem heimtückischen Vetter HBV steht Typ C in nichts nach. Mehr noch als Typ B verursacht HCV einen chronischen Krankheitsverlauf: Neue Daten belegen, daß beinahe achtzig Prozent der HCV-Infizierten chronisch krank werden; bei Typ B sind es nur rund zehn Prozent. «Die Hepatitis-C-Virusinfektion ist eine stille Seuche, die wir registrieren müssen», mahnt der Hepatitisspezialist Gido Gerken, Professor an der Universität Mainz.

Etwa ein Prozent der Deutschen ist derzeit mit dem Hepatitis-C-Virus infiziert. Pro Jahr, lauten Schätzungen, stecken sich zwischen 20 000 und 40 000 Menschen in Deutschland an. Aber nur bei 2500 Bundesbürgern ist etwa 1993 eine Hepatitis-C-Infektion amtlich gemeldet worden. In südlichen Ländern wie Spanien und Italien sind drei bis vier Prozent der Bevölkerung von HCV befallen. Insgesamt wird die Zahl der Infizierten in Europa auf mindestens fünf Millionen geschätzt.

Ähnlich wie das Hepatitis-B-Virus wird HCV durch Blut, Körperflüssigkeiten und Blutprodukte übertragen. Das höchste Ansteckungsrisiko haben Fixer und Bluterkranke. Über zwei Drittel von ihnen sind nach neuen Statistiken mit dem Hepatitis-C-Virus infiziert. Bei anderen Risikogruppen wie Homosexuellen, Sexualpartnern von Infizierten oder medizinischem Personal ist die Gefährdung durch HCV bisher noch unklar. Untersuchungen des medizinischen Personals zeigten keine erhöhte HCV-Durchseuchungsrate. Auch eine Übertragung von Mutter zu Kind ist möglich. Eine sexuelle Weitergabe von HCV scheint weniger häufig stattzufinden als bei Hepatitis B.

Bei fast der Hälfte der HCV-Infizierten kann der Weg der Infektion nicht geklärt werden. Von einem unvermuteten Ansteckungsrisiko – der Tätowierung – berichteten chinesische Forscher Anfang 1996 in der Medizinzeitschrift «Lancet». In China ist es modern, sich in Schönheitsstudios Augenbrauen und Augenlider tätowieren zu lassen. Die dabei verwendeten Nadeln werden meist mehrfach gebraucht und lediglich mit siebzigprozentigem Alkohol sterilisiert. Dies ist vermutlich drei jungen Frauen zum Verhängnis geworden: Zwei Monate nach der Behandlung klagten sie über Übelkeit, Erbrechen und mangelnden Appetit. Bei allen drei Frauen fand sich das Hepatitis-C-Virus.

Mit der These, HCV könne möglicherweise auch beim Küssen übertragen werden, erregten Forscher der katholischen Universität in Rom im Frühjahr 1996 Aufsehen. Die Wissenschaftler konnten den Keim im Speichel von Hepatitis-C-Patienten nachweisen. Experten äußern sich jedoch überwiegend skeptisch: Allen aktuellen Erkenntnissen zufolge sei eine Infektionsgefahr durch Speichel ausgeschlossen.

Schleichend und unerbittlich

Eine HCV-Infektion entwickelt sich schleichend über viele Jahre hinweg. Die Infizierten klagen über Müdigkeit, Abgeschlagenheit und Beschwerden im Oberbauch. Nur bei einer Minderheit der HCV-Infizierten tritt eine akute Hepatitis mit Gelbsucht auf. Bei der Mehrzahl nistet sich das Virus als Dauergast ein. Bei rund einem Fünftel der chronisch Infizierten verläuft die Krankheit schwer: Zwanzig bis dreißig Jahre nach der Ansteckung bekommen sie eine Zirrhose und – sofern der Patient nicht vorher einem Leberversagen zum Opfer fällt – ein Leberzellkarzinom. «Pro Tag sterben weltweit mehr Patienten an den Folgen einer chronischen HCV-Infektion als im ganzen Jahr an den Folgen von Aids», veranschaulicht Professor Michael Peter Manns, Direktor der Abteilung Gastroenterologie und Hepatologie der Medizinischen Hochschule Hannover die Dimension der Gefahr.

Ein Dilemma ist, daß die Krankheit meist erst in einem späten Stadium erkannt wird. Das mindert die Aussichten auf Heilung erheblich. Denn je länger ein Patient mit HCV infiziert ist, desto schlechter spricht er auf eine Therapie mit Interferon an, dem einzigen derzeit erfolgverheißenden Medikament. Mit diesem Botenstoff des Immunsystems kann das Virus bei etwa 50 bis 60 Prozent der Patienten zurückgedrängt werden; die Leberwerte normalisieren sich. Allerdings erleiden mehr als 50 Prozent der Patienten einen Rückfall, schon kurz nachdem die Therapie abgesetzt worden ist. Bei 25 Prozent aller Patienten mit chronischer Hepatitis C gelingt es den Ärzten, das Virus mit Interferon langfristig zu eliminieren. Dadurch wird auch das Risiko, eine Leberzirrhose zu erleiden, deutlich vermindert. Hepatitis-C-Kranke, die bereits eine Zirrhose im frühen Stadium entwickelt haben, scheint eine niedrigdosierte Langzeitbehandlung mit Interferon vor einem Leberzellkarzinom bewahren zu können.

Ob die Patienten auf die Behandlung mit Interferon ansprechen, hängt nach neuen Erkenntnissen der Wissenschaftler davon ab, wie hoch die Viruskonzentration im Blut ist, mit welchem Subtyp des Hepatitis-C-Virus er infiziert ist und wie lange die Infektion zurückliegt. Patienten mit dem Subtyp HCV-1b – er ist in der Bundesrepublik am weitesten verbreitet – haben die geringsten Aussichten auf einen Erfolg der Interferontherapie. Die Lebertransplantation hat sich bei Patienten im fortgeschrittenen Stadium des Leberversagens als Fehlschlag erwiesen: Die Infektion greift binnen kurzem auch auf das neue Organ über.

Im Gegensatz zu Hepatitis A und B ist es nicht möglich, gegen HCV zu impfen. Wie viele andere Viren auch, ist das Hepatitis-C-Virus ein genetisches Chamäleon: Inzwischen lassen sich mindestens sechs Genotypen unterscheiden; selbst innerhalb eines einzelnen Individuums können verschiedene Varianten des Erregers entstehen. Die große genetische Wandlungsfähigkeit des Virus macht es den Forschern schwer, einen Impfstoff zu entwickeln.

Hepatitis D – lebensbedrohliche Superinfektion

Eine Lebererkrankung kann besonders schnell verlaufen und tödlich enden, wenn der Erreger der Hepatitis D (HDV), das «Deltavirus», zuschlägt. Der 1977 in Süditalien entdeckte Keim ist ein «defektes» Virus. Es kann sich nur vermehren und eine Krankheit erzeugen, wenn ihm der Hepatitis-B-Erreger dabei hilft.

Im westlichen Amazonasbecken beträgt die Durchseuchung mit HDV und HBV nahezu hundert Prozent und variiert zwischen zwanzig und achtzig Prozent in verschiedenen subtropischen Gebieten. Weitere Reservoire sind im asiatischen Teil der ehemaligen UdSSR nachgewiesen worden. In Europa und Nordamerika treten HDV-Infektionen häufig in städtischen Regionen bei Drogenabhängigen und Gefängnisinsassen auf, die gleichzeitig mit dem Hepatitis-B-Virus infiziert sind.

Steckt sich ein Mensch, der bereits das Hepatitis-B-Virus in sich trägt, mit dem Deltavirus an, verläuft seine Lebererkrankung schwerer. Einige Ausbrüche solcher «HDV-Superinfektionen» mündeten in der Vergangenheit häufig in fulminanter Hepatitis, vor allem in Westvenezuela, wo große Hepatitisepidemien die Yucpaindianer heimgesucht haben. Andere Ausbrüche einer schwerverlaufenden Hepatitis wurden in Kolumbien als «Santa-Marta-Hepatitis» und in Brasilien als «Labreafieber» beschrieben.

Neue Untersuchungen beim Menschen und beim Murmeltier haben ergeben, daß die HDV-Superinfektion bei über neunzig Prozent der Kranken einen chronischen Verlauf nimmt. Eine Impfung gegen die Hepatitis D gibt es bisher nicht. Ähnlich wie bei der chronischen Hepatitis B und C haben die Ärzte versucht, das Deltavirus mit Interferon zu bekämpfen. Allerdings hat sich diese Therapie als wenig erfolgreich erwiesen. Da eine chronische HDV-Infektion schnell in eine Zirrhose übergehen kann, ist in manchen Fällen die Transplantation die einzige Behandlungsmöglichkeit.

Hepatitis E – Gefahr für Schwangere

Bemerkbar machte sich das Hepatitis-E-Virus (HEV) erstmals im Jahr 1956, als in Indien eine zu diesem Zeitpunkt noch als «Non-A-Non-B-Hepatitis» bezeichnete Hepatitis ausbrach. Schon damals stellte sich heraus, daß für schwangere Frauen ein erhöhtes Risiko mit einer Sterblichkeitsrate von zwanzig Prozent besteht.

Es zeigte sich bald, daß das Hepatitis-E-Virus ebenso wie Hepatitis A durch verschmutztes Wasser, ungewaschenes Obst, rohes Gemüse oder unsauberes Geschirr auf fäkal-oralem Weg übertragen wird. In Asien, Afrika, Süd- und Mittelamerika sind Hepatitis-E-Epidemien in mehreren 100 000 Fällen aufgetreten. Von der akuten Erkrankung betroffen sind vor allem junge Erwachsene.

HEV-Infektionen brechen immer wieder in verslumten Stadtregionen, in Entwicklungsländern, aber auch auf dem Land aus. Acht der letzten zehn Hepatitisepidemien in Indien gehen nach Ansicht der Spezialisten auf das Konto des Hepatitis-E-Virus. Bisher können die Wissenschaftler zwei HEV-Genotypen unterscheiden: den Burma- und den Mexikostamm. Auch gegen Hepatitis E gibt es keinen Impfschutz, zur Vorbeugung ist es für Reisende wie Einheimische unerläßlich, die allgemeinen Hygieneregeln einzuhalten.

Hepatitis G – der jüngste Neuzugang

Der bislang «Jüngste» in der Hepatitisfamilie ist das im Frühjahr 1995 entdeckte Hepatitis-G-Virus (HGV). Daß es diesen Erreger geben müsse, vermuteten die Wissenschaftler schon seit rund dreißig Jahren. Indiz für seine Existenz war der Patient G. B. Er war an einer Leberentzündung erkrankt, hatte jedoch keinen der damals bekannten Hepatitiserreger im Körper. Da sich die Krankheit auf Affen übertragen ließ, glaubte Friedrich Deinhardt – damals Wissenschaftler an der Universität von Chicago –, daß ein neuer Erreger hinter der Krankheit stecke. Nach den Initialen des Patienten, aus dem der mutmaßliche Neuling stammte, nannte er ihn «GB-Virus».

Deinhardt, später Direktor am Münchner Max-von-Pettenkofer-Institut, gelang es zeit seines Lebens nicht, das Virus zu finden. Bis zu seinem Tod im Jahr 1992 jagte er ihm ohne Erfolg nach. Vorausschauend hatte er jedoch schon drei Jahrzehnte zuvor Blutproben des Patienten G. B. einfrieren lassen in der Hoffnung, das Virus mit moderneren Untersuchungsmethoden zu überführen. Sein Plan ging auf, wenn auch postum. Die «repräsentationalen Differenzanalyse» löste das Rätsel. Sie ist eine neue molekularbiologische Untersuchungsmethode, die es erlaubt, sehr geringe Mengen von Erbsubstanz aufzuspüren. 1995 konnte der Erreger enttarnt werden.

Viel mehr, als daß der Erreger existiert, wissen die Forscher allerdings noch nicht über das neue Mitglied der Hepatitisvirenfamilie. Wahrscheinlich sind ein bis zwei Prozent der Bevölkerung mit dem Hepatitis-G-Virus infiziert. Klarheit über die möglichen Übertragungswege gibt es noch nicht. Der Erreger kann offenbar durch Blut und Blutprodukte weitergegeben werden. Als Hinweis auf eine mögliche Infektion durch sexuelle Kontakte gilt die Tatsache, daß homosexuelle Männer häufig mit Hepatitis G infiziert sind. In den Vereinigten Staaten wurden bei über einem Prozent sonst gesunder Blutspender Virusbestandteile im Blut gefunden. Erste vorläufige Befunde zeigen ähnlich hohe Virusträgerraten bei deutschen Blutspendern. Daten des Pettenkofer-Instituts deuten darauf hin, daß etwa vierzig Prozent aller Junkies, die sich intravenös Drogen spritzen, den Erreger im Blut haben.

In einem noch unbekannten, vermutlich eher kleinen Prozentsatz löst das Hepatitis-G-Virus akute Leberentzündungen aus. Ob eine chronische Infektion mit dem Hepatitis-G-Virus die Ursache von Leberzirrhose, Leberzellkrebs oder anderen Gesundheitsstörungen sein kann, ist derzeit noch unklar. Es gibt einige Hinweise darauf, daß eine zusätzliche Infektion mit dem Hepatitis-G-Virus bei gleichzeitiger Ansteckung mit einem anderen Hepatitisvirus das Krankheitsbild verschlechtert. Das Berliner Robert Koch-Institut erklärt: «Wegen der weiten Verbreitung des Hepatitis-G-Virus in der Bevölkerung besteht Forschungsbedarf.» Methoden zur Diagnose müssen entwickelt, die Übertragungswege durchschaut und der natürliche Verlauf einer HGV-Infektion in Langzeitstudien geklärt werden.

Ob HGV das letzte Mitglied der vielköpfigen Virusfamilie bleiben wird, die dem Menschen eine Leberentzündung beschert, wird die Zukunft zeigen. «Die modernen virusserologischen und molekularbiologischen Untersuchungsverfahren haben unser Wissen über diese uralte Seuche der Menschheit in den letzten dreißig Jahren gewaltig erweitert», schreibt der Münchener Hepatitisspezialist Professor Josef Eisenburg. Dieses Wissen habe jedoch an einem nichts geändert: Die wahre Bedeutung der Seuche sei in das Bewußtsein der Bevölkerung noch immer kaum vorgedrungen.

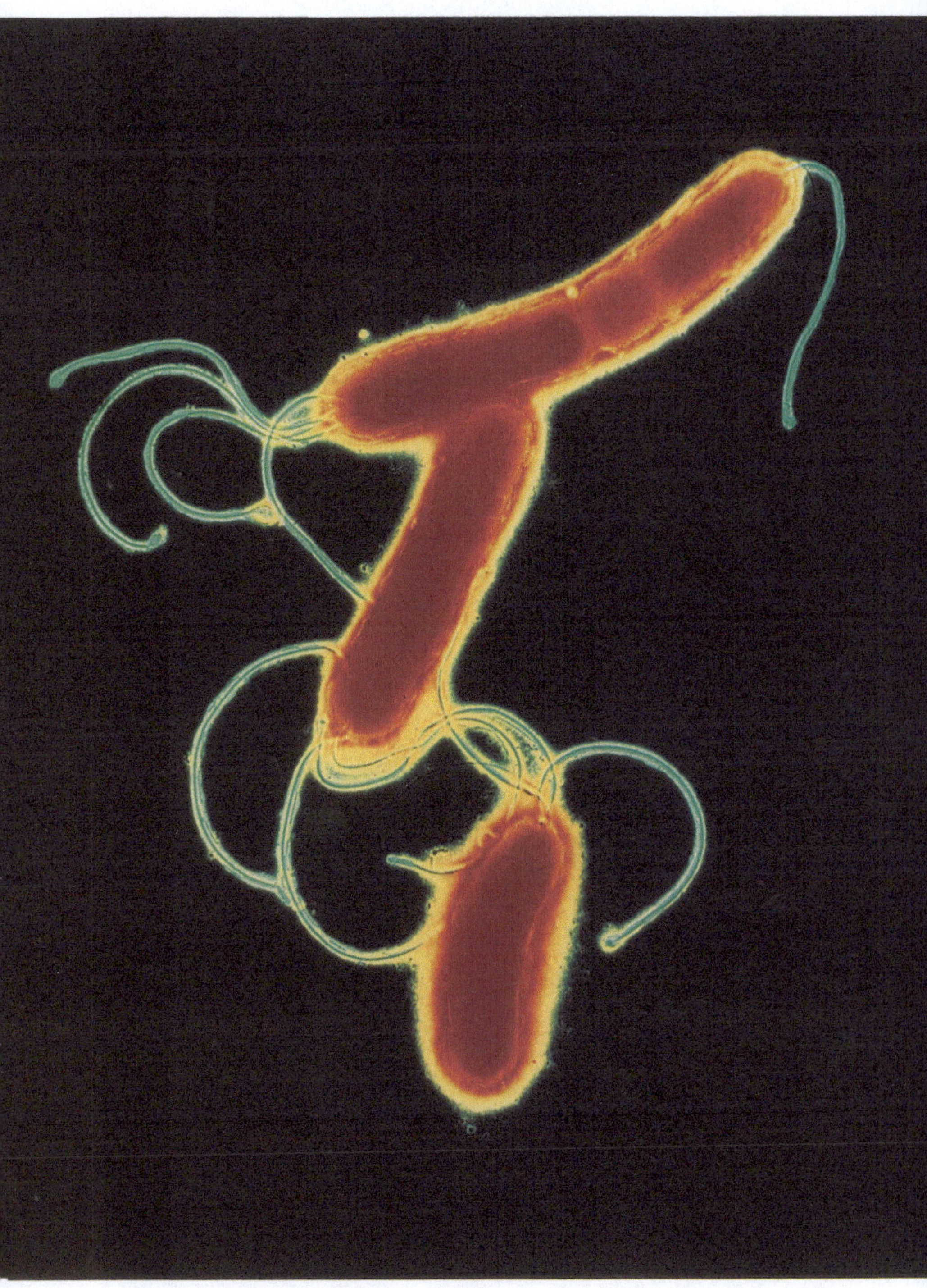

Das korkenzieherartige Bakterium Helicobacter pylori lebt im Magen jedes zweiten Menschen. Es kann Magen- und Darmgeschwüre verursachen und soll die Entstehung von Magenkrebs begünstigen.

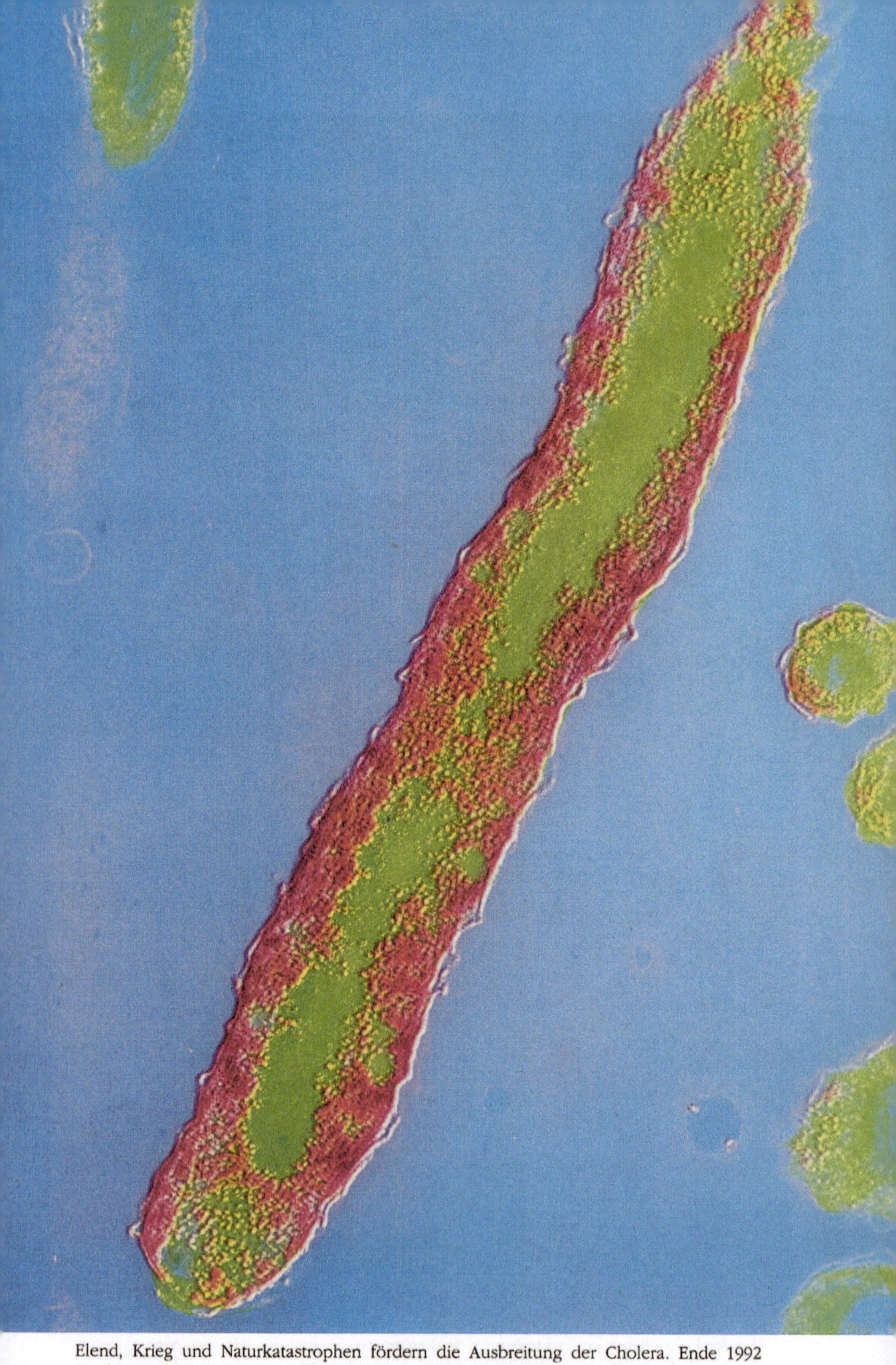

Elend, Krieg und Naturkatastrophen fördern die Ausbreitung der Cholera. Ende 1992 tauchte in Asien eine neue gefährliche Variante des Durchfallerregers Vibrio cholerae auf.

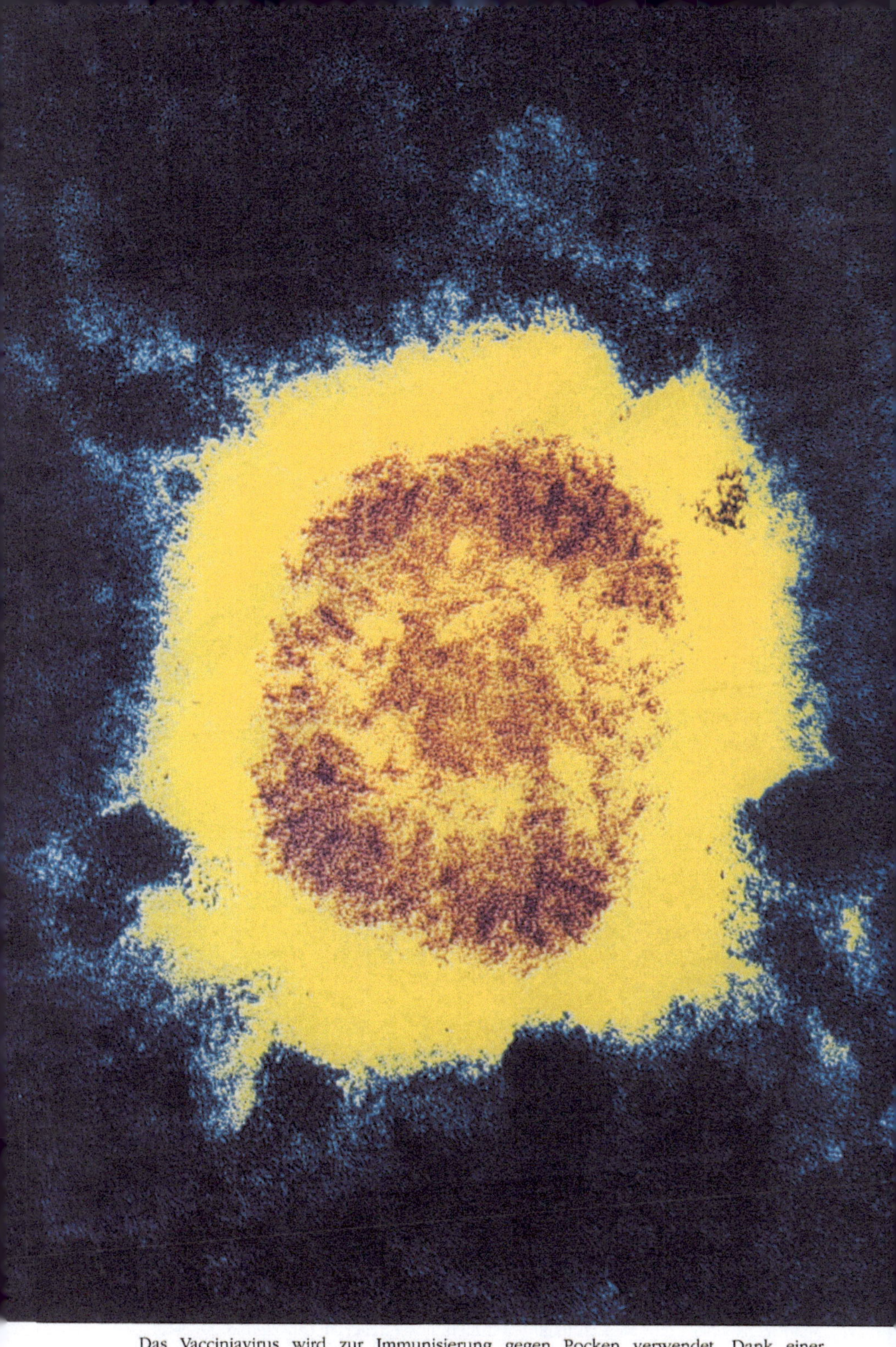

Das Vacciniavirus wird zur Immunisierung gegen Pocken verwendet. Dank einer Impfkampagne der Weltgesundheitsorganisation (WHO) sind die Pocken in den siebziger Jahren verschwunden.

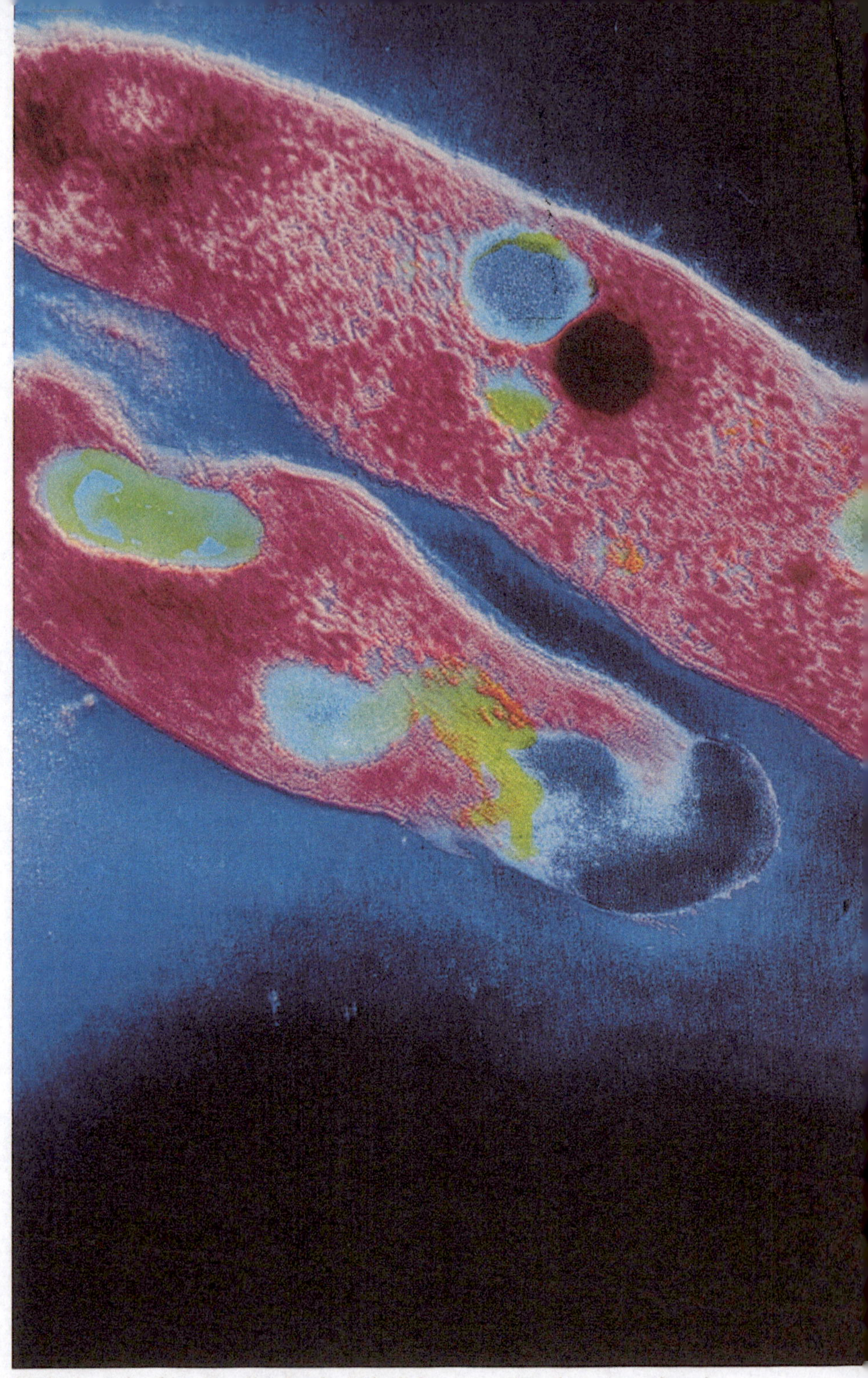

Mindestens jeder dritte Mensch trägt den Tuberkuloseerreger Mycobacterium tuberculosis in sich. Fast drei Millionen Erwachsenen bringt der heimtückische Keim jährlich den Tod.

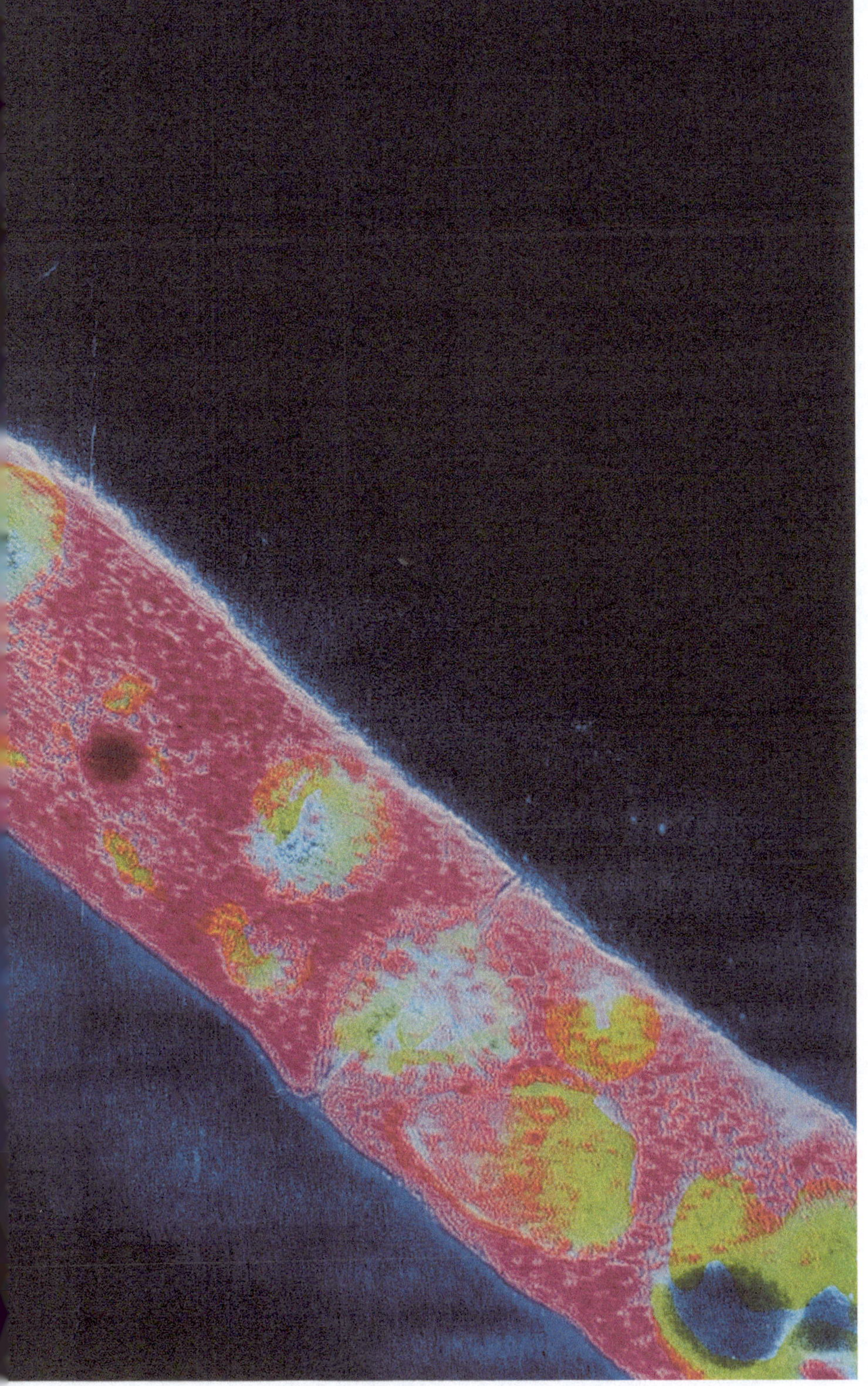

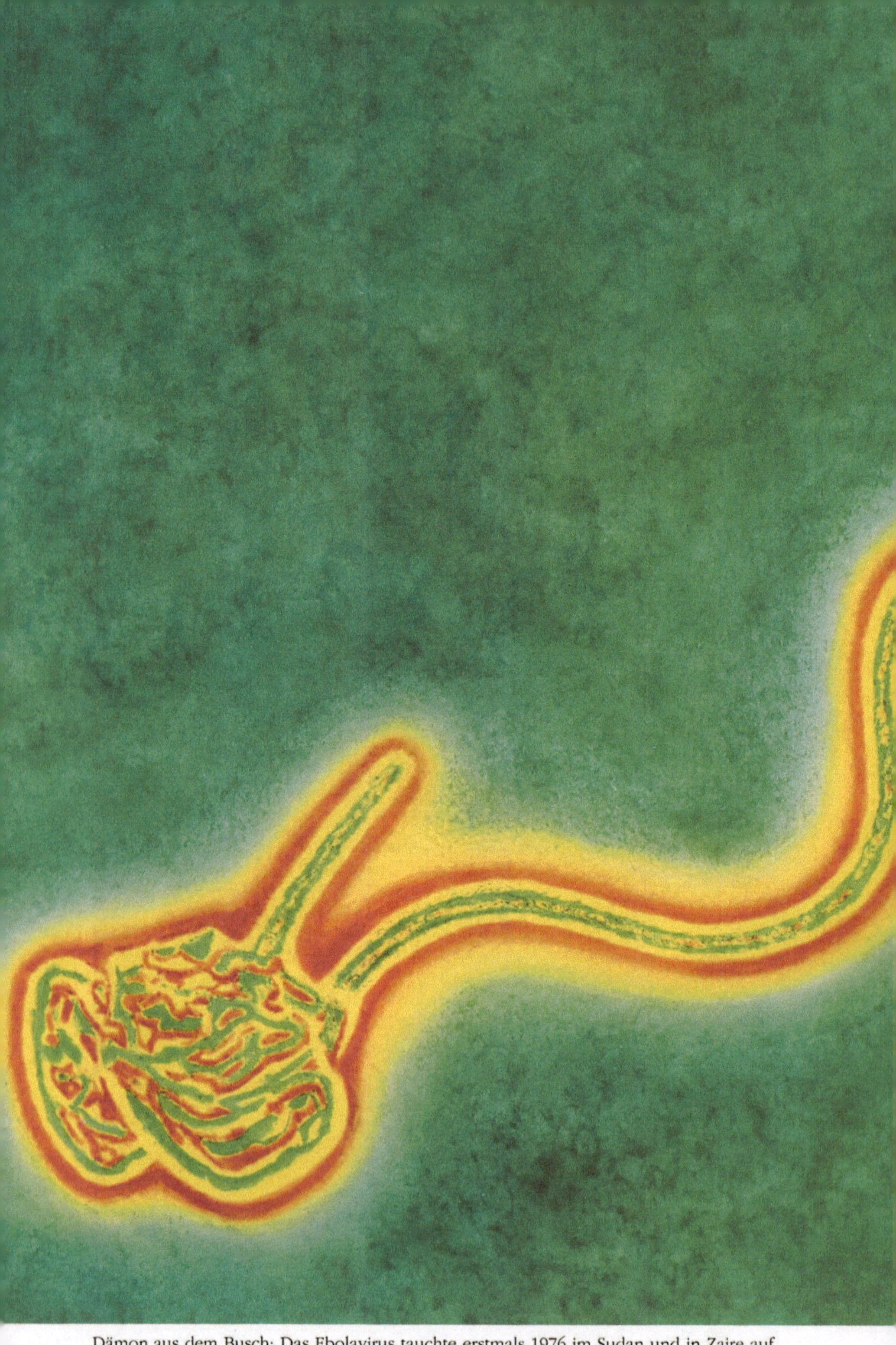

Dämon aus dem Busch: Das Ebolavirus tauchte erstmals 1976 im Sudan und in Zaire auf. Die von der Mikrobe heimgesuchten Menschen sterben qualvoll an inneren und äußeren Blutungen.

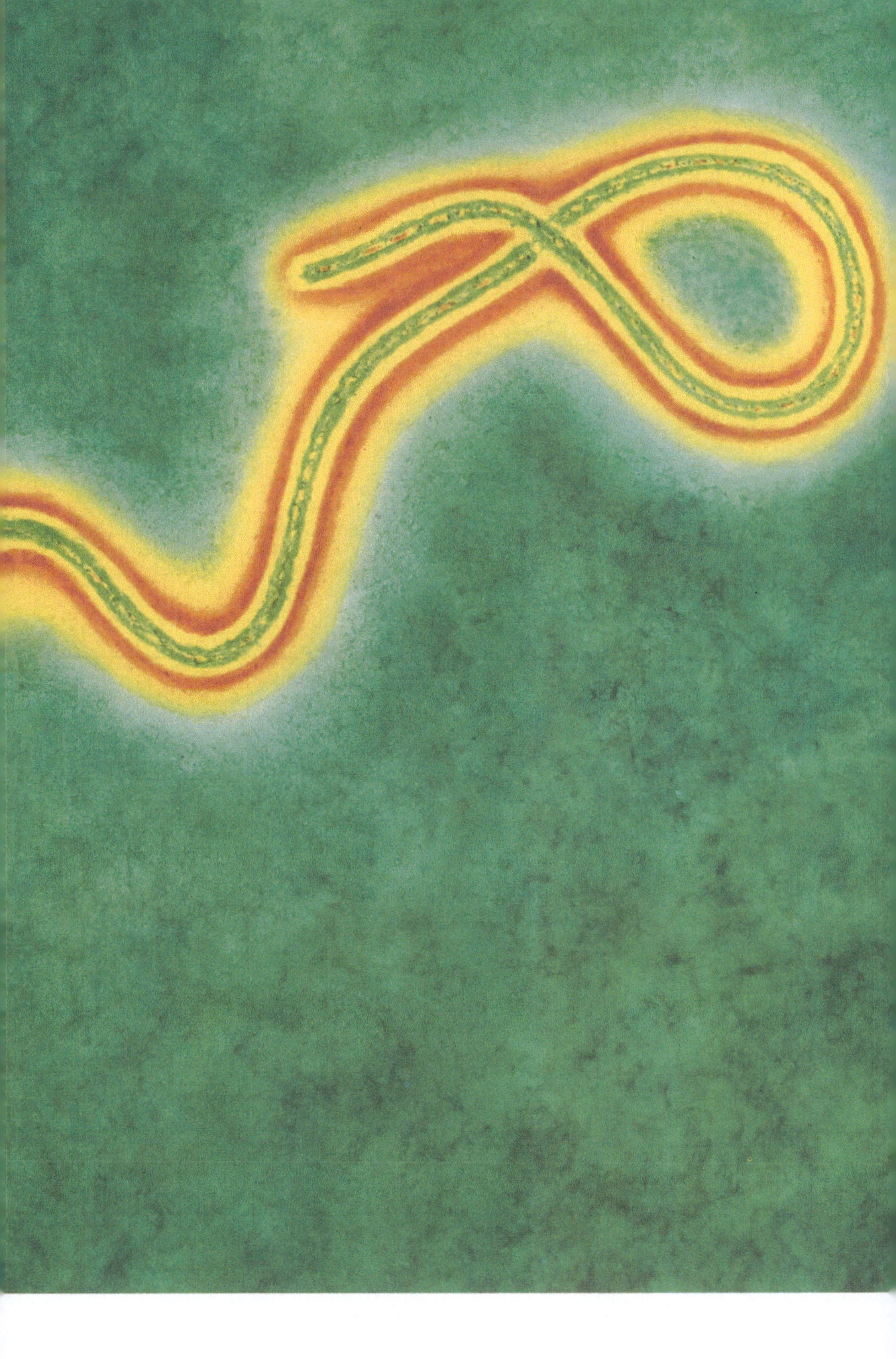

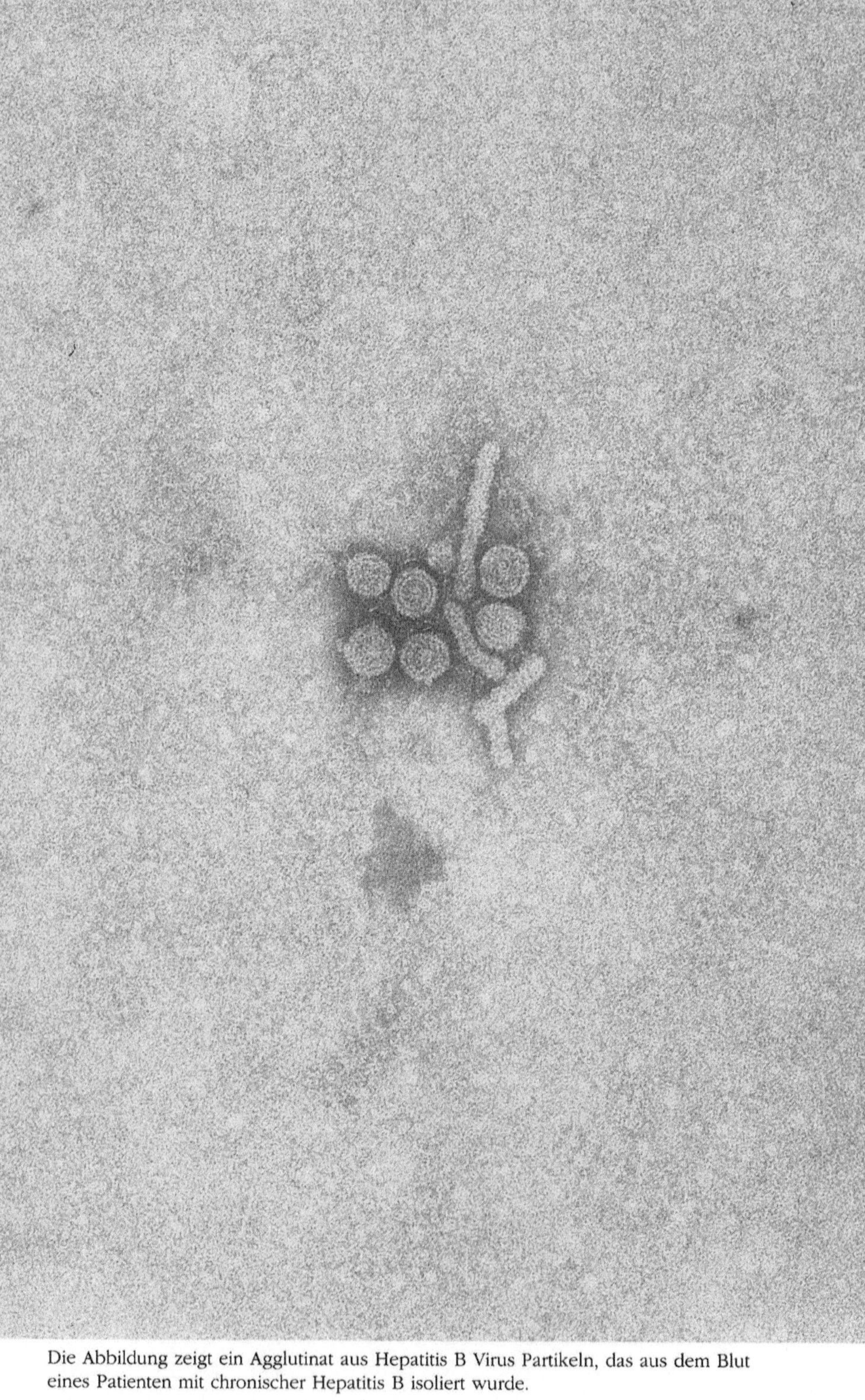

Die Abbildung zeigt ein Agglutinat aus Hepatitis B Virus Partikeln, das aus dem Blut eines Patienten mit chronischer Hepatitis B isoliert wurde.

Neue Schrecken

Verhängnisvolle Immunschwäche

Aids

Im Mai des Jahres 1980 suchte ein junger Mann das Mount Sinai Medical Center in New York auf. Er konnte sich kaum auf den Beinen halten und klagte über eine Reihe merkwürdiger Symptome: Schmerzen im Körper, Schweißausbrüche, Brennen in Mund, Speise- und Luftröhre, Gleichgewichtsstörungen, Fieber, Müdigkeit und Abgeschlagenheit. Nur mühsam, mit schwacher Stimme und langen Pausen konnte er den Klinikärzten seine Beschwerden schildern.

Er war kurzatmig, extrem abgemagert, seine Haut übersät mit violett verfärbten, teilweise blutenden Knötchen. Monatelang war er von seinem Hausarzt wegen unklaren Fiebers, unerklärlicher Lymphknotenschwellung, seltsamen Hautausschlägen, Gewichtsverlust, Durchfall, Husten und Entkräftung behandelt worden – allerdings ohne eigentliche Diagnose.

Die Krankheit, an der der junge Mann litt, wußten auch die Ärzte im Krankenhaus nicht zu benennen. Sie fanden Bakterien in seiner Lunge, Pilze im Darm, seinen «Hautausschlag» identifizierten sie als Kaposi-Sarkom, einen bösartigen Hauttumor. Der Patient durchlitt mehrere Monate intensiver und verzweifelter Behandlung und starb schließlich, ohne daß die Ärzte die Ursache der Erkrankung gefunden hatten. Der Epidemiologe Michael Koch erinnert sich: «Nur wer das Gras wachsen hörte, konnte damals als behandelnder Arzt verstehen, daß er gerade Zeuge von Ereignissen geworden war, die bald unüberschaubare Folgen haben sollten.»

Das Krankheitsbild des jungen Manns, der seinem geheimnisvollen Leiden erlag, gilt als vermutlicher Anfang des klinisch «sichtbaren Teils» einer neuen Seuche, für die in der medizinischen Literatur erstmals am 10. Dezember 1981 die Bezeichnung «schwere erworbene Immunschwäche» auftauchten sollte.

Eine Krankheit wird entdeckt

Im Lauf dieses Jahres war immer deutlicher geworden, daß etwas
Merkwürdiges im Gang war: Am 5. Juni 1981 berichtete die amerikanische Seuchenkontrollbehörde in Atlanta in ihrem Bericht, dem «Morbidity and Mortality Weekly Report», von den ersten fünf Fällen einer
bemerkenswerte Serie: Aufmerksame Ärzte hatten der Zentralbehörde
gemeldet, daß eine sonst kaum vorkommende Lungenentzündung, der
«Pneumocystis carinii Pneumonie», aufgetreten sei. Der Erreger dieser
Lungenentzündung, der Einzeller Pneumocystis carinii, lebt mit dem
Menschen, erzeugt jedoch nur selten eine Krankheit. Es sei denn, die
körpereigene Abwehr ist geschwächt – etwa bei Transplantationspatienten, deren Immunsystem massiv mit Medikamenten gehemmt
wird, um zu verhindern, daß es das verpflanzte Organ abstößt. Keiner
der fünf Patienten, von denen die US-Seuchenkontrollbehörde erstmals
in ihrem Mitteilungsblatt berichteten, hatte jedoch immununterdrükkende Arzneimittel erhalten. Es handelte sich bei allen um zuvor gesunde junge Männer, bei denen man eigentlich eine starke körpereigene
Abwehr erwartet hätte. Gemeinsam war ihnen, daß sie aus Los Angeles
stammten und homosexuell waren.

Nur knapp einen Monat später, am 3. Juli 1981, meldeten die CDC
eine weitere beunruhigende Häufung: In einem Zeitraum von nur 30
Monaten waren 26 Fälle des Kaposi-Sarkoms registriert worden. Bei
Menschen unter sechzig Jahren und ohne bekannten Immundefekt
wurde in den Vereinigten Staaten bis dahin statistisch weniger als ein
Fall pro Jahr gezählt. Jetzt aber waren junge, männliche Homosexuelle
in New York und Kalifornien daran erkrankt. Von den Patienten mit
Kaposi-Sarkom litten einige zusätzlich an der Pneumocystis-Pneumonie und anderen Infektionen, die ebenfalls symptomatisch waren für
ein geschwächtes Immunsystem: Pilzbefall der Mundschleimhaut, verbreitete Infektionen mit dem Cytomegalievirus und chronische, von
Herpesviren hervorgerufene Hautschäden im Analbereich.

Bei allen diesen Patienten beobachteten Ärzte und Wissenschaftler
immer wieder eine bedeutsame Übereinstimmung: Ihre T-Helferzellen – die eine zentrale Rolle bei der Abwehr von Krankheitserregern
spielen – funktionierten nicht. 1982 setzte sich die Erkenntnis durch,
daß es die Menschheit mit einer neuen Krankheit zu tun hatte, die als

charakteristische Symptome ein stark geschwächtes Immunsystem, damit verbundene Infektionen und Krebserkrankungen ausprägt: Aids. Das Kürzel bedeutet Acquired Immune Deficiency Syndrome, ins Deutsche übersetzt: Erworbene Immunschwäche.

Wie ausschließlich die Krankheit zunächst mit homosexuellen Männern verknüpft wurde, macht ihre erste Bezeichnung deutlich: GRID für Gay Related Immune Deficiency («gay» bedeutet homosexuell). Schnell stellte sich jedoch heraus, daß Aids keineswegs auf eine Personengruppe begrenzt war. Zu den Betroffenen gehörten die Sexualpartner homosexueller Männer, Empfänger von Bluttransfusionen, Bluterkranke, denen häufig Blutprodukte verabreicht wurden, und Fixer. Im Januar 1983 berichteten Wissenschaftler erstmals über die heterosexuelle Übertragung von Aids auf die Partner von Drogensüchtigen.

Während man in den Vereinigten Staaten anfangs ungefähr 1 Aidsfall pro Woche registriert hatte, war die Ziffer schon 1982 auf 10 Fälle pro Woche gestiegen. 1985 entdeckte man rund 200 neue Patienten wöchentlich, die Zahl der Betroffenen schien unaufhaltsam zu wachsen. In fast allen Ländern der Welt diagnostizierten die Ärzte Aidserkrankungen. Alle diese beunruhigenden Beobachtungen führten zu der gleichen Schlußfolgerung: In Genitalflüssigkeiten und Blut breitete sich ein übertragbarer Erreger aus. Jetzt begannen mehrere Labors weltweit, die Blutproben von Aidspatienten zu untersuchen. Das Ziel der Wissenschaftler war, den Erreger der neuen tödlichen Krankheit dingfest zu machen.

Die Jagd nach dem Erreger

Dies gelang so schnell wie nie zuvor in der Geschichte der Medizin: In den Jahren 1982 bis 1984, nur kurze Zeit nach der ersten Beschreibung der rätselhaften Krankheit, isolierten der französische Virologe Luc Montagnier vom Institute Pasteur in Paris und sein amerikanischer Kollege Robert Gallo von den Nationalen Gesundheitsinstituten in Bethesda ein Virus. In internationaler Übereinkunft erhielt der neue Erreger den Namen «Human Immunodeficiency Virus», abgekürzt HIV, zu deutsch: menschliches Immunschwächevirus.

Erste, mit Hilfe eines Elektronenmikroskops erstellte «Fahndungsfotos» zeigen die HI-Viren als winzige, genoppte Kügelchen mit kegel-

artigem Kern, ertappt in dem Augenblick, in dem sie aus einer befallenen Immunzelle ausschwärmten, um sich auf die Suche nach neuen
Opfern zu machen. Damit war der Feind identifiziert, der Kampf gegen
den Erreger konnte beginnen. Robert Gallo kurz nach seiner Entdekkung: «Wir kennen das Molekül, und wir wissen, wie und wo es in die
menschliche Zelle eindringt.» Die Grundlage für jeden Versuch, einen
Impfstoff oder ein Heilmittel zu entwickeln, schien gegeben. Es sah so
aus, als könnten die Forscher die neue Seuche schnell in den Griff
bekommen. Das HI-Virus sollte sie eines Besseren belehren.

Die Wissenschaftler mußten bald erkennen, daß sie es mit einem
besonders raffinierten Gegner zu tun haben. Denn der neue Erreger
entpuppte sich als Retrovirus – ein besonders tückischer Vertreter der
Virenfamilie. Und das will etwas heißen, denn die anderen Viren sind
dem Menschen auch nicht gerade wohlgesonnen. Viele Dutzend Plagen werden von Viren hervorgerufen – harmlose wie Schnupfen, lästige wie Herpes und Grippe, die Kinderkrankheiten Masern, Röteln und
Windpocken, schließlich auch gefährliche wie Kinderlähmung und
Pocken. Von den anderen Mikroorganismen – Bakterien, Pilzen und
Einzellern – unterscheiden sich die Viren durch ihre Winzigkeit und
die Armseligkeit ihrer Ausstattung. Im Grunde sind sie nicht viel mehr
als notdürftig verpackte Gene.

Der Göttinger Nobelpreisträger Manfred Eigen schreibt: «Viren
stehen an der Grenze zwischen Nichtleben und Leben.» Denn aus
eigener Kraft gelingt es ihnen nicht, sich zu vermehren. Sie mißbrauchen dazu die Lebensmaschinerie einer Zelle – im Fall von HIV so
lange, bis der Wirt an der aufgezwungenen Virenproduktion zugrunde gegangen ist.

Zellpiraten mit perfider Technik

Das Aidsvirus ist rund hundert Nanometer groß, mißt also den zehntausendsten Teil eines Millimeters. Es besteht aus einer äußeren, runden Hülle, aus der 72 eigenartige Noppen herausragen. Im Inneren
dieser Verpackung findet sich ein kegelförmiges Gebilde, der Viruskern. In ihm verborgen ist die genetische Information des Virus, gespeichert als Ribonukleinsäure (RNS).

Bei den Noppen handelt es sich um Rezeptormoleküle. Mit ihrer Hilfe heftet sich das Virus an sein Opfer, eine T-Helferzelle des menschlichen Immunsystems. Sobald der Pirat in die Zelle eingedrungen ist, entfaltet er eine rege Aktivität. Zunächst wandelt das Virus seine RNS in DNS um, den Träger der menschlichen Erbinformation. Der Name «Retrovirus» bezieht sich auf diesen Vorgang: Die Information aus der RNS wird in die DNS «zurückgeschrieben». Dies gelingt dem Aidsvirus dadurch, daß es eine Art Dolmetscher mitbringt, ein Enzym mit dem Namen «Reverse Transkriptase».

Dieses Enzym ist eine Spezialität der Retroviren. Die amerikanischen Molekularbiologen Howard Temin und David Baltimore haben es in anderen Mitgliedern der eigentümlichen Virenfamilie gefunden. Sie erhielten dafür im Jahr 1975 den Nobelpreis. Ihre Entdeckung widerlegte das bis dahin geltende Dogma der Molekularbiologie, wonach die genetische Information ausschließlich in eine Richtung fließe, nämlich von der DNS über die RNS zum Protein. Die Retroviren bewiesen der verblüfften Wissenschaftlergemeinde, daß es auch andersherum geht.

Nachdem mit Hilfe der Reversen Transkriptase die viruseigene Gensprache in die der menschlichen Zelle übersetzt ist, kann der freche Eindringling seine Gene einem Kuckucksei gleich direkt in die menschlichen Zellgene einbauen – das menschliche Immunsystem erkennt den Feind nicht mehr. Zusätzlich unterlaufen die HI-Viren das Abwehrsystem, indem sie sich ausgerechnet in den T-Helferzellen verschanzen: jenen Zellen, welche die Abwehr von Viren dirigieren. So kommt es, daß die Abwehrzellen das eigene Unheil ausbrüten. Die Virusgene nisten sich in deren Kern ein und verwandeln die sonst so aufmerksamen Körperpolizisten in tickende Zeitbomben. Denn früher oder später übernehmen die Virusgene das Kommando. Sie zwingen die Zelle, entgegen ihren Lebensinteressen immer neue Viren zu produzieren. So ruiniert das Virus seinen Wirt. Erst stirbt die Zelle, dann der Mensch.

Die Krankheit Aids

Das Desaster beginnt normalerweise mit Beschwerden, die denen einer Grippe ähneln. Die Infizierten leiden an Fieber, Nachtschweiß,

Schwächegefühl, Magen-Darm-Problemen und Kopfschmerzen. Die Symptome verschwinden nach einigen Tagen wieder. Das Virus breitet sich jedoch unbemerkt im Körper aus. Von der Infektion bis zum Ausbruch der Aidserkrankung kann es lange dauern. Wie lange, können die Ärzte nicht vorhersagen: Möglich sind sieben bis neun Jahre oder noch mehr.

Bei HIV-Infizierten sinkt die Zahl der T-Helferzellen, kaum merklich zwar, doch unaufhaltsam. In jedem Kubikmillimeter Blut eines Gesunden schwimmen 800 bis 1000 T-Helferzellen. Bei Menschen, die sich mit HIV infiziert haben, aber noch keine Symptome zeigen, liegt dieser Wert bei 200 bis 500. Fällt die Zahl unter 200, besteht das Risiko einer Pneumocystisinfektion. Unterschreitet die Zahl der T-Helferzellen die magische Schwelle von 100 pro Kubikmillimeter, beginnt das Endstadium, die Krankheit Aids.

Bei manchen Aidspatienten sind überhaupt keine T-Helferzellen mehr zu finden; das Immunsystem ist zusammengebrochen. Die Erkrankten infizieren sich deshalb mit sogenannten «opportunistischen», das heißt bei intaktem Immunsystem relativ harmlosen, Erregern. Viele entwickeln ein Kaposi-Sarkom, oft entsteht eine Hirnhautentzündung. Die Patienten sterben somit letztendlich an einem Tumor oder an Infektionen mit Bakterien, Viren oder Parasiten.

Inzwischen wissen die Forscher, daß zwei verschiedene Retroviren Aids beim Menschen hervorrufen können. 1986 entdeckten die Virologen neben HIV-1 noch HIV-2. Es wurde ursprünglich aus westafrikanischen Patienten isoliert und ist dort auch am weitesten verbreitet. Möglicherweise sind die Krankheitssymptome bei HIV-2 schwächer. HIV-1 dominiert in Zentralafrika und der übrigen Welt. Von HIV-1 gibt es neun Subtypen mit unterschiedlicher regionaler Verbreitung. In Afrika existieren alle Subtypen, auf den anderen Kontinenten findet man dagegen nur jeweils eine oder zwei Varianten. In Europa herrscht zum Beispiel der Subtyp B vor. Von allen Retroviren, die bislang untersucht wurden, sind HIV-1 und HIV-2 die kompliziertesten.

Über ihre Herkunft gibt es nur Spekulationen. Manche Wissenschaftler glauben, HIV-1 und HIV-2 könnten in Afrika aus Affenretroviren entstanden sein. Beide Typen sind verwandt mit dem Affen-Immunschwäche-Virus SIV. In natürlichen Populationen der Grünen Meerkatze – in der zentralafrikanischen Savanne lebende Affen – sind dreißig bis siebzig Prozent mit SIV infiziert. Aber das Virus erzeugt bei ihnen, soweit man weiß, keine Krankheit.

Epidemiologen vermuten, daß die ersten Menschen vor mehr als zwanzig, aber weniger als hundert Jahren angesteckt worden sein könnten. Vom Tier zum Menschen könnte das Virus durch rituelle Bräuche übergewechselt sein, bei denen Menschen frisches Affenblut injiziert bekommen. Antikörper gegen HIV entdeckte man in tiefgefrorenen Blutproben aus Zaire von 1959 und aus den Vereinigten Staaten von 1968 – das sind die ältesten Hinweise, daß das Virus damals bereits im Umlauf war.

Besonders gefährliche Superviren?

Als vermeintliches Supervirus machte der HIV-1-Subtyp E im Herbst 1995 Schlagzeilen. Plötzlich rückte die beinahe in Vergessenheit geratene Angst vor Aids wieder in die öffentliche Diskussion. Die Nachricht: Ein besonders gefährliches Virus mit 500fach erhöhtem Anstekkungsrisiko sei von Sextouristen aus Thailand nach Deutschland eingeschleppt worden und drohe, eine Epidemie unter Heterosexuellen auszulösen. Die über die Medien verbreitete eindringliche Warnung ging auf eine These des bekannten amerikanischen Virologen Max Essex zurück. Er glaubt, daß es nicht nur eine, sondern zwei unterschiedliche Aidsepidemien gibt. Während die westliche Variante in Europa und den Vereinigten Staaten vor allem Drogenabhängige und Homosexuelle gefährde, raffe die andere in Südostasien und Afrika jedes Jahr mehr Menschen dahin, die sich heterosexuell infiziert hätten.

Seine Behauptung hat der Harvard-Wissenschaftler mit Untersuchungen untermauert, in denen er den im Westen verbreiteten Subtyp B mit dem Subtyp E verglich, der erstmals in Thailand beschrieben wurde und dort auch hauptsächlich vorkommt. Während B vor allem über die Blutbahn übertragen wird, glaubt Essex bei HIV-1 E an eine Verbreitung über die Schleimhäute. Das zumindest legen seine Experimente mit Zellkulturen nahe.

Für brisant hält der Virologe seine Ergebnisse aber aus einem anderen Grund: In den Vereinigten Staaten und Europa infizieren sich etwa zehn Prozent beim heterosexuellen Geschlechtsverkehr; in Thailand sind es neunzig Prozent der HIV-Positiven. Ist Typ E also das gefürchtete Heterosexuellenvirus? Wird es anders oder gar schneller übertragen? Schleppen Sextouristen das Supervirus um die Welt?

Essex' Schlußfolgerungen sind unter Aidsexperten äußerst umstritten und werden nach dem gegenwärtigen Kenntnisstand als spekulativ bewertet. Die Hinweise auf eine größere Gefährlichkeit des Subtyps E beruhen auf einer schwachen Datenbasis und auf Ergebnissen von Versuchen im Reagenzglas. Es besteht nach Auffassung namhafter Epidemiologen keine Notwendigkeit, die raschere Ausbreitung von HIV in Entwicklungsländern mit besonderen Übertragungseigenschaften dort zirkulierender Virusvarianten zu erklären. Sie läßt sich plausibel auch auf unterschiedliche soziale, kulturelle und wirtschaftliche Bedingungen und deren Auswirkungen auf sexuelle Risikokontakte zurückführen. Gegen die Theorie des aggressiven Supervirus sprechen auch Studien an heterosexuellen Paaren, bei denen nur ein Partner infiziert ist. Sie zeigen bei Subtyp E in Thailand keine höheren Infektionsraten als bei amerikanischen Paaren mit der Variante B im Blut.

So gilt nach wie vor unverändert, was schon seit langem bekannt ist: Die sexuelle Übertragung von HIV erfolgt durch Kontakt virushaltiger Körperflüssigkeiten wie Sperma, Vaginalsekret und Blut mit Schleimhäuten. Aus diesem Grund raten die Experten, bei Sexualkontakten Kondome zu benutzen. Die Viruskonzentration im Speichel, in der Tränenflüssigkeit oder im Nasensekret reicht dagegen für eine Infektion nicht aus – HIV wird also weder durch Küssen noch durch Schnupfen, noch durch Tröpfcheninfektion übertragen. Dies trifft für alle Virustypen zu.

Daß der Subtyp E aus seinem Ursprungsland Thailand in andere Regionen der Welt verschleppt wird, gilt als gesichert. Der Sextourismus trägt seinen Teil dazu bei: Etwa 300000 Prostitutionstouristen allein aus Deutschland reisen jährlich nach Thailand. Nach einer Studie der Freien Universität Berlin nehmen viele das Risiko einer HIV-Infektion in Kauf – nur fünfzig Prozent benutzen Kondome. Sowohl in Deutschland als auch in England und in den Vereinigten Staaten ist der Subtyp E bereits aufgetaucht. Auch bei Soldaten, die mit den UN-Friedenstruppen in Kambodscha stationiert waren, wurden solche Infektionen nachgewiesen. Eine weltweite Vermischung der Subtypen könnte Konsequenzen für die Impfstoffentwicklung haben. Denn der Schutz nur vor der regional dominierenden Variante könnte dann nicht mehr genug sein.

Wandlungsfreudige Überlebenskünstler

Die Impfstoffentwicklung gestaltet sich ohnehin schwierig genug. Optimistisch hatte Margaret Heckler, die damalige amerikanische Gesundheitsministerin, im Jahr 1984, kurz nach der Entdeckung des Virus, verkündet: «In zwei Jahren ist der Impfstoff da.» Doch trotz intensiver Forschung ist eine Vakzine auch mehr als ein Jahrzehnt später nicht in Sicht. Und so mancher Experte glaubt, daß es nie einen Impfstoff gegen Aids geben wird. Das Problem ist die chamäleongleiche Wandlungsfähigkeit der Viren – eine ihrer unberechenbaren Waffen.

HIV ist wahrscheinlich das Virus mit der größten Formenvielfalt. Unterschiedliche genetische Varianten tauchen nicht nur in einer Region oder bei verschiedenen Personen auf. Sie finden sich auch in jedem einzelnen Patienten. Die Forscher gehen davon aus, daß unvorstellbare zehn hoch sechs verschiedene HIV-Varianten in einem Betroffen nebeneinander vorkommen.

Diese enorme Wandlungsfähigkeit verdanken die Viren ihrem «Übersetzer», der Reversen Transkriptase, die es mit ihrer Arbeit nicht sonderlich genau nimmt. Während das Enzym die virale Erbinformation in die menschliche umschreibt, verhaut es sich durchschnittlich einmal pro 10000 Buchstaben. Da jedes Virus mit etwa 10000 RNS-Buchstaben auskommt, enthält es also im Mittel einen genetischen Webfehler, eine Mutation. Wenn man bedenkt, daß täglich Millionen von Viren entstehen, wird klar, warum immer neue, im Kampf gegen das Immunsystem besonders tüchtige oder gut getarnte Virusvarianten auftauchen. Ein einzelner Impfstoff, der den Organismus anregen soll, seine Abwehrkräfte gegen den Erreger zu mobilisieren, wird deshalb kaum gegen alle HIV-Varianten zugleich schützen können.

Die Körperabwehr, die gleich nach der Infektion maßgeschneiderte Antikörper und Immunzellen gegen die Eindringlinge mobilisiert, steht bald einem ganzen Volk verschiedenartiger Viren gegenüber. Immer wieder entgehen einzelne Virusmutanten ihrer Attacke. Das Immunsystem vermag der Virenvielfalt fünf, zehn oder gar fünfzehn

Jahre standzuhalten. Dann kapituliert es vor der Heerschar unterschiedlicher Gegner. Ein dauerhaft wirksamer Impfstoff müßte die Aufmerksamkeit des Immunsystems auf jene Bestandteile der Viren lenken, die für dessen Vermehrung zuständig sind und somit auf jeden Fall konstant bleiben. Zusätzlich kompliziert wird die Entwicklung eines HIV-Impfstoffs dadurch, daß das Virus wahrscheinlich vorwiegend in Zellen verpackt übertragen wird und sich dann durch Zell-Zell-Interaktionen ausbreitet, ohne daß jemals ein freies Virus auftritt. Dieser Infektionsmodus macht HIV zu einem Trojanischen Pferd, das vom Immunsystem nicht angegriffen wird.

Wege der Impfstofforschung

Ein grundsätzlich denkbarer Weg zum ersehnten Impfstoff besteht darin, das Immunsystem durch einen HIV-ähnlichen, aber harmlosen Fremdorganismus zu provozieren. Doch bislang ist eine ungefährliche Variante des HI-Virus nicht bekannt. Theoretisch ist es auch möglich, das Immunsystem mit Hilfe eines Virus herauszufordern, das zuvor durch chemische Behandlung geschwächt wurde. Bei einem derartigen Versuch impften Wissenschaftler Affen mit einem entkräfteten HI-Virus. Prompt entwickelten die Tiere Antikörper gegen SIV, das Affenaidsvirus.

Mit der Impfung verbindet sich jedoch ein hohes Risiko: Behält auch nur ein einziges Virus trotz chemischer Behandlung seine Schlagkraft, kann die Krankheit ausbrechen – nicht trotz, sondern wegen der Impfung.

Das Virus läßt sich auch schwächen, indem ihm die Wissenschaftler mit molekulartechnischen Methoden besonders gefährliche Gene entnehmen, etwa das sogenannte «nef-Gen». Ein so beschnittenes Virus entfaltet seine tödliche Kraft nicht mehr und könnte dennoch eine komplette Immunabwehr im Geimpften in Gang setzen.

Ein weiterer Ansatz versucht, nicht das gesamte Virus, sondern Bruchstücke seiner Hülle zur Impfstoffentwicklung zu nutzen. Die Hülle enthält bestimmte Strukturen, die das Immunsystem des infizierten Organismus alarmieren und veranlassen können, Antikörper zu bilden. Dieses Prinzip nutzen die Forscher auch in Versuchen, in denen sie Viruseiweiße gentechnisch herstellen. Dazu schleusen sie das Gen, das die Information für den Bau des Viruseiweißes Glykoprotein 160 (gp160) oder 120 (gp120) trägt, in Bakterien ein, die infolgedessen große Mengen des Proteins produzieren. Als Impfstoff wird dann anstelle des gesamten Virus dieses hochgereinigte Eiweiß verwendet. Dagegen soll der Impfling Antikörper entwickeln, die bei einer tatsächlichen Infektion die Viren von Beginn an attackieren.

Trotz aller Erfahrung der Wissenschaftler in der Impfstoffentwicklung – sie zählt zu den großen Erfolgen der medizinischen Forschung in unserem Jahrhundert – sind alle bisherigen Bemühungen, dem Immunsystem mit Hilfe eines Impfstoffs im Kampf gegen HIV auf die Sprünge zu helfen, weit hinter den Erwartungen zurückgeblieben. Heute setzen die Forscher ihre Hoffnung deshalb in zwei neue Konzepte: das Impfen mit Antikörpern und mit «nackten» Erbmolekülen.

Der Antikörperimpfstoff besteht aus einem Mausantikörper, der Teilen des Virusoberflächenproteins gp120 ähnelt. Weil das Immunsystem den virusähnlichen Antikörper als fremdartig erkennt, bildet es Antikörper gegen ihn. Diese «Anti-Antikörper» scheinen zumindest teilweise mit dem Virus reagieren zu können. Tatsächlich steigt nach der Impfung die Zahl der Antikörper gegen gp120 auch bei Patienten, die gegen den Erreger immunologisch tolerant geworden sind.

Daß sich nackte Erbmoleküle als Impfstoff verwenden lassen, hat die Wissenschaftler zunächst überrascht. Das ungläubige Staunen ist inzwischen jedoch einer regen Forschungstätigkeit gewichen. Reine, unverpackte Erbmoleküle können den Organismus offensichtlich vor Infektionen mit Krankheitserregern schützen. Diese Nukleinsäurevakzine haben sich zumindest im Tierversuch als ebenso wirksam erwiesen wie klassische Impfstoffe, die aus abgetöteten oder abgeschwächten lebenden Erregern bestehen. Das Prinzip: Von den eingespritzten Genen werden wie bei einer Infektion mit dem Erreger im Körper entsprechende Eiweißmoleküle gebildet. Diese sind das eigentliche Impfantigen, gegen das sich die Abwehrreaktionen des Körpers richten. Da die Gene im Gegensatz zu den Lebendimpfstoffen nicht infektiös sind, gibt es keine Komplikationen. Bei der Impfung bilden sich Antikörper, und auch die zelluläre Immunabwehr wird aktiviert. Es entstehen die sogenannten zytotoxischen T-Zellen, die für die Abwehr virusinfizierter Zellen wichtig sind. Der Impfschutz scheint meist lange anzuhalten.

Im Sommer 1995 hat eine amerikanische Firma die erste Zulassung für die klinische Erprobung einer Nukleinsäurevakzine am Menschen erhalten. Den Impfstoff, der sich gegen den Aidserreger richtet, hat David Weiner von der University of Pennsylvania gemeinsam mit Karin Mölling, die an der Universität Zürich arbeitet, entwickelt. Die Vakzine enthält die Erbinformation für das sehr variable Hüllprotein (env) und ein recht konstantes Regulationsprotein (rev) des Aidsvirus. Nach ermutigenden Versuchen an Affen, die die amerikanischen Gesundheitsbehörden mit Milliardenbeträgen unterstützt haben, wird die Sicherheit des Impfstoffs jetzt an HIV-infizierten Patienten an der University of Pennsylvania getestet.

Neu ist auch der Versuch, einen Impfstoff für jeden einzelnen HIV-Patienten maßzuschneidern. Der Impfstoff, der derzeit von Wissenschaftlern der Ludwig-Maximilians-Universität in München entwickelt wird, richtet sich gegen variable Virusteile des individuellen HIV-Isolats. Bei Nachimpfungen soll der Impfstoff an neu entstandene Virusmutanten angepaßt werden. Mit Hilfe dieser Vakzine soll das Immunsystem bereits Infizierter gezielt stimuliert werden.

Rätselhafte Langzeitüberlebende

Hilfe bei der Entwicklung eines Aidsimpfstoffs erhoffen sich die Wissenschaftler vor allem von zwei Gruppen von Menschen, denen sie in den letzten Jahren immer mehr Aufmerksamkeit geschenkt haben. Da sind zum einen die rätselhaften Langzeitüberlebenden, deren Immunsystem offensichtlich schon zehn bis fünfzehn Jahre lang eine HIV-Infektion in Schach hält und die bislang keine Symptome von Aids zeigen. Und da gibt es zum anderen die HIV-Gefeiten, jene wenigen also, deren Immunsystem dem Virus den Weg in den Körper zu blockieren scheint. Verfügen die Langzeitüberlebenden über eine spezielle, körpereigene HIV-Abwehr? Handelt es sich bei den Nichtinfizierbaren um von der Natur Begünstigte, ausgestattet mit einem außergewöhnlich schlagkräftigen Immunsystem?

Die Langzeitüberlebenden sind eine exotische Minderheit. Experten schätzen, daß acht Prozent der Patienten dieser Gruppe angehören. Bei ihnen stabilisiert sich kurz nach der Infektion die Zahl der T-Helferzellen und bleibt dann jahrelang konstant. Das Immunsystem scheint die Viren dauerhaft zu kontrollieren. Ihre Zahl bleibt jedenfalls niedrig. Worauf die überraschende Immunität der Langzeitüberlebenden beruht, ist noch unbekannt.

Genauso, wie es ungeklärt ist, warum es Nichtinfizierbare gibt. Immer wieder sind die Immunologen in den letzten Jahren auf diese merkwürdigen Fälle aufmerksam geworden, bei afrikanischen Prostituierten ebenso wie bei Blutern, die nachweislich mit HIV-kontaminiertem Blut behandelt wurden, aber HIV-negativ geblieben sind. Wahrscheinlich trafen sie auf besonders schwache HIV-Varianten und empfingen dadurch eine Art natürliche Impfung, vermuten die Experten.

Ein Beleg dafür ist ein aufsehenerregender Fund, von dem australische Forscher Ende 1995 berichtet haben. Sie entdeckten sieben mit HIV infizierte Patienten, die vor zehn bis vierzehn Jahren verseuchte Blutprodukte von ein und demselben Spender erhalten haben. Keiner von ihnen ist an Aids erkrankt. Auch der vermutlich vor fünfzehn Jahren infizierte homosexuelle Spender ist bis heute frei von Symptomen. Molekularbiologische Untersuchungen zeigten, daß den Aidserregern im Körper der Infizierten das gefährliche nef-Gen fehlt. Welche Funktion es bei der Vermehrung des HI-Virus hat, ist nicht genau bekannt. Die Wissenschaftler nehmen an, daß das Fehlen des nef-Gens dazu führt, daß sich die Viren nicht so stark vermehren können wie sonst. Die betroffenen Australier sind also von einem Viruskrüppel befallen worden: eine Art unfreiwilliger Impfversuch der Natur, der den Weg zu einem Aidsimpfstoff weisen könnte.

Rätsel geben den Wissenschaftlern auch jene wenigen Kinder auf, die eine Infektion mit Aidsviren anscheinend erfolgreich bewältigen. Von ihrer erstaunlichen Beobachtung, daß es manchen Kindern gelingt, das HI-Virus aus eigener Kraft abzuschütteln, berichteten amerikanische Ärzte von der School of Medicine der University of California (UCLA) in Los Angeles erstmals im März 1995. Sie schildern im Fachblatt «New England Journal of Medicine» den Fall eines mittlerweile sechs Jahre alten Jungen, der von seiner HIV-infizierten Mutter während der Geburt mit dem Virus angesteckt worden war. Das Schicksal des Säuglings schien damit besiegelt. Denn die bisherigen Erfahrungen zeigen, daß Kinder, die bei der Geburt mit HIV infiziert sind, spätestens im Alter von fünf oder sechs Jahren sterben.

Als der Junge seinen ersten Geburtstag feierte, bahnte sich eine medizinische Sensation an: Die Ärzte fahndeten während einer Kontrolluntersuchung vergeblich nach verräterischen Antikörpern oder dem Erbgut des HI-Virus im Blut des Kindes. Auch der Versuch, aus dessen Blutzellen die tödlichen Viren zu züchten, mißlang. In dem Bericht der Ärzte aus dem Jahr 1995 heißt es, der inzwischen sechsjährige Junge besuche gesund und munter den Kindergarten.

Die HIV-Infektion des Kindes sei keineswegs sicher nachgewiesen worden, hielten Wissenschaftler den amerikanischen Ärzten vor. Die Schlußfolgerung der UCLA-Forscher, das Kind habe die HIV-Infektion erfolgreich bekämpft und das Virus eliminiert, sei voreilig. Anfang 1996 präsentierte jedoch eine britische Epidemiologin der Fachwelt weitere Fälle von Heilungen HIV-infizierter Kinder. Fast drei Prozent aller Kinder, die sich im Mutterleib oder bei der Geburt mit dem HI-Virus der Mutter ansteckten, könnten die Infektion bewältigen, rechnete die Wissenschaftlerin im britischen Medizinerblatt «Lancet» vor.

Italienische Kinderärzte berichteten 1995 von einem Kind, dessen Körper das Virus zwar nicht eliminiert hat, aber erfolgreich in Schach zu halten scheint. Bei dem 1986 geborenen Jungen waren im Alter von drei und sieben Monaten Virusanzuchtversuche positiv ausgefallen. Im Alter von sechzehn Monaten schlugen jedoch alle weiteren Bemühungen fehl, das Virus über Anzucht oder empfindliche molekularbiologische Verfahren nachzuweisen. Auch die T- Helferzellen veränderten sich zunächst nicht. Ihre Zahl lag bis zum fünften Lebensjahr des Kindes in der oberen Hälfte des Normalbereichs.

Doch dann ging die T-Helferzellzahl zurück, langsam aber stetig, bis sie an der unteren Grenze des Normalbereichs konstant blieb. Die Zahl der T-Helferzellen liege seit dem fünften Lebensjahr des Kindes an der unteren Grenze des Normalbereichs, ohne daß klinische Symptome einer schweren Immunschwäche aufgetreten wären, schreiben die Mediziner 1995 in «Lancet» über das inzwischen neun Jahre alte Kind. Sie erklären sich diesen Befund damit, daß sich HIV in den lymphatischen Organen des Kindes verschanzt habe. Irgend etwas vermag die Viren offensichtlich daran zu hindern, sich massiv zu vermehren. Dennoch ist HIV aktiv und bewirkt so den Verlust von T-Helferzellen.

Es ist ein zentrales Anliegen der Aidsforscher, mehr über diese erstaunlichen Ausnahmen zu erfahren. Denn wenn es gelänge, die Mechanismen aufzudecken, die solchen Phänomenen zugrunde liegen, könnte sich ein Weg eröffnen, um der Immunschwäche mit wirksamen Impfstoffen und besseren Medikamenten zu begegnen.

Zurück zur Grundlagenforschung

Nicht den zweiten Schritt vor dem ersten zu machen, fordern deshalb viele Aidsforscher. Solange nicht die letzten Ungereimtheiten über den Verlauf einer HIV-Infektion ausgeräumt seien, dürfe man sich nicht über fehlschlagende Impf- und unbefriedigend bleibende Behandlungsversuche wundern, lautet die Einsicht der Wissenschaftler. Zurück zu den Grundlagen, heißt die neue Marschrichtung.

Eine der vielen Ungereimtheiten betrifft beispielsweise den Nachweis des Virus in der infizierten Wirtszelle. In der Phase der klinischen Latenz nämlich, also nach der Ansteckung und vor dem Ausbruch der Aidssymptome, sind die Viren in den T-Helferzellen des Bluts nur schwer auffindbar. Wo versteckt sich HIV? Und was ist das eigentlich für eine Krankheit, bei der der Erreger in den Wirtszellen lange Zeit nicht oder kaum nachweisbar ist?

Derartige Fragen haben einige Wissenschaftler zu der Behauptung veranlaßt, HIV sei gar nicht der Erreger der Immunschwäche Aids. Sie glauben, Aids entstehe durch einen schlechten Lebenswandel und Drogenabhängigkeit. Die prominentesten Vertreter dieser Hypothese sind der Retrovirologe Peter Duesberg von der Universität Berkeley in Kalifornien und der amerikanische Biochemiker und Nobelpreisträger Kary Mullis. Beide Forscher werden von der Fachwelt stark angegriffen, weil, wissenschaftlich und klinisch gesehen, kein Zweifel daran besteht, daß Aids durch HIV verursacht wird.

Ergebnisse der Grundlagenforschung aus den letzten zwei Jahren zum Verbleib des Virus und zur Dynamik der HIV-Infektion haben nicht nur der umstrittenen Duesberg-These den letzten Wind aus den Segeln genommen. Sie haben auch entscheidende Anhaltspunkte für eine verbesserte Therapie mit antiviralen Medikamenten erbracht.

So haben amerikanische Aidsforscher im Jahr 1993 eine aufsehenerregende Antwort auf die Frage gegeben, wo sich HIV in der Phase der klinischen Latenz versteckt. Die Wissenschaftler zeigten, daß sich das Virus während dieser Zeit hauptsächlich in den lymphatischen Organen und kaum in den T-Helferzellen des Bluts aufhält. Bis dahin war zudem nicht bekannt, daß HIV auch während der symptomfreien Zeit hochaktiv ist und sich alle ein bis zwei Tage vermehrt. Auf eine durchschnittliche klinische Latenzzeit von fünf bis zehn Jahren hochgerechnet, ergibt das insgesamt 1500 bis 3000 Vermehrungszyklen.

Anfang 1995 überraschten amerikanische Wissenschaftler die Fachwelt außerdem mit der Erkenntnis, daß das Immunsystem den Befall der lymphatischen Organe keineswegs tatenlos hinnimmt: Während der symptomfreien Phase der HIV-Infektion führt es vielmehr einen gigantischen Abwehrkampf. Die Forscher errechneten, daß die körpereigene Abwehr täglich die unglaubliche Zahl von zehn hoch acht bis zehn hoch neun Viruspartikel zerstört. Da in der symptomfreien Zeit die nachweisbare Virusmenge im Blut gleichbleibt, werden offenbar immer genauso viele HI-Viren abgebaut, wie neue entstehen.

Weil unter den rasch heranreifenden Nachkömmlingen jedoch in ebenso schneller Folge genetisch veränderte HI-Viren entstehen, trotzt der Erreger bald Medikamenten, die seine Vermehrung stoppen sollen. Schon nach einer einzigen Behandlungswoche war eine erste Resistenz gegen das jeweilige Medikament nachweisbar; nach nur zwei Wochen bestand der gesamte Viruspool aus resistenten Mutanten. Das hat eine Arbeitsgruppe um David Ho vom Aaron Diamond Aids Research Center, New York, in einer bemerkenswerten Studie gezeigt. Solche grundlegenden Untersuchungen zum Verhalten von HIV enthüllten die bisherigen Bemühungen, Aids mit einem einzigen antiviralen Medikament aufzuhalten, als Illusion. David Ho 1996: «Jedes einzelne Präparat ist dazu verurteilt, zu scheitern.» Nur eine Kombination verschiedener Stoffe könne zum Erfolg führen. Im chemischen Kreuzfeuer müsse die Wandlungslust des Virus im Keim zu ersticken sein, heißt die therapeutische Schlußfolgerung.

Zusätzlich untermauert wurde diese Erkenntnis durch die Ergebnisse internationaler Studien, die Ende 1995 auf der europäischen Aidskonferenz in Kopenhagen präsentiert wurden. Sowohl die europäisch-australische Delta-Studie als auch die amerikanische ACTG-175-Studie zeigen, daß nicht im Einsatz eines Wirkstoffs – die Mediziner sprechen von «Monotherapie» –, sondern in der Kombination verschiedener Wirkstoffe mögliches Heil liegt. Die Studien verglichen die Monotherapie mit dem Antiaidsmittel Azidothymidin (AZT) mit Kombinationen von AZT mit seinen chemischen Verwandten ddI und ddC.

Die Delta-Studie wurde früher als geplant beendet, da eine Zwischenauswertung bereits Mitte des Jahres 1995 ergab, daß die kombinierte Therapie zumindest bei nicht vorbehandelten HIV-Infizierten zu einem deutlich günstigeren Infektionsverlauf führt als die Monotherapie. Die wichtigste Konsequenz der Studien: Eine gegen das Virus gerichtete Therapie muß stets als Kombinationsbehandlung mit mindestens zwei Substanzen beginnen.

Das Ausmaß der Lebensverlängerung läßt sich aus diesen Studien nicht genau ablesen. Es gibt jedoch deutliche Hinweise darauf, daß durch die Kombinationstherapie im Vergleich zur Monotherapie ein Lebenszeitgewinn von ein bis zwei Jahren erreicht werden kann.

Aidstherapie: verhaltener Optimismus

Der lange vorherrschende therapeutische Nihilismus wandelt sich seit Anfang 1996 auch durch weitere Forschungsfortschritte in verhaltenen Optimismus. Weniger zurückhaltende Aidsexperten sehen gar «den Begriff ‹Heilung› in diskutierbare Nähe gerückt». Ein Grund für den unverhofften Stimmungsumschwung: die Entwicklung einer neuen Klasse von Medikamenten, den Proteinaseinhibitoren. Dabei handelt es sich um Hemmstoffe, die an anderen Stellen in die Virusvermehrung eingreifen als die Nukleosidanaloga, die Antiaidsmittel der ersten Generation.

Das erste der «alten» Mittel, Azidothymidin (AZT), stand bereits 1986, drei Jahre nach der Entdeckung des Erregers, zur Verfügung. AZT attackiert das Enzym Reverse Transkriptase und damit die vermeintliche Achillesferse des Virus. Schnell stellte sich jedoch heraus, daß aufgrund der raschen Resistenzentwicklung die Virusvermehrung nicht dauerhaft eingedämmt wird, wenn allein AZT oder seine chemischen Verwandten – die Wirkstoffe ddC, ddI und 3TC – verabreicht werden.

Deshalb bemühten sich die Molekularbiologen, andere Werkzeuge des HI-Virus lahmzulegen. Vor allem die Proteinase schien dafür geeignet; sie ist eine molekulare Schere, mit deren Hilfe sich das Virus seine Eiweißhülle zurechtschneidert. Diese Schere wollten die Forscher blockieren. Denn nackt, ohne Hülle, ist das Virus unfähig, seine Wirtszelle zu verlassen. HIV wäre im eigenen Opfer gefangen.

Im Dezember 1995 erteilte die amerikanische Arzneimittelbehörde dem ersten Proteinasehemmer, Saquinavir , die Zulassung. Im Februar 1996 folgte ein zweiter: Ritonavir. Wenige Tage später wurde auch der dritte Hemmer der Proteinase, Indinavir, zugelassen. Vor allem in die Kombination solcher Proteinasehemmer mit den älteren Reverse-Transkriptase-Hemmern setzen die Experten große Hoffnungen. Dem Zangengriff von Blockern der Proteinase und der Reversen Transkriptase dürfte das Virus kaum entkommen, glauben Wissenschaftler. Auch eine Kombinationsbehandlung mit zwei oder mehr Proteinaseinhibitoren erscheint keineswegs unmöglich. Es sieht so aus, als könnten bestimmte Kombinationen von Proteinasehemmern die Resistenzentwicklung erschweren.

Als weiteren Fortschritt werten die Experten neue Verfahren, mit denen nicht nur die Virusmenge im Blut, sondern auch genetische Veränderungen von Viren bestimmt werden können. Belgische Forscher haben solche Testsysteme für die Resistenzentwicklung von Aidsviren erarbeitet. Diese «Virogramme « könnten zu wichtigen Instrumenten bei Therapieentscheidungen werden: Zum einen könnten sie sich eignen, aussichtsreiche Wirkstoffkombinationen für eine individuell angepaßte Therapie zu ermitteln. Zum anderen ließe sich rasch die Wirkung einer einmal eingeschlagenen Behandlung prüfen; bleibt sie unbefriedigend, wird auf eine andere Wirkstoffkombination umgestellt.

Körpereigene Schutzstoffe?

Ob auch beim Menschen funktioniert, was spektakuläre Versuche im Reagenzglas versprechen, muß sich im Fall der «körpereigenen Wunderstoffe» gegen den Aidserreger noch herausstellen. Ende 1995 gaben zwei Forschergruppen bekannt, sie hätten Schutzfaktoren entdeckt, die eine Vermehrung von HIV im Organismus stoppen könnten.

Von einer «Geheimwaffe des Immunsystems» war schon einmal, im Jahr 1986, die Rede. Damals hatte der Virologe Jay Levy von der University of California in San Francisco eine eigenartige Beobachtung gemacht. Während seiner Versuche stellte er fest, daß die Virusvermehrung in den T-Helferzellen plötzlich zum Stillstand kam, wenn er sie mit anderen auf die Virusabwehr spezialisierten Immunzellen, den sogenannten CD8-Zellen, zusammenbrachte. Levy vermutete daraufhin, daß diese Zellen Substanzen produzieren müßten, die das HI-Virus in seiner Vermehrung behindern. Doch was hinter dem «Levy-Faktor» steckte, blieb unbekannt. Auftrieb bekam die Suche nach dem von Levy postulierten Molekül, als sich herausstellte, daß die von ihm nachgewiesene Aktivität der CD8-Zellen bei Aidspatienten häufig mit dem Fortschreiten der Erkrankung nachläßt und schließlich verschwindet.

Reinhard Kurth ging der Spur bei Grünen Meerkatzen am Paul-Ehrlich-Institut nach. Diese Affen besitzen offenbar einen molekularen Schutz gegen das Virus: Sie können sich zwar mit dem Affenaidsvirus SIV infizieren, sie werden aber nicht krank. Die Immunität der Affen beruht offensichtlich auf der im Unterschied zum Menschen besonders reichhaltigen Ausstattung mit CD8-Zellen. Als Kurth systematisch alle Signalmoleküle, die von diesen CD8-Zellen produziert werden, testete, ob sie gegen SIV wirkten, blieb am Schluß nur eines übrig: Interleukin 16.

Wird dieser Eiweißstoff zu Kulturen aus virusbefallenen T-Helferzellen gegeben, kommt die Virusvermehrung abrupt zum Stillstand. Die Wissenschaftler vermuten, daß sich Interleukin 16 wie das HI-Virus an Zellrezeptoren bindet und so dem Virus seine «Eingangspforte» in die Zelle versperrt. Als nächstes wollen die Forscher prüfen, ob sich die Ergebnisse auch im Tierversuch bestätigen. Erst wenn auch diese positiv ausgehen, kann an Therapieversuche am Menschen gedacht werden.

Robert Gallo gab zeitgleich mit seinem deutschen Kollegen Kurth bekannt, daß er drei Signalstoffe identifiziert habe, die als körpereigene «Virusbremsen» wirkten: Rantes, MIP-1 alpha und MIP-1 beta. Auch sie werden im menschlichen Körper von CD8-Zellen hergestellt und in bestimmten Mengen ins Blut abgegeben. Im Laborversuch hätten sie eine «dramatische Blockade der HIV-Infektion» gezeigt, erklärte Gallo. Er kommentierte die Bedeutung seiner Entdeckung in einem Interview mit den Worten: «Wäre ich HIV-infiziert, wäre ich überglücklich bei der Nachricht von unseren Ergebnissen.»

Fest steht, daß alle diese vier Eiweiße Botenstoffe des Immunsystems sind. Offenbar können sie Zellen, die bereits vom Aidsvirus befallen sind, den Befehl erteilen, den mörderischen Zellpiraten nicht zu vermehren. Damit wäre der Ausbreitung des Erregers im Körper der Boden entzogen. Möglicherweise haben HIV-infizierte Menschen, bei denen Aids sehr spät oder gar nicht auftritt, besonders viel solcher Zellschutzsubstanzen im Blut. Aber das muß noch herausgefunden werden. Auch ob aus den Substanzen jemals Medikamente werden können, ist noch nicht abzusehen. Die Wissenschaftler rechnen aber keinesfalls mit einem Allheilmittel gegen die tödliche Immunschwäche.

Möglicherweise entsteht aus den Botenstoffen ein weiteres antivirales Therapeutikum, das in Kombination mit bekannten Mitteln den Ausbruch der Krankheit hinauszögern kann. Aidsärzte warnen derweil vor zu großen Hoffnungen. Allzuoft schon hätten sich spektakuläre Laborerfolge als herbe Enttäuschung bei der Anwendung am Menschen erwiesen.

Heilen mit Genen?

Auch ob die neue Gentherapie – der Versuch, mit Genen zu heilen – etwas gegen HIV und Aids ausrichten kann, muß die Zukunft zeigen. In verschiedenen klinischen Studien wird derzeit geprüft, ob eine Gentherapie gegen Aids funktionieren könnte.

Die meisten gentherapeutischen Verfahren zielen darauf ab, das Immunsystem der Patienten im Abwehrkampf gegen die aidserzeugenden Viren zu stärken. Eine Methode ist beispielsweise, Menschen, die mit dem Aidsvirus infiziert sind, nach einer Knochenmarktransplantation genetisch veränderte Immunzellen zu übertragen. Sie sollen virusinfizierte Zellen mit größerer Schlagkraft angreifen und töten.

Ein anderes Verfahren ist, Patienten Bindegewebszellen zu entnehmen und ihnen im Labor ein Gen einzusetzen, das für den Aufbau der Eiweißhülle des Aidsvirus wichtig ist. Die genetisch veränderten Zellen pflanzen die Ärzte den Patienten ins Muskelgewebe ein. Dort sollen sie einige Wochen lang harmlose Proteine, die Hüllen von

Aidsviren, produzieren. Die Hoffnung ist, daß die fremden Proteine die Aufmerksamkeit von Killerzellen des Abwehrsystems erregen. Einmal aktiviert, sollen sie alle Zellen erkennen und vernichten, die ebenfalls das Hüllprotein auf ihrer Oberfläche tragen – und das sind die Zellen, die das Virus in sich bergen. Ein klinische Studie der Phase II – sie prüft die Wirksamkeit einer neuen Therapie – läuft derzeit in den Vereinigten Staaten. Es war die weltweit erste Phase-II-Studie zur Gentherapie von Aidspatienten, die von den Behörden genehmigt worden ist.

Eine Gentherapie für HIV-infizierte Säuglinge haben Wissenschaftler der Universität von Kalifornien in San Diego entwickelt. Sie wollen den Kindern kurz nach der Geburt Stammzellen – aus ihnen entstehen alle anderen Blutzellen – aus dem Nabelschnurblut entnehmen. Anschließend soll den Stammzellen im Labor ein Gen für ein Ribozym eingepflanzt werden. Dabei handelt es sich um ein Enzym, das die Erbsubstanz von Viren erkennen und zerstören kann. Anschließend wollen die Ärzte den Kindern die genetisch veränderten Stammzellen zurückgeben in der Hoffnung, die Virusvermehrung zu hemmen. Vorklinische Untersuchungen haben ergeben, daß sich mit derartig genetisch aufgerüsteten Zellen die Virusmenge um zwei bis drei Zehnerpotenzen verringern läßt.

Einen ganz anderen Weg schlugen im Dezember 1995 Ärzte des San Francisco General Hospital ein. Sie übertrugen dem 38 Jahre alten bekannten Aidsaktivisten Jeff Getty einige Milliarden Knochenmarkzellen – sie entstammten einem Pavian. Paviane sind nach dem gegenwärtigen Stand der Wissenschaft immun gegen HIV. Die Zellen des Pavians sollten sich im Knochenmark des Patienten festsetzen und es anregen, HIV-resistente Zellen zu produzieren. Das Experiment, das sich über die Artbarriere zwischen Tier und Mensch hinwegzusetzen versuchte, schlug fehl: Die Affenzellen überlebten nicht.

Aids – die Größe der Gefahr

Während Wissenschaftler und Ärzte in aller Welt nach Mitteln und Wegen suchen, der Seuche Einhalt zu gebieten, breitet sie sich ungebremst immer weiter aus. Die HIV-Aids-Epidemie ist mittlerweile weltweit zu einer der größten Gefahren für die Gesundheit der Menschen herangewachsen.

Der WHO wurden bis Ende 1995 insgesamt 1,3 Millionen Aidserkrankungen bei Erwachsenen und Kindern gemeldet. Seit Ende 1994 ist die Zahl der gemeldeten Aidsfälle damit um 26 Prozent gestiegen. Die tatsächliche Situation spiegeln die gemeldeten Daten jedoch nur mangelhaft wider. Dies ist bedingt durch unvollständige und verzögerte Meldungen sowie unterlassene Diagnostik. Die Weltgesundheitsorganisation befürchtet, daß bis Ende 1995 weltweit rund sechs Millionen Aidserkrankungen aufgetreten sind.

Und das ist nur die Spitze des Eisbergs. Denn nach jüngsten WHO-Schätzungen waren Ende 1994 insgesamt rund 17 Millionen Erwachsene mit HIV infiziert. Die Zahl der infizierten Kinder wird auf über 1,5 Millionen geschätzt. Die meisten HIV-Infizierten leben in Afrika südlich der Sahara. An zweiter Stelle steht die rasch wachsende HIV-Epidemie in Südost- und Südasien.

In der Bundesrepublik Deutschland sind 50000 bis 60000 Menschen mit HIV infiziert. Etwa 14000 Aidserkrankungen wurden bis Ende 1995 gemeldet. Nach wie vor sind in Deutschland die homo- und bisexuellen Männer am stärksten betroffen. Allerdings stellen die heterosexuell Infizierten seit einigen Jahren die Bevölkerungsgruppe mit der höchsten Zuwachsrate dar. Die wichtigsten Ansteckungsquellen sind sexuelle Kontakte zu Angehörigen der primären Risikogruppen. Das sind neben homo- oder bisexuellen Männern Drogenabhängige, Personen aus Ländern mit einer hohen HIV-Infektionsrate und Menschen, die durch Blut oder Blutprodukte infiziert wurden. Weltweit sind heterosexuelle Kontakte mittlerweile mit 75 Prozent der mit Abstand häufigste Infektionsweg.

In den Vereinigten Staaten sterben Männer zwischen 25 und 44 Jahren häufiger an Aids als an irgendeiner anderen Krankheit. Bis Mitte 1995 wurden dort 501302 Aidserkrankungen und 311381 Todesfälle registriert. Schätzungsweise 1000 bis 2000 Kinder wurden schon vor ihrer Geburt mit HIV infiziert – unter den Ein- bis Vierjährigen nimmt Aids in den USA inzwischen Platz sieben der Todesursachen ein.

Damit noch nicht genug: Im Gefolge von Aids werden die behandelnden Ärzte mit einer Vielzahl früher völlig unbekannter Erreger konfrontiert. Selbst Keime, die niemals zuvor als Krankheitsträger verdächtigt wurden – etwa bestimmte Algenstämme –, werden inzwischen bei Aidskranken als Ursache schwerer Infektionen isoliert. Andere langbekannte Krankheiten wie die Tuberkulose verlaufen bei den Patienten atypisch oder rasch mit lebensbedrohlicher Wucht. Es gibt Erreger, beispielsweise Mikrosporidien, die erstmalig und ausschließlich bei Aidspatienten gefunden wurden. Ärzte diagnostizieren zunehmend Krankheiten, die in dieser Form bisher auf der Welt noch nicht beschrieben wurden. So entdeckten amerikanische Mediziner im Jahr 1995 bei HIV-Patienten ein bisher völlig unbekanntes Herpesvirus. Die Experten vermuten, daß dieses Virus nicht nur die Ursache des bei Aidspatienten gefürchteten Kaposi-Sarkoms ist, sondern auch andere bösartige Tumoren bei HIV-positiven Patienten hervorrufen kann.

Zwar sind in der Vergangenheit wichtige Fortschritte bei der erfolgreichen Behandlung solcher opportunistischen Infektionen oder Tumoren erreicht worden. Die kausale Behandlung der HIV-Infektion steckt jedoch trotz aller neuen Erkenntnisse in den Kinderschuhen. Für Patienten im Stadium Aids ist mit den derzeit verfügbaren Mitteln deshalb lediglich eine Lebensverlängerung möglich. Eine Heilung im engeren Sinn werde es vermutlich nie geben, urteilen führende Aidsforscher. Was man jedoch in nächster Zeit schaffen könne, sei, einen Modus vivendi zwischen Mensch und HIV zu finden. Neue Therapieansätze wie die Kombination mehrerer virushemmender Medikamente weisen nach Meinung der Experten in die richtige Richtung. Mit ihnen könnte das realistische Ziel erreicht werden, die krankheitsfreie Zeit nach der HIV-Infektion auf eine nahezu normale Lebenserwartung auszuweiten.

Neue Viren aus dem Regenwald?

Ebola & Co

Die Patientin stammte aus Augustdorf im Landkreis Lippe am Rand des Teutoburger Walds. Zwei Wochen schon mühten sich die Ärzte um das Leben der 47jährigen, deren Lungen zu versagen drohten. Den Medizinern gelang es, die Frau vor den tödlichen Folgen des akuten Lungenödems zu bewahren. Doch was die Ursache der lebensgefährlichen Flüssigkeitsansammlung im Atemorgan gewesen war, blieb ihnen ein Rätsel.

Sie schickten deshalb Blut und Bronchialflüssigkeit der Patientin ins Hamburger Tropeninstitut zu Michael Schreiber. Der Chemiker analysierte die Proben mit einer besonders empfindlichen molekularen Nachweismethode, der Polymerasekettenreaktion. Mit ihrer Hilfe fand der Wissenschaftler Bruchstücke des Erbmaterials von Hantaviren.

Die Hantaviren waren den Wissenschaftlern keine Unbekannten. Hohes Fieber, Blutungen und Nierenschädigungen gehören zum Erscheinungsbild der Krankheit, die die Erreger hervorrufen können. In Europa aber waren bislang nur harmlose Varianten des Virus bekannt. Noch nie zuvor war zudem auf dem alten Kontinent beobachtet worden, daß Hantaviren auch die Lungen schädigen. Die Schlußfolgerung der Wissenschaftler: Bei dem entdeckten Erreger mußte es sich um eine bislang unbekannte Variante des Hantavirus handeln, die Symptome von der Bronchitis bis zum Lungenversagen verursachen kann. Doch woher stammte der Erreger?

Nachforschungen führten an den Arbeitsplatz der Patientin, einer Strickerei mit 28 Mitarbeitern. Unter ihnen war 1995 eine merkwürdige Bronchitis grassiert. Zehn Angestellte gaben an, in dieser Zeit unter Atembeschwerden gelitten zu haben. Eine Kollegin der Lungenödempatientin war an einer therapieresistenten Bronchitis erkrankt. Auch bei ihr wurde später der neue Erreger gefunden. Infiziert hatten sich die Menschen wahrscheinlich an ihrer Arbeitsstätte in der Fabrik: Sie atmeten Staubpartikel ein, die mit Speichel, Urin und Kot von hantavirusinfizierten Mäusen verunreinigt waren.

Trickreiche Sippschaft

Die Hantaviren zählen zu den besonders wandlungsfreudigen Vertre-
tern der ohnehin schon trickreichen und allgegenwärtigen Erregersipp-
schaft. Alle Viren haben eines gemeinsam: Sie sind Weltmeister im
Umbau ihrer Gene. Diese genetische Variabilität ist die erfolgreichste
Strategie der Winzlinge bei ihren Attacken auf höhere Organismen.

Die genetische Wandlungsfreude der Viren ist auch der Haupt-
grund dafür, daß es bislang kaum Medikamente gibt, die die tückischen
Winzlinge auf breiter Front aus dem Feld schlagen könnten. So durchdringen diese mehr oder weniger ungehemmt nicht nur die Menschen-
welt, sondern greifen auch Tiere, Pflanzen und sogar Bakterien an.

Kaum glauben die Virusforscher, einen Missetäter im Griff zu haben, tauchen plötzlich neue Keime auf. Jahr für Jahr identifizieren die
Wissenschaftler neue Stämme oder Gattungen viraler Erreger, die niemand zuvor gekannt hatte. Ihre Namen klingen exotisch: Sie heißen
«Lassa» und «Sabia», «Rift-Valley-Virus» und «Ebola» oder «Junin»
und «Machupo». Alle diese Erreger sind während der letzten fünfzig
Jahre aufgetaucht.

Man spreche zwar von «neuen» Viren, gibt der Virusforscher Bernard Le Guenno vom Pasteur-Institut in Paris zu bedenken. Die «neu-
en» Erreger gingen jedoch aus bereits existierenden hervor, indem sie
ihr Erbgut veränderten. Sie mutieren – oder würfeln ihre Gene einfach
zu neuen Kombinationen zusammen. Diese extreme genetische Flexi-
bilität birgt immer das Risiko, daß sich ein bislang harmloser Stamm in
einen gefährlichen verwandelt. Auf diese Weise schaffen es die Viren,
den Menschen zu plagen, seit es ihn gibt. Mehr noch: Ihnen gelingt es,
die «Krone der Schöpfung» mit immer neuen Spielarten zu überlisten.
Der Erreger der Immunschwäche Aids ist nur ein Beispiel dafür. «Viren
sind unsere einzigen und echten Rivalen um die Herrschaft über den
Planeten», bekennt Medizinnobelpreisträger Joshua Lederberg. «Wir
müssen auf Draht sein, um mit ihnen Schritt zu halten.»

Wie sooft im Wettstreit des Menschen mit den gefährlichen Vaga-
bunden gelingt es den Wissenschaftlern auch im Fall der Hantaviren
kaum, mit den genetischen Variationen des Erregers mitzukommen.
Obwohl schon vor zwei Jahrzehnten enttarnt, konnte erst kürzlich
gegen bestimmte Hantavirusvarianten ein Impfstoff entwickelt wer-

den. Er ist in Korea erhältlich. In Ex-Jugoslawien und Rußland werden Impfstoffe gegen weitere Varianten derzeit klinisch getestet.

Effektive Arzneimittel gibt es nicht. Von Ribavirin, einem Virostatikum, glaubt man, daß es zumindest einen «günstigen Effekt» haben könnte, sofern es zu Beginn der Erkrankung verabreicht wird. Als Schutz vor der Erkrankung empfehlen die Experten, den Kontakt mit freilebenden Nagetieren zu meiden.

Geheimnisvolle Dschungelkrankheit

Die Geschichte der Hantaviren beginnt während des Koreakriegs Anfang der fünfziger Jahre. Mehr als 2000 Soldaten der Vereinten Nationen erkrankten damals im Dschungel an einer geheimnisvollen Plage; jeder zehnte starb an hohem Fieber, inneren Blutungen und Nierenschäden. Seit 1983 werden derartige Krankheitsbilder auf Empfehlung der Weltgesundheitsorganisation als «hämorrhagische Fieber mit renalem (also die Nieren betreffendem) Syndrom» zusammengefaßt.

Damals jedoch wurde die Krankheit noch unter der Bezeichnung «Koreafieber» weltweit bekannt. Westliche Wissenschaftler begannen, sich des Phänomens anzunehmen. Trotz intensiver Suche gelang es ihnen erst 1976, den Erreger zu entdecken. Sie fanden ihn in der Lunge seines koreanischen Hauptwirts, der Brandmaus. Weitere vier Jahre sollten vergehen, bis die Forscher das Virus isolieren und in Zellkulturen züchten konnten. Seinen Namen erhielt es nach dem Grenzfluß zwischen Nord- und Südkorea: Hantaan.

Ein schwächere Variante des Hantavirus wurde auch in Europa gefunden. Beschrieben wurde die von ihm ausgelöste Erkrankung erstmals 1934 in Schweden als «epidemische Nierenentzündung». Den verantwortlichen Erreger entdeckte man jedoch erst über vier Jahrzehnte später: In den Lungen der Rötelmaus. Nach der Isolation des Virus im Jahr 1983 in Finnland erhielt die europäische Hantavariante den Namen «Puumala», nach einem See des Landes.

Seit 1977 sind in Europa wiederholt Epidemien von hämorrhagischem Fieber mit renalem Syndrom ausgebrochen, die letzte und schwerste 1993 in Frankreich. Fast jeder der rund 500 seit 1977 Erkrankten hatte sich eine Hanta-Puumala-Ansteckung zugezogen. In Frankreich ließen sich als einer der Hauptinfektionsherde die französischen Ardennen ausmachen. Dort hatten die Ärzte auch 1977 die ersten Fälle in Frankreich diagnostiziert.

Das natürliche Reservoir für das Hantavirus in Europa sind die Rötel- und die Gelbhalsmaus. Als Lebensraum schätzen diese Nager den Laubwald, vorzugsweise Buchen und Eichen. Die Menschen infizieren sich, indem sie Staub einatmen, der mit dem Kot der Mäuse verunreinigt ist: im Wald beim Holzschlagen oder beim Stapeln von Baumstämmen. Diesen Tätigkeiten entsprechend, waren bei der französischen Hanta-Puumala-Epidemie Männer weit häufiger betroffen als Frauen, und dies vor allem auf dem Land. Bezeichnenderweise wurde die Infektion zunächst «Holzfäller-Nierenkrankheit» genannt.

Auch in Deutschland haben etwa 1,5 Prozent der Bevölkerung Antikörper gegen Hantaviren im Blut. Das bedeutet, daß die Menschen irgendwann einmal mit dem Erreger in Kontakt gekommen sein müssen. In der Bundesrepublik wurde erstmals 1986 eine Infektion mit Hantaviren beschrieben. Inzwischen häufen sich die Berichte. Die Schwäbische Alb gilt als Endemiegebiet, viele Infektionen sind auch aus Nordbaden bekanntgeworden.

Militärärzte aus Brüssel und den Vereinigten Staaten sowie Wissenschaftler vom Institut für Umwelthygiene der Universität Düsseldorf und der WHO berichteten Anfang 1996 in der Zeitschrift «Lancet» von einer Welle von Hantaviruserkrankungen unter amerikanischen Soldaten während eines Manövers in Ulm. Die Übung hatte im Januar 1990 stattgefunden. Innerhalb von zwei Wochen wurden damals fünfzehn Soldaten behandelt, vierzehn mußten in eine Klinik eingeliefert werden. Die Hauptsymptome waren Übelkeit, Erbrechen und akutes Nierenversagen.

Während des Manövers hatten sich die Soldaten wiederholt über die Mäuseplage in diesem Gebiet beklagt. Das Donaugebiet um Ulm ist nach Angaben der Wissenschaftler eines der größten Endemiegebiete in Deutschland.

Auch auf dem Balkan, etwa im Gebiet des ehemaligen Jugoslawiens, treten immer wieder Hantavirusinfektionen mit zum Teil schweren Verläufen auf. In Bosnien soll Anfang 1996 eine Epidemie mit Hunderten von Erkrankten unter Angehörigen der UN-Truppen grassiert haben.

Der in Europa auftretende Hantavirustyp verursachte bislang einen Todesfall: Im Jahr 1993 starb in Deutschland ein infizierter Patient an Nierenversagen. Anders in Asien und Amerika. Rund 150000 Menschen werden dort jedes Jahr in Kliniken behandelt, weil sie aufgrund einer Hantavirusinfektion hämorrhagisches Fieber mit renalem Syndrom entwickelt haben. Zwischen drei und fünfzehn Prozent der Kranken sterben. Die Mehrzahl der Hantavirusinfektionen, schätzungsweise 100000, tritt in China auf.

Tal des Todes

Im amerikanischen Bundesstaat Neumexiko starb im Mai 1993 ein junges Paar binnen weniger Tage an akutem Lungenversagen. Vorausgegangen waren heftige Fieberanfälle, starke Muskel- und Kopfschmerzen, quälender Husten und zunehmende Atemnot. Die Autopsie ergab, daß die Lungen der beiden so sehr mit Flüssigkeit gefüllt waren, daß sie doppelt soviel wogen wie normal. Als die Ärzte nach bereits gemeldeten ähnlichen Fällen forschten, zeigte sich Bedenkliches: Zwischen dem 1. Dezember 1992 und dem 7. Juni 1993 waren in Neumexiko sowie in den angrenzenden Bundesstaaten Colorado und Nevada 24 weitere Menschen erkrankt, 11 davon tödlich.

Die Ärzte tippten zunächst auf Lungenpest; doch in den Blut- und Gewebeproben der Opfer fanden sich keine Pestbakterien. Daraufhin schickten sie Blutproben von Erkrankten an die amerikanische Seuchenkontrollbehörde. Dort fanden die Spezialisten im Serum der Patienten Antikörper gegen Hantaviren.

Alle bis dahin bekannten Hantaviren bewirkten Nierenprobleme, aber keine schwere Atemnot. Analysen mittels molekularbiologischer Methoden enttarnten als Verursacher des Lungenversagens ein bis dahin unbekanntes Hantavirus. Der Neuling wurde «Sin nombre» getauft, was auf spanisch «ohne Namen» heißt. Eine andere Bezeichnung lautet «Muerto Canyon» – nach dem Tal, in dem das Hantavirus erstmals aufgetaucht war. Muerto Canyon bedeutet «Tal des Todes».

Außergewöhnlich starke Regen- und Schneefälle im Frühjahr 1993 hatten dort vermutlich dazu geführt, daß die Kiefern besonders starke Zapfen ansetzten. Davon profitierten die den Viren als Reservoir dienenden Mäuse. Deren Populationsdichte verzehnfachte sich 1993 gegenüber dem Vorjahr. Dadurch vervielfachte sich auch das Risiko des Menschen, mit den virusausscheidenden Tieren in Kontakt zu kommen.

Molekularbiologische Untersuchungen ergaben, daß Sin nombre nicht mit der 1996 in Deutschland bekanntgewordenen neuesten Hantavirusvariante identisch ist. Insgesamt haben die Wissenschaftler mit Hilfe der Polymerasekettenreaktion mittlerweile weltweit sieben bis acht verschiedene Typen des Hantavirus entdeckt.

Exotische Virusattacke in Marburg

Ein weiterer Vertreter jener Viren, die gefährliches, mit Blutungen einhergehendes Fieber verursachen, tauchte 1967 im hessischen Universitätsstädtchen Marburg auf. Damals züchteten Mitarbeiter der dort ansässigen Behring-Werke auf Nierenzellen afrikanischer Affen Viren heran. Aus ihnen sollten Impfstoffe gegen Kinderlähmung und Masern hergestellt werden. Die Affen – Grüne Meerkatzen – importierte das Unternehmen aus Uganda.

Im Sommer 1967 kam es plötzlich zu einer Folge mysteriöser Krankheitsfälle. Betroffen waren zunächst Mitarbeiter der Behring-Werke, später auch Personal des Marburger Universitätskrankenhauses. Die Patienten fieberten, ihre Haut war von Ausschlag entstellt, starke Kopf-, Augen- und Muskelschmerzen traten auf. Sie litten an Erbrechen, Durchfällen und inneren Blutungen. Einige redeten wirr und fielen ins Koma. Insgesamt traf die «Marburg-Seuche» 31 Menschen, 7 von ihnen starben.

In Blut- und Gewebeproben ließ sich der Erreger der Epidemie identifizieren: ein Virus, das mit keinem der bis dahin bekannten verwandt war. Aufgrund seiner auffällig fadenförmigen Gestalt bezeichneten es die Wissenschaftler als «Filovirus» (Fadenvirus). Infizierten sie Grüne Meerkatzen mit der Neuentdeckung, erkrankten diese ebenfalls an hämorrhagischem Fieber.

Es stellte sich heraus, daß in einer Schiffsladung aus Uganda mehrere Affen an ähnlichen Symptomen gelitten hatten. Offenbar hatte ein Affenvirus die Artgrenzen überwunden, war aggressiver geworden und hatte die Menschen angegriffen. In einer großangelegten Untersuchung wilder Affen aus der Gegend in Uganda, aus der die infizierten Tiere stammten, fand man allerdings keinerlei Hinweise auf den Erreger, der heute als «Marburg-Virus» bezeichnet wird. Die Affen besaßen nicht einmal Antikörper gegen ihn – sie waren also offenbar kein Reservoir für das Virus.

Da das Marburg-Virus nachweislich über die Grünen Meerkatzen nach Deutschland eingeschleppt worden war, bewies die Epidemie zum erstenmal, daß extrem gefährliche Krankheitserreger, deren Heimat die Regenwälder der Tropen sind, über Tierhändler und Forschungslabors verbreitet werden können. Daß das gerade 1967 offenkundig wurde, halten die Experten heute für einen Zufall. Die Tragödie hätte sich schon früher ereignen können. Denn bevor die Krankheit ausbrach, hatten die Behring-Werke bereits sechzehn Jahre lang mit den Zellen wilder Grüner Meerkatzen Impfstoffe produziert – ohne daß es zu Zwischenfällen gekommen wäre.

In Europa sind seither keine weiteren Fälle der Marburg-Virus-Krankheit mehr aufgetreten. Im südafrikanischen Johannesburg jedoch wurden 1975 drei Erkrankte gezählt. Der erste Patient, ein junger australischer Tierfänger, war kurz zuvor durch Zimbabwe gereist. Er bekam das hämorrhagische Fieber und starb. Sieben Tage nach dem Ausbruch der Krankheit bei ihm wurde seine Reisebegleiterin mit den gleichen Symptomen in ein Krankenhaus eingeliefert. Nach einer weiteren Woche bekam eine betreuende Krankenschwester das Marburg-Fieber. Die Frauen überlebten. Man rekonstruierte die Reiseroute der beiden ersten Patienten und untersuchte die Tiere in dieser Gegend auf mögliche Viruskontakte. Aber die Quelle der Infektion fand sich nicht.

Fünf Jahre später wurde aus dem Westen Kenias von einem Marburg-Fall berichtet. Der Patient starb in Nairobi. Einer der behandelnden Ärzte infizierte sich ebenfalls, erholte sich aber wieder. Eigenartigerweise hatte sich der verstorbene Patient den Erreger offenbar in der Nähe jener Gegend Ugandas eingefangen, aus der die infizierten Affen von 1967 stammten.

Im Jahr 1982 registrierte man einen Fall in Zimbabwe – er war in der gleichen Region unterwegs gewesen wie der Patient von 1975. Das bislang letzte Marburg-Opfer starb 1987 im Westen Kenias.

Dämon aus dem Busch

Neun Jahre nach dem Marburg-Menetekel brach beinahe zeitgleich ein bis dahin unbekanntes hämorrhagisches Fieber im Südsudan und in Nordzaire aus. Im Sudan erkrankten in der Umgebung der Städte Nzara und Maridi etwa 230 Menschen. Mehr als die Hälfte von ihnen starb. In Zaire quälte das schreckliche Fieber vor allem in der Umgebung des Ebolaflusses und im Krankenhaus der Stadt Yambuku die Menschen: 319 erkrankten, 280 starben. Weitere kleinere Ausbrüche folgten 1977/78 in Zaire sowie 1979 und 1983 im Südsudan.

Das letzte Mal schlug das Fieber 1995 in der Stadt Kikwit in Zaire zu. Nach Angaben der WHO erkrankten bis Juni 1995 insgesamt 315 Menschen, 244 starben qualvoll an inneren und äußeren Blutungen. Das entspricht einer Todesrate von 77 Prozent. Der Name des Killers, «Ebolavirus», so benannt nach dem kleinen Fluß in Zaire, ging um die Welt und versetzte die Menschen in Angst und Schrecken.

So schnell, wie das Virus gekommen war, verschwand es wieder. Wohin, weiß niemand. Aufwendige Forschungsexpeditionen amerikanischer und belgischer Virusexperten mit dem Ziel, die Herkunft des Erregers und sein natürliches Reservoir im Ökosystem des Regenwalds aufzuklären, blieben ergebnislos.

Das Ebolavirus ist ein naher Verwandter des Marburg-Virus. Beide gehören zur Familie der Fadenviren. Die Gefährlichkeit beider Virusarten beruht darauf, daß sie sich in zahlreichen Organen und Gewebetypen explosionsartig vermehren. Eine besondere Vorliebe haben sie jedoch für Leberzellen und offensichtlich auch für jene Zellen, die die Wände der Blutgefäße bilden. Ebenso rasch, wie die Viren in die Zellen eindringen und sich in ihnen vermehren, vernichten sie ihre gepeinigten zellulären Gastgeber. Dabei werden unzählige neue Viren frei. In der akuten Phase der Erkrankung kann ein einziger Tropfen Blut mehrere Millionen Viren enthalten.

Nicht nur das Blut, auch alle Körpersekrete – vom Nasenschleim bis zur Samenflüssigkeit – sind sehr infektiös. Eine Übertragung der Viren über die Atemluft halten die Experten für unwahrscheinlich. Ausgeschlossen wird sie jedoch nicht. In den schwersten Fällen stirbt der Patient um den neunten Krankheitstag an unstillbaren inneren Blutungen oder weil mehrere Organe gleichzeitig versagen. Eine Therapie gibt es nicht. Die einzigen Maßnahmen sind die Isolierung erkrankter Personen, die sorgfältige Desinfektion aller Gegenstände, mit denen ein Patient in Berührung gekommen ist, und eine intensivmedizinische Behandlung der Gerinnungsstörung, die den schweren Blutungen zugrunde liegt.

Übertragen wird das Virus durch engen körperlichen Kontakt, etwa bei der Pflege von Kranken oder beim Berühren von Leichen während der Bestattungsvorbereitungen, wobei das Virus durch kleinste Hautwunden in den Körper eindringen kann. Wie eine internationale Expertenkommission unter Leitung des zairischen Epidemiologen Professor Tamfun Muyembe in einem Bericht an die WHO feststellt, hatte die Ebolakatastrophe von 1995 jedoch im wesentliche iatrogene – durch ärztliche Einwirkung bedingte – Ursachen: Wichtigster Grund waren die schlechten hygienischen Verhältnisse in der Kikwiter Klinik.

Das Eboladesaster des Jahres 1995 begann mit einem 39 Jahre alten medizinisch-technischen Assistenten. Er wurde am 9. April im Hôpital Numéro 2 de Kikwit mit Verdacht auf eine Bauchfellentzündung aufgenommen. Am 10. April wurde er für eine Operation in das Zentralkrankenhaus der Stadt verlegt. Bereits vier Tage nach dem Eingriff erkrankten zwei OP-Schwestern. Eine davon war ausschließlich damit betraut, die chirurgischen Instrumente zu reinigen. Auch zwei Anästhesieschwestern, die während der Operation anwesend waren, wurden infiziert. Danach griff die Epidemie innerhalb weniger Tage auf weitere Pflegekräfte über: Zwei Drittel der sogenannten Sekundärfälle waren Mitarbeiter des Krankenhauses. In einer dritten Infektionswelle traf es dann Ehepartner und andere Familienangehörige des medizinischen Personals. Dies erklärt, warum 266 von 315 infizierten Personen aus der Stadt Kikwit stammten.

Daß das Ebolavirus sich auch in benachbarten Städten ausbreiten konnte, ist ebenfalls überwiegend infektionsmedizinischer Fahrlässigkeit zuzuschreiben. So wurde ein Ebolapatient aus Kikwit in das Krankenhaus des hundert Kilometer westlich gelegenen Mosango gebracht, obwohl die Sekundärfälle schon bekanntgeworden waren. In Mosango war es um die Hygiene nicht besser bestellt, und so wurde auch dieser Patient rasch zum Ausgangspunkt neuer Ebolaerkrankungen.

Der Tropenmediziner und Epidemiologe Hermann Feldmeier von der Freien Universität Berlin urteilt: «Kritisch betrachtet, handelt es sich bei der Mehrzahl der Ebolafälle in Zaire um nosokomiale, das heißt im Krankenhaus erworbene, Infektionen. Wenn, wie im Spital von Kikwit, Dutzende von Patienten mit ein- und derselben Spritze behandelt werden und das medizinische Personal weder Handschuhe noch Schutzkleidung besitzt, so öffnet das der Übertragung aller möglichen Krankheiten Tür und Tor. Das Ebolavirus ist dann nur die Spitze eines ärztlich verursachten Infektionsberges.»

Nicht sterilisierte Spritzen waren nachweislich auch der Ausgangspunkt für die Ebolaepidemie in Zaire im Jahr 1976 gewesen. Das erste Opfer war ein Lehrer, der im Missionskrankenhaus von Yambuku wegen eines Malariaanfalls eine Chinininjektion erhalten hatte. Das Hospital verfügte lediglich über fünf Spritzen, die täglich rund 600mal eingesetzt wurden, ohne sie zwischen den einzelnen Injektionen zu sterilisieren. «So kam es zur ‹Amplifikation› eines primär nicht leicht übertragbaren Erregers», erklärt Hans Dieter Brede, Professor am Chemotherapeutischen Forschungsinstitut Georg-Speyer-Haus in Frankfurt am Main.

Nach Meinung der Experten könnten derartige Epidemien mit vergleichsweise geringem Aufwand vermieden werden. Zum einen gelte es, die Diagnose- und Behandlungsmöglichkeiten in afrikanischen Krankenhäusern zu verbessern. So dauerte es in Kikwit immerhin vier Wochen, bis die Blutprobe eines Patienten an die US-Seuchenkontrollbehörde geschickt wurde – eine der wenigen Einrichtungen, in denen das Ebolavirus nachgewiesen werden kann. Denn Forschungsarbeiten an ihm dürfen nur unter größten Vorsichtsmaßnahmen in Hochsicherheitslabors erfolgen. In Deutschland verfügt das Bernhard-Nocht-Institut für Tropenkrankheiten in Hamburg über eine Genehmigung für den Umgang mit Filoviren.

Außerdem fordern die Experten die Rückbesinnung auf altbewährte Prinzipien der Krankenhaushygiene. «Mit relativ einfachen hygienischen Maßnahmen wie Einmalspritzen, Handschuhen, Mundschutz und der strengen Isolierung offensichtlich Erkrankter würden Epidemien wie die von Kikwit erst gar nicht auftreten», erklärt Tropenmediziner Feldmeier.

Alle bisherigen Ebolaepidemien gingen von einer einzigen Person aus; sie verbreiteten sich rasant im medizinischen Umfeld, um dann plötzlich wieder zu verschwinden. Daraus schließen die Tropenmediziner, daß das Virus im überlebenden Patienten nicht überdauert. Wie im Sommer 1996 während eines Kongresses zum Ebolavirus in Kinshasa, Zaire, bekannt wurde, gibt es mittlerweile zahlreiche Hinweise darauf, daß der natürliche Lebensraum des Virus der tropische Regenwald ist.

Anscheinend zirkuliert das Virus in freier Wildbahn zwischen kleinen Säugetieren und hochspezialisierten Insekten. Beide leben vorwiegend oder ausschließlich in Baumkronen. Die baumlebenden Kleinsäuger, so vermuten die Wissenschaftler, sind das eigentliche Reservoir des Virus; blutsaugende Insekten seine Vektoren. Trifft diese Hypothese zu, besteht für den Menschen nur eine geringe Infektionsgefahr. Vorausgesetzt, das Ebolavirus wird in seiner ökologischen Nische nicht gestört. Erst wenn in den Lebensraum von Wirt und Vektor eingegriffen wird, etwa durch Brandrodungen des Regenwaldes oder Goldschürfen, kann der Erreger auf den Menschen überspringen.

Rätselhafte Todesfälle in Lassa

Wie das Ebolavirus wurde auch eine weitere Killermikrobe – das Lassavirus – entdeckt, als in einem Krankenhaus eine rätselhafte Epidemie ausbrach. Im Januar 1969 erkrankte im nigerianischen Lassa eine Nonne in dem Hospital, in dem sie arbeitete. Sie wurde in eine Nachbarstadt verlegt und steckte dort vor ihrem Tod zwei weitere Schwestern an. Ein Jahr später brach in demselben Spital eine Epidemie aus. Eine Untersuchung zeigte, daß sich 17 der insgesamt 25 infizierten Personen wahrscheinlich in genau jenem Raum angesteckt hatten, in dem die kranke Nonne untergebracht war.

Die vom Lassavirus Befallenen bekommen Angina, übergeben sich, haben Bauchschmerzen und Husten. Dann treten Ödeme, Blutungen und Schock auf. In Afrika stecken sich bis zu 30000 Menschen jährlich an, etwa 5000 sterben an Lassainfektionen.

Im Unterschied zum Ebolavirus ist den Wissenschaftlern bekannt, wo sich das Lassavirus versteckt hält, bevor es den Menschen heimsucht. Die primäre Infektionsquelle sind Nagetiere; als Hauptreservoir des Lassavirus gilt die Vielzitzenratte. Sie lebt in zahlreichen Ländern West-, Ost- und Südafrikas. Die Tiere selbst erkranken nicht, scheiden jedoch lebenslang große Virusmengen mit dem Urin aus. Die Ratten leben in enger Gemeinschaft mit der ländlichen Bevölkerung in deren Häusern und Vorratshütten. Infektiöser Urin gelangt so auf Betten, Böden und in die Lebensmittelvorräte. Auf diesen Wegen kommt das Virus in Kontakt mit dem Menschen.

Infizierte scheiden den Erreger mit Urin, Erbrochenem und Blut aus. Impfstoffe gibt es nicht. Eine mit Hilfe gentechnischer Verfahren hergestellte Vakzine ließ jedoch im Tierexperiment eine Schutzwirkung erkennen. Drastisch gesenkt werden kann das Vorkommen von Lassafieber, wenn vor allem die Überträgerratte konsequent zurückgedrängt wird.

Für Schlagzeilen sorgte im Jahr 1973 ein Lassapatient, der von Nigeria nach Deutschland überführt wurde. Zunächst weigerten sich die politischen Instanzen, ihn in Hamburg aufzunehmen. Der Mann überstand die Krankheit trotzdem und wurde schließlich in einem stillgelegten Sanatorium in der Lüneburger Heide isoliert. Im Mittelpunkt stand allerdings weniger der Patient, sondern der Begleitarzt, der sich exklusiv von einer Illustrierten feiern ließ. Der Tübinger Tropenmediziner Jürgen Knobloch erinnert sich: «Die sinnlose Aktion verschlang etwa eine Million Mark zu Lasten der öffentlichen Hand.»

Südamerikanische Plagen

Nagetiere sind auch die Überträger dreier weiterer neuer Viren: des Sabia-, des Junin- und des Machupovirus. Die Erreger sind alle in Südamerika aufgetaucht. Das Sabiavirus forderte bislang durch natürliche Infektion nur ein einziges Opfer: eine Agraringenieurin im brasilianischen Sao Paulo. Sie starb an hämorrhagischem Fieber. Aus ihrem Blut wurde 1994 der neue Erreger isoliert. Am 5. September 1994 berichtete das amerikanische Magazin «Time» über einen US-Wissenschaftler, der sich während seiner Forschungsarbeit mit dem Sabiavirus angesteckt hatte.

Das Junin wurde schon 1958 identifiziert. Die Mikrobe erregt das gefährliche Argentinienfieber. Es brach Ende der vierziger Jahre in der Pampa östlich von Buenos Aires aus. Die Krankheit geht mit ausgedehnten Blutungen, neurologischen Symptomen und Funktionsstörungen der Nieren einher. Es stellte sich heraus, daß im fraglichen Zeitraum großflächig Maiskulturen angelegt worden waren. Das große Nahrungsangebot hatte die Vermehrung wildlebender kleiner Nagetiere begünstigt, die der Lieblingswohnsitz des Virus sind.

Von hämorrhagischem Fieber betroffen waren hauptsächlich erwachsene Männer: Sie hatten den Mais mit der Hand geerntet und sich mit dem Virus infiziert, als sie den mit Nagerexkrementen verschmutzten Staub einatmeten. Aufgrund der Mechanisierung sind mittlerweile die Führer landwirtschaftlicher Maschinen am häufigsten betroffen. Sie atmen nicht nur den aufgewirbelten Staub, sondern auch feinste Tröpfchen infektiösen Bluts ein, das von Nagern stammt, die zwischen die Schneiden der Mähdrescher geraten sind. Gegenwärtig werden jährlich mehrere hundert bis über tausend Erkrankungen beobachtet. Der jahreszeitliche Gipfel liegt stets im Mai während der Mais- oder Weizenernte. Zehn bis zwanzig Prozent der Infizierten sterben.

Das Machupovirus ist ein Verwandter des Junin. Es trat erstmals 1952 in Bolivien auf. Damals hatte eine Revolution die auf der Ebene von Beni lebende Bevölkerung bis dicht an die Grenze des Amazonasregenwalds vertrieben. Die Menschen bestritten dort ihren Lebensunterhalt notdürftig mit Landwirtschaft und kamen durch sie den Mäusen nahe, die das Virus in sich tragen. Die Infizierten erkrankten an hämorrhagischem Fieber.

Als man die Mäuse bekämpfte, traten zunächst keine Erkrankungen mehr auf. Nach zwanzigjähriger Pause ist das Virus aber inzwischen an denselben Ort zurückgekehrt: Sieben Mitglieder einer Familie infizierten sich im Sommer 1994.

Fliegende Virentaxis

Nicht Nager, sondern Arthropoden, Gliederfüßer - unter anderem Krebs-, Spinnentiere und Insekten –, sind die willigen Transporteure der Arboviren (englisch arthropod-borne). In dieser Gruppe fassen die Wissenschaftler zahlreiche Viren aus mehreren Familien zusammen, die von blutsaugenden Arthropoden auf den Menschen übertragen werden. Der Mensch ist als Glied von Arbovirusinfektionsketten eigentlich nicht vorgesehen. Arboviren befallen vielmehr in erster Linie wildlebende Wirbeltiere. Dabei vermehren sie sich in ihren natürlichen Wirten oft, ohne dabei eine Krankheit zu erzeugen. Ihr tierischen Opfer krank zu machen oder gar zu töten, liegt auch nicht im «Interesse» der Arboviren. Ihr Vorteil liegt darin, ihren unfreiwilligen Wirt möglichst lange als idealen Ort für ihre Fortpflanzung zu mißbrauchen. Dadurch erhöhen sie auch ihre Chance, von neuen Arthropoden aufgenommen und weiterverbreitet zu werden.

Schild- und Lederzecken, blutsaugende Insekten oder Sandmücken können Überträger – «Vektoren» – für Arboviren sein. Während sie sich am Blut des Wirbeltiers laben, gelangen mit ihm die Viren in den Verdauungstrakt der Arthropoden. Die Erreger durchdringen die Darmwand und setzten sich in den Speicheldrüsen fest. Dort vermehren sich die Viren. Je höher die Umgebungstemperatur ist, desto mehr Viren entstehen. Wie der Wirbeltierwirt überstehen auch die Arthropoden die in ihnen ablaufende Virenvermehrung unbeschadet. Wird der Mensch aber von einem befallenen Gliederfüßer heimgesucht, sehen die Folgen anders aus.

1977 ereignete sich in Ägypten eine mysteriöse Epidemie. Im Niltal erkrankten 20000 Menschen an Hirnhautentzündung, wurden blind, bekamen Leberschäden oder Hautblutungen. 600 überlebten die Infektion nicht. Als Verursacher erkannten die Wissenschaftler ein bereits seit 1931 bekanntes, von Stechmücken übertragenes Arbovirus, das zuvor aber nur Schafe, Ziegen und Rinder befallen hatte. Nach dem Ort seines erstmaligen Erscheinens, dem Rift Valley – einem großen Grabenbruch in Ostafrika –, trägt der Erreger den Namen «Rift-Valley-Virus». Wie aber entstand diese Epidemie in Ägypten?

Ökologische Veränderungen – Geburtshelfer für neue Viren

Die Ursache sind ökologische Folgen industrieller Großprojekte: Der Bau des Assuan-Stausees hatte die Wasserfläche vergrößert und es dadurch den Stechmücken ermöglicht, sich massenhaft zu vermehren. Mit der Zahl der Mücken wuchs die Wahrscheinlichkeit, daß Viren auf den Menschen übertragen wurden.

Im Jahr 1987 erkrankten auch in Mauretanien 1264 Menschen am Rift-Valley-Fieber. 224 kamen um. Kurz zuvor war der Diama-Stausee geflutet worden.

In ökologischen Veränderungen sehen Experten auch den Grund dafür, daß in Südamerika das Oropouchevirus um sich greift. Es wird ebenfalls von Stechmücken übertragen und verursacht Schüttelfrost, Kopf-, Muskel- und Gelenkschmerzen sowie hohes Fieber. Während in den sechziger Jahren Epidemien dieser Erkrankung ausschließlich in der Region um Belem in Brasilien beobachtet worden waren, hat sich das Fieber mittlerweile entlang der Haupttransportwege über große Regionen Amazoniens ausgebreitet.

Das epidemische Auftreten der Krankheit führen Fachleute auf die Monokultur von Kokospalmen zurück. Nach dem Abernten der großen Plantagen bleiben die Schalen der Kokosnuß liegen. In ihnen tummeln und vermehren sich die übertragenden Stechmücken. Die Mücken ihrerseits haben das Virus vermutlich von Faultieren erworben. Jedenfalls konnten Wissenschaftler den Erreger aus dem Blattfresser isolieren. Regelmäßig nach der Kokosnußernte treten explosionsartig Epidemien auf, bei denen bis zu sechzig Prozent der Bevölkerung in einer Region innerhalb kurzer Frist erkranken.

In Australien bereitet den Ärzten die starke Zunahme von epidemisch auftretender Polyarthritis, einer Form von Rheuma, Sorge. Bereits seit Anfang der achtziger Jahre beobachten sie, daß die Fälle zunehmen. Die oft über viele Monate anhaltenden, sehr schmerzhaften Gelenkentzündungen werden durch das Ross-River-Virus verursacht. Es wird ebenfalls von Stechmücken übertragen, die in den ausgedehnten Brackwasserzonen der Küstengebiete ideale Brutplätze finden. Fachleute glauben, daß sich die Brackwasserzonen vergrößert haben, weil mit der Klimaerwärmung der Meeresspiegel gestiegen ist. Vermehrte Freizeitaktivität in Küstenregionen bringt Menschen häufiger mit den mittlerweile stark angewachsenen Mückenpopulationen in Kontakt. Als eigentliches Virusreservoir vermuten die Wissenschaftler Pferde und kleine Känguruhs.

Das Vordringen des Menschen in unberührte Natur soll auch für den Vormarsch des Affenpockenvirus in Afrika verantwortlich sein. Es verursacht beim Menschen ein pockenähnliches Krankheitsbild. Symptome sind Augenschäden und Erblindung, manche Kranken sterben.

Klinische Fälle von Infektionen mit dem Virus hat man bisher in den tropischen Regenwaldgebieten von Kamerun, Liberia, Nigeria, Sierra Leone, Gabun, Zaire, der Elfenbeinküste und der Zentralafrikanischen Republik festgestellt. Von 1970 bis Ende 1986 wurden 404 Erkrankungen registriert; über neunzig Prozent davon allein in Zaire.

Die Affenpocken suchen in erster Linie Menschen heim, die in entlegenen Dörfern am Rand des Urwalds leben. Neue Untersuchungen zeigen, daß nicht Affen, sondern Erdhörnchen die Viren tragen. Die Menschen kommen mit den Exkrementen der Tiere in Kontakt, wenn sie den Urwald roden, um landwirtschaftliche Nutzflächen anzulegen.

In den letzten Jahrzehnten treten auch deshalb «neue» Viren auf, weil die Winzlinge durch verbesserte Nachweismethoden erfolgreicher enttarnt werden können. Doch das ist nicht der einzige Grund für die besorgniserregende Vielfalt bislang unbekannter Plagegeister. Bernard Le Guenno: «Neue Viren treten offenbar auch deshalb verstärkt in Erscheinung, weil ihre seit Jahrmillionen bestehenden Existenzbedingungen sich infolge menschlicher Eingriffe verändert haben.» In bestimmten Fällen erlaube die veränderte Umgebung Viren, sich zu vermehren und zu verbreiten. Und bei gleichermaßen günstigen Bedingungen für Viren wie für ihre Überträger tauchten plötzlich neue Krankheitsbilder auf.

Vor allem das tropische Afrika, die Urheimat des Menschen, werde auch zukünftig bisher unbekannte humanpathogene Erreger hervorbringen. Massentourismus und weltweiter Handel tragen dann ihren Teil zur globalen Verbreitung bei, ergänzt Jürgen Knobloch.

Le Guenno folgert: «Noch vor rund einem Jahrzehnt glaubte der Mensch, inzwischen vor großen Epidemien geschützt zu sein. Wie trügerisch dies war, zeigt Aids. Und mit der Geburt weiterer neuer Erreger ist zu rechnen.»

Fahndung nach dem Rätselkeim

Rinderwahn, Creutzfeldt-Jakob und Kuru

Das kleine Volk der Fore lebte wie im Paradies. Ohne Umweltverschmutzung und Technik, auch von sonstigen fragwürdigen Errungenschaften der Zivilisation kaum berührt, wohnten die rund 35000 Mitglieder des Stammes, auf 150 Dörfer verteilt, im wilden Bergland von Papua-Neuguinea zwischen 1000 und 2500 Meter über dem Meer.

Doch dann trübte ein böser «Zauber» das idyllische Dasein der Fore. Unter ihnen breitete sich ein schreckliches Leiden aus. Es begann unauffällig: Die betroffenen Menschen änderten ihr Verhalten, zunächst kaum merklich, dann immer deutlicher. Bald gesellte sich ein heftiges Zittern hinzu, das nicht mehr aufhören wollte. Schließlich war es den Kranken unmöglich, ihre Bewegungen zu kontrollieren. Lethargie stellte sich ein; dumpf vegetierten die Patienten dahin, bis sie innerhalb der nächsten drei bis zwölf Monate in völliger geistiger Umnachtung starben.

«Kuru» nannten die Eingeborenen die merkwürdige Krankheit – nach dem Zittern, das die Betroffenen quälte. Nichts, nicht einmal die schlimmste Rache an den der Zauberei Verdächtigten, schien die Menschen erlösen zu können.

Der wissenschaftlichen Welt wurde das Leiden durch den deutschstämmigen Arzt Vincent Zigas bekannt. Er arbeitete für den öffentlichen Gesundheitsdienst Australiens und beschrieb 1957 als erster die Erkrankung, der in den fünfziger Jahren alljährlich 250 Stammesmitglieder der Fore zum Opfer gefallen sein sollen. Es stellte sich heraus, daß Kuru nirgendwo sonst auf der Welt auftrat. Auffällig war zudem, daß beinahe ausschließlich ältere Jugendliche und Erwachsene und unter ihnen vor allem Frauen dem Schrecken zum Opfer fielen.

Was aber war die Ursache? Handelte es sich um eine Erbkrankheit? Der Gedanke lag nahe, denn in einer isoliert lebenden Bevölkerung könnte Inzucht diese Folge haben. Wissenschaftler hielten auch chronische Vergiftungen durch Nahrungsmittel oder das Fehlen von Spurenelementen und Vitaminen für mögliche Gründe.

Der Arzt Daniel Carleton Gajdusek von den Nationalen Gesundheitsinstituten der Vereinigten Staaten in Bethesda entschloß sich vor vierzig Jahren, das Phänomen bei den Fore systematisch zu erforschen. Im Jahr 1976 erhielt er für seine Arbeiten den Nobelpreis für Medizin. Gajdusek war der erste, dem die Veränderungen auffielen, welche die Hirne der Kuruopfer kennzeichneten: Sie sahen aus wie Schwämme.

Es gelang ihm außerdem zu rekonstruieren, wie sich die Betroffenen das Leiden vermutlich zugezogen hatten. Die Ursache schien eine bestimmte Form von rituellem Kannibalismus zu sein. Bei den Fore war es Brauch, die Toten für einen zeremoniellen Leichenschmaus vorzubereiten. Dabei wurde ihnen der Schädel aufgebrochen und das Gehirn entnommen. Als Zeichen der Totenverehrung sollen die Fore das Gehirn ihrer Verstorbenen gegessen oder sich Gesicht und Körper damit eingerieben haben. Da im wesentlichen Frauen und Kinder für die Zeremonie zuständig waren, erklärte sich so auch, warum die Krankheit vor allem sie dahinraffte. Der Ahnenkult der Fore ist 1957 erloschen – und mit ihm praktisch auch Kuru.

Gajdusek beschrieb die Hirnveränderungen 1956 detailliert im «New England Journal of Medicine». Diesen Artikel las drei Jahre später mit wachsender Aufmerksamkeit William Hadlow – ein in England arbeitender amerikanischer Veterinärpathologe. Was Gajdusek gefunden hatte, erinnerte ihn verblüffend an jene Veränderungen des Gehirns, die er von einem anderen Leiden kannte: Scrapie, einer Erkrankung bei Schafen und Ziegen. Scrapie wird die Erkrankung in England genannt, weil die Tiere häufig ein extremer Juckreiz quält. Um ihn zu lindern, kratzen (englisch scrape) sie sich an Zaunpfählen und Bäumen das Fell blutig. In Frankreich heißt die Krankheit «Tremblante», weil die Tiere zittern (französisch trembler). «Traberkrankheit», in Deutschland gebräuchlich, bezieht sich auf ein weiteres Symptom: Die Tiere können ihre Bewegungen nicht mehr koordinieren, ihr Gang wird schwankend, «trabend»; schließlich sind sie nicht einmal mehr in der Lage, zu stehen, und sterben.

In England und Irland war Scrapie unter Schäfern und Tierärzten schon seit langem bekannt. Beschrieben wurde sie erstmals 1730. Um was es sich dabei jedoch genau handelte, blieb den Experten über die Jahrhunderte hinweg ein Rätsel. Die einen glaubten, es mit einer Erbkrankheit zu tun zu haben, weil gewisse Schafrassen häufiger befallen zu werden schienen. Andere vermuteten eine Infektion, denn immer wieder ereigneten sich Ausbrüche in Schafbeständen, in denen Scrapie zuvor nicht aufgetreten war. Wenn Ansteckung vorliege, müsse sich das Leiden von einem kranken Tier auf ein gesundes übertragen lassen, glaubten die Forscher.

Schon im letzten Jahrhundert wurde versucht, dieser Fährte zu folgen. Veterinäre spritzten gesunden Tieren Hirnextrakte von an Scrapie verendeten Schafen und beobachteten sie. Doch es geschah nichts. Weder nach einer Woche noch nach zwei oder drei Wochen; auch nach einem Monat waren die Schafe putzmunter, und daran änderte sich auch nach drei und vier Monaten nichts. Nach einem halben Jahr brachen die Tierärzte ihre Versuche erfolglos ab. Damit schien erwiesen, daß die Traberkrankheit nicht übertragbar ist.

Zwei eigensinnige französische Tierärzte, Jean Cuillé und Paul-Louis Chelle, griffen die Infektionsthese jedoch in den frühen dreißiger Jahren erneut auf. Sie konnten zeigen, daß ihre Vorgänger nicht hartnäckig genug gewesen waren. Erst nach einem Jahr nämlich zeigten die Schafe, denen das Hirnextrakt kranker Tiere eingespritzt worden war, die typischen Zeichen der Traberkrankheit und verendeten. Im Jahr 1936 faßten Cuillé und Chelle ihre Ergebnisse zusammen: Scrapie ist eine übertragbare Infektionskrankheit, der Erreger sitzt im zentralen Nervensystem und die Zeit, bis erste Symptome auftauchen – die Inkubationszeit –, ist sehr lang.

Der isländische Forscher Björn Sigurdsson studierte Scrapie ebenfalls intensiv – an Schafen, die 1933 als besonders «reinrassig und erbgesund» von Deutschland nach Island exportiert worden waren. Von ihm stammt der Begriff der «langsamen Infektionen».

In den folgenden dreißig Jahren konnte gezeigt werden, daß der ominöse Scrapieerreger in hoher Konzentration in befallenen Gehirnen vorhanden ist und sich erstaunlich widerstandsfähig gegenüber allen Behandlungen verhält, die bekannterweise Bakterien und Viren vernichten. Weder Hitze noch Ultraviolettstrahlung, Formaldehyd oder ionisierende Strahlen können ihm etwas anhaben.

Das Gehirn wird zum Schwamm

Die Hoffnung, den Erreger dingfest zu machen, stieg im Jahr 1961, als es dem Wissenschaftler R. L. Chandler gelang, Scrapie auf Labormäuse zu übertragen. Am Ende starben die Mäuse an Krankheitserscheinungen, die denen von Scrapie ähnelten. Besonders die Hirnveränderungen glichen sich. Von den Neuropathologen werden sie als «spongiforme Enzephalopathien» beschrieben – als schwammartige Zersetzung von Hirngewebe.

Doch welcher Art der Erreger war, sollte auch weiterhin verborgen bleiben. Was man herausfand, ließ die Plage nur noch rätselhafter erscheinen. Während etwa bei normalen Infektionskrankheiten immer eine Immunreaktion im befallenen Organismus nachweisbar ist, scheinen die Abwehrtruppen auf diese Krankheit überhaupt nicht zu reagieren. Vor allem aber scheiterten alle Versuche, in hochinfektiösem Material Bakterien, Viren, Pilze oder Einzeller als Krankheitserreger nachzuweisen.

Doch zurück ins Jahr 1959 zu William Hadlow. Der Veterinärpathologe war mit der Forschungsgeschichte von Scrapie wohlvertraut. Von daher wußte er auch, daß die Krankheit Speziesbarrieren überspringen kann: Denn nicht nur Mäuse lassen sich mit Scrapie infizieren, sondern auch Ziegen, Nerze, Hamster, Frettchen und Affen. Nachdem Hadlow Gajduseks Veröffentlichung über Kuru gelesen hatte, schlug er vor, Gewebematerial von an Kuru verstorbenen Menschen auf Affen zu übertragen, um zu prüfen, ob es sich um eine Infektionskrankheit handelte.

Im Jahr 1963 wurde Schimpansen Kurumaterial gespritzt: 21 Monate später begann die erste Äffin, Daisy, zu zittern. Monate später waren alle Versuchstiere tot. Ihre Hirne zeigten die typischen Kurusymptome. Damit war gesichert, daß die Ursache der menschlichen Erkrankung etwas Übertragbares sein mußte.

Creutzfeldt-Jakob – Exotengeißel der Medizin

Noch ein weiteres menschliches Leiden geht mit solchen Hirnveränderungen einher: die Creutzfeldt-Jakob-Krankheit (Creutzfeldt Jakob Disease: CJD), ein seltene Nervenkrankheit, die nach dem Neurologen Hans Gerhard Creutzfeldt und dem Neuropathologen Alfons Jakob, beide Deutsche, benannt ist. Sie beschrieben als erste Anfang der zwanziger Jahre die heimtückische chronisch-degenerative Erkrankung des zentralen Nervensystems.

Im Gegensatz zu Kuru tritt CJD in allen Ländern der Welt auf. Statistisch gesehen, trifft sie jeden millionsten Menschen, typischerweise im Alter von etwa sechzig Jahren. Sie schlägt in Zeitlupe zu. Zwischen Infektion und Ausbruch der Krankheit liegen zehn Jahre, die Übertragungswege sind unklar, eine Therapie oder eine Impfung gibt es nicht.

CJD äußert sich gewöhnlich als Demenz, der Bewegungsstörungen folgen. Neunzig Prozent aller Patienten sterben innerhalb eines Jahres. Die Ähnlichkeit der Hirnveränderung bei dieser Erkrankung mit jenen Symptomen, die man bei Kuru beobachtet hatte, war bereits Gajdusek und seinen Mitarbeitern aufgefallen. Auch CJD, von der niemand vermutet hätte, daß sie auf eine Infektion zurückgehen könnte, ließ sich auf Schimpansen übertragen.

Die Creutzfeldt-Jakobsche Erkrankung ist die wichtigste schwammartige Hirnzersetzung des Menschen. Etwa zehn bis fünfzehn Prozent der Fälle sind erblich bedingt. Ein weiterer kleiner Anteil, rund fünf Prozent, entsteht unbeabsichtigt infolge eines ärztlichen Eingriffs bei der Diagnose oder Behandlung einer anderen Krankheit. Bei Hornhauttransplantationen, bei neurochirurgischen Eingriffen mit ungenügend sterilisierten Instrumenten und bei der Verabreichung von Wachstumshormon, das aus menschlichen Hirnanhangdrüsen gewonnen wurde, sind Übertragungen vorgekommen.

41 Patienten in den Vereinigten Staaten, Frankreich und England, die mit menschlichem Wachstumshormon behandelt worden sind, haben 5 bis 34 Jahre – im Durchschnitt 12 Jahre – nach der Behandlung eine Enzephalopathie entwickelt. Die Empfänglichkeit für die Erkrankung scheint auch von der genetischen Prädisposition des Empfängers abzuhängen, das zeigen neue Forschungsergebnisse. Mittlerweile kann menschliches Wachstumshormon gentechnisch hergestellt werden. Das Risiko einer Übertragung auf diesem Weg besteht deshalb nicht mehr.

Bemerkenswert ist, daß libysche Juden, die in den siebziger Jahren nach Israel eingewandert sind, ein um das Dreißigfache erhöhtes Risiko besitzen, die Creutzfeldt-Jakobsche Erkrankung zu erleiden. Untersuchungen ergaben, daß die Auswanderer in ihrem Heimatland ausschließlich Schaffleisch gegessen hatten. Als besondere Delikatessen galten Innereien und die Augäpfel – mithin Organe, die häufig von Scrapieerregern befallen sind.

Im Frühjahr 1996 wurden in Großbritannien zehn Fälle bekannt, die an einer bis dahin unbekannten Form von Creutzfeldt-Jakob erkrankt waren. Der Unterschied bestand zum einen im Alter der Opfer. Belief sich das mittlere Sterbealter bei CJD bis dahin auf 64 Jahre, so waren die neuen Patienten alle weniger als 40 Jahre alt. Auch der Verlauf ihres Leidens wich deutlich von dem der zuvor untersuchten Betroffenen im höheren Lebensalter ab. Keiner der Kranken hatte zudem das für Creutzfeldt-Jakob übliche Muster von Gehirnströmen. Die Hirnveränderungen der Betroffenen glichen denen, die für Creutzfeldt-Jakob typisch sind, nur wenig. Sie erinnerten dagegen stark an das Aussehen des Gehirns bei Scrapie und Kuru.

Schlaflos in den Tod

Weitere übertragbare spongiforme Enzephalopathien des Menschen sind das Gerstmann-Sträussler-Scheinker-Syndrom und die erst kürzlich entdeckte fatale familiäre Insomnie. Das Gerstmann-Sträussler-Scheinker-Syndrom haben 1936 als erste der in Wien und New York tätige Nervenarzt Joseph Gerstmann und seine Mitarbeiter Ernst Sträussler und I. Scheinker als «eigenartige Erkrankung des Zentralnervensystems» beschrieben. Auch dieses Leiden beginnt mit dem Verlust der Bewegungskoordination, gefolgt von Geistesschwäche. Der Tod tritt innerhalb von zwei bis sechs Jahren ein.

Die tödliche familiäre Insomnie haben 1986 Elio Lugaresi und Rosella Medori von der Universität Bologna sowie Pierlugi Gambetti von der Case Western Reserve University in Cleveland, Ohio, entdeckt. Die Erkrankung beginnt mit Schlafschwierigkeiten und Störungen des vegetativen Nervensystems, es folgen Schlaflosigkeit und Geistesschwäche. Die Patienten sterben innerhalb eines Jahres. Bislang sind eine italienische und eine amerikanische Familie mit dieser Erkrankung beschrieben worden.

Vom Nerz bis zum Kudu

Bei den übertragbaren Enzephalopathien, die Tiere heimsuchen, ist neben Scrapie eine Erkrankung bei Zuchtnerzen bekannt, die das Jahr 1985 bei Pelztierfarmern in den Vereinigten Staaten zur Katastrophe werden ließ. Damals grassierte auf zahlreichen Nerzfarmen eine Epidemie, an der die Tiere massenhaft zugrunde gingen. Es gelang nicht, einen Krankheitserreger nachzuweisen – aber es fanden sich auch bei den Nerzen charakteristische Veränderungen im Gehirn.

Übertrugen die Wissenschaftler Gewebematerial verendeter Tiere auf gesunde, wurden auch diese krank. Den Nerzfarmen war gemeinsam, daß die Betreiber das Fleisch von Schafen, die an Scrapie eingegangen waren, an die Nerze verfüttert hatten.

Seit 1967 wird in den USA zudem eine weitere spongiforme Enzephalopathie beobachtet: die «chronische Verfallskrankheit» bei Elchen und Großohrhirschen in Gehegen. Auch bei Katzen tritt eine Krankheit auf, die mit den typischen Hirnveränderungen einhergeht. Selbst Kuduantilopen, Gazellen, Pumas, Geparden und Strauße gehen daran zugrunde.

Torkelnde Rinder

Traurige Berühmtheit erlangten die spongiformen Enzephalopathien allerdings erst durch eine Epidemie, deren Anfänge bis ins Jahr 1985 zurückgehen. Damals beobachtete ein britischer Farmer in Ashford das erste Mal ein Rind, das torkelte, zuckte, zusammenbrach und verendete. Ähnliche Beobachtungen häuften sich in der folgenden Zeit. Die Rinder verhielten sich außergewöhnlich ängstlich und reagierten abnorm auf Geräusche und Berührungen.

Die herbeigerufenen Tierärzte hatten schnell eine plausibel klingende Erklärung parat: Ursache sei der Streß einer immer intensiveren Massentierhaltung. Als jedoch Hunderte von Kühen mit ähnlichen Symptomen erkrankten, wurde klar, daß es sich um eine bislang unbekannte Seuche handeln mußte. Als eigenes Krankheitsbild erkannt haben sie 1986 Gerald Wells und John Wilesmith vom Zentralen Veterinärmedizinischen Labor im englischen Weybridge.

Doch damals konnte noch niemand voraussehen, daß sich die Krankheit zu einer der verlustreichsten Epidemien bei Rindern in diesem Jahrhundert entwickeln sollte. Ihren Höhepunkt erreichte die Seuche im Winter 1992/93 mit 4000 Erkrankungen pro Monat. Seitdem sinken die gemeldeten Fälle in Großbritannien kontinuierlich.

Aufgrund der schwammartigen Hirnveränderung verstorbener Tiere nannten die Wissenschaftler die Krankheit «Bovine Spongiforme Encephalopathy», kurz BSE, besser bekannt als Rinderwahn. Die BSE-Epidemie entstand wahrscheinlich, weil Fleisch- und Knochenmehl von scrapieinfizierten Schafskadavern verfüttert wurde. Die tierischen Schlachtabfälle waren dem Kraftfutter der Rinder beigemischt worden.

Allerdings gibt es neuerdings Wissenschaftler, die diese Hypothese anzweifeln. Sie glauben, daß es sich bei BSE um eine spontan bei Rindern auftretende Erkrankung handele. Weitergetragen werde sie, wenn aus BSE-verseuchten Kadavern Rinderfutter hergestellt werde.

Daß der BSE-Erreger durch den Verzehr von Rindfleisch vom Tier auf den Menschen übergegangen sein könnte, gilt derzeit als der wahrscheinlichste Grund für die im Frühjahr 1996 bekanntgewordenen neuartigen Creutzfeldt-Jakob-Fälle in Großbritannien. Dies jedenfalls schreiben Rinderwahnforscher der Universität Edinburgh in einem Beitrag, der im April 1996 in «Lancet» erschienen ist. Die Forscher betonen jedoch, daß sie «keinen direkten Beweis für den Zusammenhang haben und daß andere Erklärungen möglich sind». Sollte es jedoch eine kausale Verbindung geben, dann seien bei der starken Verbreitung von BSE weitere Fälle der neuen Krankheit wahrscheinlich.

Prionen – der gemeinsame Nenner?

Allen tierischen und menschlichen spongiformen Enzephalopathien ist eines gemeinsam: Bislang konnten die Wissenschaftler keinen allgemein akzeptierten, sich einigermaßen konventionell gebärdenden Erreger finden. Seit 1982 gibt es jedoch für all diese Erkrankungen einen möglichen gemeinsamen Nenner. Damals formulierte der Neurologe und Biochemiker Stanley Prusiner von der Medizinischen Fakultät der Universität von Kalifornien in San Francisco eine Theorie, die das gesamte naturwissenschaftliche Denkgebäude auf den Kopf stellt. Prusiner selbst bezeichnet seine Hypothese als ketzerisch. Denn er glaubt, daß für die Enzephalopathien von Tier und Mensch ein Krankheitserreger verantwortlich sei, der nur aus Eiweiß bestehe und keine Erbinformation besitze.

Dies bringt ein Dogma der Biologie ins Wanken. Danach besteht der Bauplan allen Lebens – also auch der von Krankheitserregern – aus Nukleinsäure. Sie schreibt die Bildung der Eiweiße vor. Nach Prusiner aber könnten sich fremde, in den Körper gelangte Eiweiße selbständig gemacht haben. Zunächst von der Fachwelt als unsinnig verworfen, ist Prusiners Hypothese von den «wildgewordenen Proteinen» mittlerweile als «Prionentheorie» zum führenden Konzept aufgestiegen. Die Erreger werden seither Prionen (proteinaceous infectious particle) genannt, die zugeordneten Syndrome unter dem Begriff «Prionenkrankheiten» zusammengefaßt. Die Prionenhypothese hat die in den vergangenen Jahrzehnten vorzugsweise postulierte Infektion durch «langsame Viren» (slow virus disease) zurückgedrängt.

Prusiners Überlegungen beruhen auf Versuchen, die er bereits 1974 in einem Labor der Medizinischen Fakultät in San Francisco begann. Nach acht Jahren waren erste Fortschritte zu vermelden. Prusiner und seinen Mitarbeitern war es gelungen, aus dem Gehirn experimentell mit Scrapie infizierter Hamster einen Extrakt zu isolieren, das fast ausschließlich aus infektiösem Material bestand. Diesen Extrakt bearbeiteten die Forscher mit erbgutschädigenden Chemikalien. Doch die Behandlung konnte die Infektiosität des Materials nicht verringern.

Dies gelang erst, als Prusiner den Proteinen chemisch zu Leibe rückte. Seine Schlußfolgerung: Proteine mußten ein essentieller Bestandteil sein. Um sie von den bisher bekannten Erregern wie Viren, Bakterien, Pilzen und Einzellern abzugrenzen, prägte Prusiner den Begriff «Prion». Wie sich kurz darauf herausstellte, enthalten die Scrapieprionen eine einzige Sorte Protein, die Wissenschaftler gaben ihm das Kürzel PrP für Prionprotein.

Weitere Untersuchungen folgten. Sie endeten mit einem überraschenden Ergebnis: Bei den Prionen scheint es sich ausschließlich um abgewandelte Säugerproteine zu handeln. «Sie stellen damit eine völlig neue Klasse infektiöser Agenzien dar», erklärt Prusiner.

Wie aber kann ein im gesunden Organismus produzierter Eiweißstoff plötzlich gefährlich werden? Prusiner entwickelte dazu eine Hypothese. Der wesentliche Unterschied zwischen der normalen und der Scrapieform des Proteins liege in der Art und Weise seiner räumlichen Faltung, seiner «Konformation». Prusiners Ansicht nach kann das Scrapieprotein «irgendwie, wenn es mit normalen Molekülen in Kontakt kommt», diese veranlassen, aus ihrer gewöhnlichen in die Scrapiekonformation überzugehen.

Das normale zelleigene Protein hat einen hohen Anteil an schraubig aufgewundenen Abschnitten. Die infektiöse Sorte aber bildet neben den korkenzieherförmigen Strängen auch sogenannte Faltblattstrukturen aus. Die umgefalteten Moleküle bringen andere Proteine dazu, ebenfalls ihre Gestalt zu ändern. All das findet in der Membran von Zellen statt. Wie aufgereihte Dominosteine, die einander nur kurz anzutippen brauchen, um dann einer nach dem anderen umzufallen, verändert ein Membranbaustein nach dem anderen seine Konformation. Auf diese Weise vermehren sich die Prionen – auch ohne Nukleinsäuren.

Bei Scrapie und den anderen degenerativen Erkrankungen des Gehirns zwingt demnach ein durch Infektion erworbenes oder spontan aus einem Membranbaustein entstandenes Prionprotein die gesunden Membranbausteine in die krankmachende Form. Fehlt in einer Zelle, die von einem Prionprotein befallen wird, dieser Grundbaustein in der Membran, kommt es nicht zur Infektion. Damit eine Ansteckung stattfindet und die Erkrankung mit großer Wahrscheinlichkeit ausbricht, müssen übertragenes Scrapieprotein und zelluläres Protein einander offenbar sehr ähnlich sein. Diese Erkenntnis könnte den Wissenschaftlern die Möglichkeit eröffnen, die bislang strittige Frage, ob Prionen zwischen Tier und Mensch ausgetauscht werden können, eindeutig zu klären. Erste Versuche finden derzeit statt.

Dazu haben die Wissenschaftler Mäusen Prionenisolate gespritzt, die von Personen stammen, die in Großbritannien an der Creutzfeldt-Jakobschen Erkrankung gestorben sind. Bei diesen Creutzfeldt-Jakob-Fällen besteht aufgrund der beruflichen Tätigkeit der Opfer oder des ungewöhnlichen Krankheitsverlaufs der Verdacht, daß sich die Menschen mit dem Erreger des Rinderwahns infiziert haben könnten. Sollten sich die Prionen der an Creutzfeldt-Jakob Verstorbenen nicht von den Prionen mit BSE infizierter Rinder unterscheiden, wäre dies ein starker Hinweis darauf, daß BSE auf den Menschen übertragen werden kann. Die Experimente sind noch nicht abgeschlossen.

Offen ist auch noch die Frage, wie die Prionen die Zellen eigentlich schädigen. Auch dazu hat Prusiner eine Theorie entwickelt: Nachdem die Umwandlung der normalen zellulären Form in Gang gekommen sei, reichere sich das Scrapieprotein in den Lysosomen von Nervenzellen an. Bei den Lysosomen handelt es sich um Bläschen im Inneren der Zelle, die mit Enzymen angefüllt sind. Ihre Aufgabe ist es, Material abzubauen. Übervolle Lysosomen könnten nach Prusiner die Nervenzellen schädigen. Sie würden absterben und im Zellverband des Gehirns ein Loch hinterlassen. Die freigewordenen Prionen hätten jetzt Gelegenheit, von anderen Zellen aufgenommen zu werden. Am Ende stehe das typische Bild des löchrigen, schwammartig veränderten Gehirns.

Sicher ist, daß sich kleinere Proteinfragmente der Scrapieform im Gehirn mancher Patienten zu «Plaques» oder «Amyloiden» anhäufen. Prusiner: Diese Proteinklümpchen seien zwar ein nützliches Anzeichen für eine Prioneninfektion. Die Hauptursache für die Beeinträchtigungen, unter denen die Kranken zu leiden haben, könnten sie jedoch nicht sein. Denn bei vielen Menschen und Tieren mit Prionenerkrankungen finde man keine Aggregate dieser Art.

Prusiner faßt seine Ergebnisse so zusammen: «Insgesamt sprechen die Untersuchungen überzeugend dafür, daß Prionen eine völlig neue Klasse von infektiösen Krankheitserregern darstellen, deren Wirkung auf Abweichungen von der normalen Proteinkonformation beruht.» Seiner Meinung nach ist das Spektrum möglicher Prionenleiden größer als angenommen. Für ihn gibt es Grund genug, auch Erkrankungen des Muskelapparats und des peripheren Nervensystems beim Menschen auf eventuelle prionenbedingte Ursprünge zu analysieren. Dies sollte seiner Meinung nach selbst bei weitverbreiteten neurodegenerativen Krankheiten wie der Alzheimerschen «als Möglichkeit nicht außer acht gelassen werden».

Prionen scheint es nicht nur bei Säugetieren und Menschen zu geben. Im Jahr 1994 berichtete der amerikanische Wissenschaftler Reed Wickner von den Nationalen Gesundheitsinstituten der USA in der Zeitschrift «Science» von einem merkwürdigen Eiweißmolekül in der

Bierhefe, das sich wie ein Prion verhält. Es handelt sich um die mutierte Version eines Proteins (Ure2p), das am Stoffwechsel beteiligt ist. Das veränderte, inaktive Molekül ist in der Lage, die intakten Exemplare des Zelleiweißes in eine funktionslose Form zu bringen: Es zwingt den arteigenen Proteinen seine ungewöhnliche Gestalt und sein «Verhaltensmuster» auf. Indem das veränderte Protein von einer Zelle in eine andere geschleppt wird, kommt es gleichsam zur «Vererbung» auf Eiweißbasis.

Reed Wickner ist eine kleine Sensation gelungen. Er schaffte, was bei Mensch und Tier derzeit nicht möglich ist – die Heilung eines Lebewesens, der Hefe, von einer Prionenkrankheit. Wickner stoppte die verhängnisvolle Kaskade der Prionenvermehrung in den Hefezellen mit einem Stoff (Guanidiniumchlorid), der offensichtlich die gefährliche Gestaltsveränderung verhindern kann.

Mit Hilfe der Hefe hoffen die Wissenschaftler, den geheimnisvollen Wegen des unkonventionellen Erregers schneller folgen zu können. Möglicherweise lassen sich so auch Hinweise für eine Behandlung der menschlichen Prionenkrankheiten finden. Vielleicht, spekulieren Experten, können Medikamente entwickelt werden, die Eiweißmoleküle in ihrer natürlichen Form stabilisieren oder in ihre gesunde Gestalt zurückführen.

Fragen über Fragen

Offene Fragen gibt es weiterhin zuhauf. Hinter jeder neuen Überlegung und jedem neuen Ergebnis taucht ein neues Fragezeichen auf. Wie etwa muß man sich den Beginn einer Infektion vorstellen, zum Beispiel nach der Fütterung von Kühen mit infiziertem Fleischmehl? Welches sind die ersten Zielzellen? Wie erklärt sich die völlige Reaktionslosigkeit des Immunsystems, obwohl das krankmachende Protein in seiner dreidimensionalen Struktur erheblich von natürlich vorkommenden Eiweißen abweichen dürfte? Was ist die Funktion, die physiologische Rolle des normalen Prionproteins?

Und noch eine spannende Frage ergibt sich aus dem Prionenkonzept. Kann es Formen von Leben geben, die nicht auf das Wirken der Gene zurückgehen? «Wie agieren Prionen?» fragt sich fasziniert Luc

Montagnier, der Mitentdecker des Aidsvirus. «Das ist eines der größten Geheimnisse, und ich interessiere mich sehr dafür.» Handelt es sich etwa um eine außergewöhnliche Form pathologischen Lebens? Oder können solche seltsamen Dinge eine physiologische Rolle in der Organisation des Lebens spielen? Hat man es vielleicht mit biologischen «Fossilien» zu tun, die davon zeugen, daß es eine Art primitives Leben gab, bevor Organismen mit genetischem Code existierten? «Wir wissen, daß jedes irdische Leben das Ergebnis einer Selektion ist», schreibt Montagnier. «Es ist vorstellbar, daß viele genetische Codes verschwanden, bevor derjenige entstand, der das gesamte irdische Leben heute bestimmt. Doch diese werden wir nie kennenlernen.»

Eigenartige Miniviren

Daß es Leben ohne Gene geben kann, bestreiten die Gegner der Prionentheorie. Außer ihr gibt es noch weitere Hypothesen über den Erreger, der Creutzfeldt-Jakob, Scrapie und ähnliche Erkrankungen verursacht. Sie sind nach Meinung der sie vertretenden Wissenschaftler weit weniger «exotisch» und «spekulativ».

Vor allem eines halten die Gegner den Prionenforschern immer wieder entgegen: Es gibt eine Vielzahl verschiedener Stämme von Scrapieerregern. Sie unterscheiden sich vor allem hinsichtlich des Zeitraums, den die Krankheit bis zum Ausbruch braucht. Diese Unterschiede seien nur durch die Anwesenheit von informationstragenden Nukleinsäuren erklärbar: «Die Creutzfeldt-Jakob-Krankheit, Scrapie, BSE sowie andere übertragbare spongiforme Enzephalopathien können als virusinduzierte Amyloidosen beschrieben werden», erklärt Heino Diringer, Leiter des Fachgebiets Unkonventionelle Viruskrankheiten am Robert Koch-Institut in Berlin. Nach diesem Konzept entstehen die für diese Krankheiten typischen faserig strukturierten Ablagerungen im Gehirn, die «Amyloide», durch ein bisher unbekanntes Virus.

Der Erreger verursacht nach Meinung der Virustheorieverfechter im Gehirn den Untergang von Nervenzellen, weil er mit einem Rezeptor – einer Art «Anker» – auf deren Zelloberfläche reagiert. Der Rezeptor sei das Produkt eines Gens, des «Prion»gens. Die Reaktion des Rezeptors mit dem Virus und die Infektion der Nervenzellen veranlaßten die Rezeptorproteine, sich zusammenzulagern. Dadurch bildeten sich die Amyloide im Gehirn. Die Folgen der Verklumpung: Die Nervenzellen gingen unter. Wenn der Schaden um sich greife, träten klinische Symptome auf, und schließlich sterbe das Individuum. Die Virustheorie sagt: Ohne Virus und die von ihm ausgelöste Amyloidose entwickelt sich weder ein klinisches Krankheitsbild, noch tritt der Tod ein.

Eine Alternative zur Prionenhypothese ist auch das Virinokonzept, das Alan Dickinson vom Institut für Tiergesundheit in Edinburgh vertritt. Für ihn ist der Erreger eine infektiöse Nukleinsäure, die sich zum Schutz vor Angriffen des Immunsystems in den zelleigenen Proteinen verschanzt. Dickinson hat den Winzling daher Virino getauft.

Bislang konnten die Wissenschaftler weder das vorhergesagte Virus noch das hypothetische Virino isolieren. Die Amyloide verhindern das ihrer Meinung nach. Denn für die Virologen sind Amyloide nichts anderes als äußerst schwierig zu entfernende Verunreinigungen, in denen sich der eigentliche Erreger versteckt halte. «Das Virus- und das Virinokonzept sind ungleich einfacher und schlichter als die Prionenhypothese», argumentiert Heino Diringer. Sie hätten außerdem den Vorteil, «auf dem allgemein anerkannten medizinischen und naturwissenschaftlichen Wissen aufzubauen». Der Virologe geht davon aus, daß menschliche und tierische spongiforme Enzephalopathien in Beziehung zueinander stehen. Das bedeutet, daß nach dem wirklichen Erreger weiterhin geforscht werden muß.

Seit Jahren schon suchen Wissenschaftler nach verräterischen Virusspuren. Diese Aufgabe hat sich etwa der Biophysiker Detlev Riesner von der Heinrich-Heine-Universität in Düsseldorf zu eigen gemacht. Doch seine intensiven Nachforschungen sind bislang ergebnislos verlaufen. Mehr Erfolg war kürzlich der Arbeitsgruppe um Heino Diringer am Robert Koch-Institut beschieden. Sie untersuchte das Gehirnmaterial von Hamstern, die mit Scrapie infiziert waren, und fand mit Hilfe des Elektronenmikroskops eigenartige kleine Partikel. In gesunden Kontrolltieren waren die Partikel dagegen nicht aufzufinden.

Daraufhin wiederholten die Wissenschaftler ihre Versuche gemeinsam mit einer Arbeitsgruppe in Italien, diesmal jedoch mit Gehirnmaterial von fünf Menschen, die an Creutzfeldt-Jakob gestorben waren. Als Kontrollproben verwendeten sie Hirnmaterial von Patienten, die bei ihrem Tod nicht an Creutzfeldt-Jakob erkrankt waren. Eine weitere Kontrollprobe stammte von einem gestorbenen Alzheimerpatienten. Ohne zu wissen, welches Material sie vor sich hatten, suchten die Wissenschaftler des Robert Koch-Instituts mit dem Elektronenmikroskop nach den eigentümlichen Partikeln. Diringer über das Ergebnis: «Alle Proben mit Partikelbefund dokumentierten die Creutzfeldt-Jakob-Fälle, während die negativen Befunde den Kontroll- oder Alzheimerpatienten zuzuordnen waren.»

Eine Fotografie zeigt die Partikel als dreidimensional erscheinende winzige Gebilde, die strukturelle Eigenschaften bekannter winziger Viren aufweisen. Die Partikel sind extrem klein: Ihr Durchmesser beträgt gerade einmal zehn bis zwölf Nanometer. Noch nie zuvor sind derart kleine Viren beschrieben worden. Ob die in den Gehirnen von Scrapiehamstern und in Creutzfeldt-Jakob-Patienten gefundenen virusähnlichen Partikel jedoch tatsächlich für die übertragbaren Enzephalopathien relevant oder gar verantwortlich sind, muß sich noch herausstellen.

Ob Virus, Virino oder Prion – keine der drei Hypothesen ist zur Zeit bewiesen. Nach Meinung von Heino Diringer wäre es jedoch vergleichsweise einfach, zu prüfen, auf welcher Grundlage die drei Theorien stehen: «Einfach durch Austausch der Materialien.» In der Zeitschrift «Spektrum der Wissenschaft» schreibt Diringer: Nach Angaben der Forscher in San Francisco bestehe ihr Material seit 1982 «fast gänzlich» aus Prionen. In allen anderen Laboratorien seien die Materialien jedoch so unrein, daß ein Virus oder ein Virino als Beigabe nicht auszuschließen sei. Bestünden die Fraktionen in San Francisco tatsächlich nur aus Amyloid, sprich aus reinen Prionen, würden Viren oder Virinos keine Rolle mehr spielen. «Wir könnten, ja müßten die entsprechenden Hypothesen ad acta legen», sagt Diringer. «Bis zur Klärung dieses Widerspruchs jedoch vertrauen wir auf die Plausibilität einfacher Konzepte.»

Jagd auf «neue» Bakterien

Gelenkentzündung bis Magenkrebs

Polly Murray und Judith Mensch brachten im Oktober 1975 den Stein ins Rollen. Beide Frauen wohnten in Old Lyme, einem kleinen Dorf in Connecticut, und beide hatten ein Kind, bei dem die Ärzte eine rheumatische Arthritis erkannt hatten. Die schmerzhafte Gelenkentzündung tritt bei Kindern nur selten auf: 1 von 100 000 Kindern ist von der Krankheit betroffen. In der kleinen Ortschaft Old Lyme mit ihren 5000 Einwohnern hatten die Ärzte jedoch bei zwölf Kindern die ungewöhnliche Diagnose stellen müssen. Zwei Straßenzüge schienen geradezu ein Zentrum der Krankheit zu sein – sie hatte gleich die Kinder mehrerer Familien getroffen.

Wer an rheumatischer Arthritis leidet, muß mit lebenslangen Schmerzen und körperlicher Behinderung rechnen. Polly Murray und Judith Mensch ging die auffällige Häufung der bedrohlichen Krankheit nicht aus dem Kopf. Besorgt wandten sie sich an die Gesundheitsbehörde Connecticuts und berichteten dem Arzt David Snydman von der «Arthritisepidemie» in ihrem Dorf.

Die Nachricht von den rätselhaften Vorgängen alarmierte den Gesundheitsexperten. Wie kam es zu dieser seltsamen Vermehrung der Krankheitsfälle? Hatte in Old Lyme ein Umweltgift die seltene Erkrankung verursacht? Denn um eine «Epidemie» konnte es sich eigentlich nicht handeln, war doch bekannt, daß die Arthritis nicht ansteckend ist. Wenn sich die Kinder aber doch irgendwo infiziert hätten – wie viele der mysteriösen Fälle waren dann in Zukunft noch zu erwarten?

Mit all diesen Fragen ging David Snydman zu Allen Steere, einem jungen Epidemiologen in der rheumatologischen Abteilung der Yale-Universität in New Haven. Snydman und Steere hatten zusammen in der US-Seuchenkontrollbehörde in Atlanta gearbeitet. Als Steere die Geschichte aus Old Lyme hörte, wurde er neugierig. Zusammen mit Snydman begann er in den drei benachbarten Gemeinden Old Lyme, Lyme und East Haddam nach der Ursache der unruhestiftenden «Epidemie» zu fahnden.

Detektivische Kleinarbeit

Der Epidemiologe befragte zunächst alle Mütter, Ärzte, Krankenschwestern und Gesundheitsbediensteten, um die Namen jener Patienten zu ermitteln, die von dem Leiden betroffen waren. Dann bat er die Patienten, ihre Krankheitsgeschichte zu erzählen; er untersuchte sie gründlich und entnahm ihnen Blutproben.

Allen Steere wurde tatsächlich fündig: Zu Recht hatten Polly Murray und Judith Mensch vor einer Arthritisepidemie in Old Lyme gewarnt. Der Epidemiologe fand 39 Kinder, die an Arthritis litten: Seit Jahren klagten sie über geschwollene und schmerzende Gelenke. Die Attacken waren kurz, kamen aber immer wieder. Besonders oft schmerzten die Knie. Ähnliche Symptome entdeckte Steere auch bei 12 Erwachsenen, die alle mit den kranken Kindern in Verbindung standen: Es handelte sich entweder um deren Eltern oder um Nachbarn.

Aus den Zahlen ergab sich, daß die Gelenkentzündung bei den Kindern in Lyme und Umgebung mindestens hundertmal häufiger vorkam als die sonst bei Kindern auftretende rheumatische Arthritis. Es mußte sich um eine andere, um eine neue Krankheit handeln. Steere nannte sie «Lyme-Arthritis» und verdächtigte ein Virus, die Symptome zu verursachen.

Je mehr Indizien der Epidemiologe in detektivischer Kleinarbeit zusammentrug, desto spannender wurde die Fahndung nach dem Erreger. In Lyme und der Nachbargemeinde East Haddam ballten sich die Krankheitsfälle in vier benachbarten Straßen. Sie führten alle durch den Wald. Steere hatte mit seinen Befragungen herausgefunden, daß die ersten Symptome meist in den Sommermonaten von Juni bis September auftraten. Jeder vierte Patient erinnerte sich daran, wie die Krankheit sich angekündigt hatte: Einige Wochen bevor sich erste Symptome zeigten, war den Betroffenen eine seltsame Hautveränderung aufgefallen.

Am Anfang war nur eine Pustel oder kleine Schwellung zu sehen. Nach Tagen bis Wochen entstand daraus eine auffällige kreisförmige Rötung, die von einem Ring umgeben war. Insgesamt hatte der ungewöhnliche Hautausschlag einen Durchmesser von zehn bis fünfzig Zentimetern. Nach einer oder mehreren Wochen verschwand er wieder. Als die Betroffenen berichteten, daß die Hautrötung meist auf

Brust, Bauch, Rücken oder Gesäß aufgetreten war, horchte Steere auf. Diese Beobachtung konnte dafür sprechen, daß das rätselhafte Virus, das er als Urheber verdächtigte, einen Helfer hatte: Obwohl sich niemand an einen Stich erinnern konnte, tippte Steere darauf, daß ein Arthropode, ein Gliederfüßer, beim Blutsaugen die Krankheit übertragen hatte. Eine Zecke könnte beispielsweise in den Sommermonaten die Menschen attackieren und dabei den gefährlichen Erreger in den Körper einschleusen, vermutete der Epidemiologe.

Eine Fahndung im Labor sollte die Mikrobe entlarven. Gewöhnlich ruft die Infektion mit einem Krankheitserreger bei dem Betroffenen die Bildung von Antikörpern hervor, hochspezialisierten Abwehrwaffen des Immunsystems. 1975 und 1976 suchte Steere deshalb in den Blutproben der Arthritispatienten nach Antikörpern gegen insgesamt 38 Krankheitserreger, von denen bekannt war, daß sie von Zecken übertragen werden. Das Ergebnis war negativ. Ebensowenig fand Steere Antikörper gegen 178 Viren, von denen man wußte, daß Gliederfüßer sie verbreiten.

Steere war enttäuscht. Nun blieb ihm nur noch übrig, in der Bibliothek nach Hinweisen zu stöbern, die ihn der Lösung des Rätsels ein Stück näher bringen konnten. Dort stieß der Wissenschaftler auf einen Bericht vom Beginn des Jahrhunderts, der ihn endlich auf die richtige Spur führte: Im Jahr 1909 hatte der schwedische Arzt Arvid Afzelius bei seinen Patienten auffällige Hautrötungen beobachtet, die dem Ausschlag in Old Lyme entsprachen. Afzelius nannte die Hautveränderung «Erythema chronicum migrans» – wandernde chronische Hautrötung. Die Rötung war aufgetreten, nachdem die Menschen von einer europäischen Zecke mit dem wissenschaftlichen Namen «Ixodes ricinus» gebissen worden waren. Besser bekannt ist das Tier als Gemeiner Holzbock oder Schafzecke. Der Holzbock überträgt auch die Frühsommer-Meningo-Enzephalitis (FSME), eine hirnschädigende Viruserkrankung.

Komplexes Syndrom: die Lyme-Krankheit

Die Ähnlichkeit zwischen den Erkrankungen in Schweden und in Old Lyme blieb zunächst auf die Hautröte beschränkt. Arvid Afzelius hatte keine arthritisähnlichen Symptome beobachtet. Die Hautröte war statt dessen ein Vorbote neurologischer Krankheitserscheinungen gewesen. Zu diesen zählten Entzündungen von Hirnhaut, Nerven oder Rückenmark.

Im Lauf des Sommers 1976 traten jedoch auch bei Betroffenen in Connecticut neurologische Ausfallerscheinungen sowie Herzschäden auf. Die Lyme-Arthritis entpuppte sich als ein komplexes Syndrom, das Haut, Gelenke, Muskeln, Herz und Nervensystem betreffen kann. Nach dieser Erkenntnis tauften sie die Wissenschaftler in «Lyme-Krankheit» um.

Die Berichte aus Europa enthielten noch eine weitere wichtige Information: Die Ärzte dort hatten die Krankheit mit Penicillin heilen können. Antibiotika vernichten aber nur Bakterien. Der Erreger der Lyme-Krankheit war demnach vermutlich gar kein Virus, sondern ein Bakterium.

Nach diesem Hinweis entnahmen amerikanische Ärzte den Gelenken von Lyme-Patienten Flüssigkeit und versuchten, daraus Bakterien zu züchten. Sie scheiterten. Es waren keine Mikroorganismen zu finden. Dennoch zeigte eine Antibiotikatherapie bei Patienten in Lyme, die die typische Hautröte aufwiesen, Wirkung: Bei ihnen traten arthritische Beschwerden gar nicht oder nur noch vermindert auf. Sosehr sich die Wissenschaftler der Yale-Universität aber bemühten: Der Erreger ließ sich nicht dingfest machen. Unterdessen stiegen die Erkrankungszahlen in Lyme und Umgebung weiter.

Im Jahr 1977 kamen die Wissenschaftler zumindest dem Mittäter der Lyme-Krankheit auf die Schliche. Etliche der neu «erröteten» Patienten erinnerten sich daran, daß der Ausschlag dort aufgetreten war, wo eine Zecke sie gebissen hatte. Ein Patient hatte den Übeltäter sogar aufgehoben: eine dunkelbraune Hirschzecke, kaum größer als ein Stecknadelkopf. Das Tierchen mit dem wissenschaftlichen Namen «Ixodes dammini» überträgt die Lyme-Krankheit im Nordosten der Vereinigten Staaten.

In Mitteleuropa ist der Holzbock der Vektor. Beide Zeckenarten sind nicht auf den Menschen spezialisiert, sie befallen verschiedene Wirbeltiere. Der Holzbock parasitiert am häufigsten an Hirschen und Mäusen. Die Jugendformen der Hirschzecke saugen meist das Blut der Weißfußmaus. Geschlechtsreife Hirschzecken heften sich an größere Säuger, im Nordosten der Vereinigten Staaten vor allem an den Weißwedelhirsch.

Wieso aber fielen die im Wald verbreiteten Hirschzecken auf einmal die Menschen in Lyme und Umgebung an? Warum war gerade hier die neue Krankheit aufgetaucht? Wissenschaftler um Andrew Spielman von der Harvard-Universität fanden eine Antwort: Im Nordosten der Vereinigten Staaten holzten die ersten Siedler die ursprünglichen Urwälder ab und brachten dadurch das ökologische Gleichgewicht durcheinander. Zwar kehrten Flora und Fauna in die gerodeten Gebiete zurück; die biologische Vielfalt war jedoch vernichtet. In den neuen Lebensräumen fehlten beispielsweise Raubtiere wie Wölfe und Pumas. Hirsche und Rehe konnten sich – unbehelligt von natürlichen Feinden – übermäßig vermehren. Auf seiner Suche nach Nahrung drang das Wild in Gärten und Parks der Dörfer und Städte ein, deren Ausläufer in den Wald hineinragen. Dort hinterließ es infizierte Hirschzecken.

Das Bakterium – verwandt mit dem Syphiliserreger

Jetzt war der Überträger der Lyme-Krankheit identifiziert. Die Entdeckung des eigentlichen Erregers sollte noch einige Jahre auf sich warten lassen. Gefunden wurde er im Jahr 1981 per Zufall und nicht in Connecticut, sondern in den Rocky-Mountain-Laboratorien in Hamilton, Montana. Willy Burgdorfer, ein Zeckenspezialist, untersuchte Zecken, die auf einer Insel vor der Küste Long Islands Rocky-Mountain-Fleckfieber verursacht haben sollten. Der Erreger dieser Krankheit ist eine Rickettsie, ein extrem kleines Bakterium. Burgdorfer zerquetschte den Verdauungstrakt der Zecken und sah sich den Inhalt mit einem speziellen Mikroskop an. Im Darm der Tiere wimmelte es von langen, dünnen, korkenzieherartigen Bakterien. Es waren keine Rickettsien: Durch das mikroskopische Bild schraubten sich Spirochäten. Dabei handelt es sich um Bakterien aus der Familie des Syphiliserregers.

Burgdorfer erinnerte sich an die Veröffentlichungen über die Lyme-Krankheit und die bislang vergebliche Suche nach ihrem Erreger. Sollte er das Glück haben, einen «neuen» Krankheitserreger zu entdecken? Tatsächlich hatte der Wissenschaftler das wichtigste Teil des Lyme-Puzzles gefunden.

Seinem Kollegen Alan Barbour gelang es, die Spirochäten in Reinkultur zu züchten. Von nun an folgte ein Ergebnis dem nächsten: Burgdorfer konnte beweisen, daß Lyme-Patienten spezifische Antikörper gegen die neuen Bakterien im Blut hatten. Wenig später wurde die Spirochäte aus dem Blut, der Haut und der Hirnrückenmarkflüssigkeit von Patienten isoliert. Wissenschaftler der Universität von Minnesota bestimmten das neue Bakterium als eine unbekannte Art der Gattung Borrelia. Von den Borrelien wußten die Mediziner, daß bestimmte Arten Rückfallfieber verursachen. Auch sie werden durch Zecken sowie durch Läuse übertragen. 1984 gaben die Forscher dem neuen Bakterium den Namen «Borrelia burgdorferi».

Nachdem der Erreger und die Symptome der Lyme-Krankheit bekannt waren, diagnostizierten Ärzte das neue Leiden in allen fünfzig US-Bundesstaaten. Im Jahr 1994 wurden der amerikanischen Seuchenkontrollbehörde über 13000 Fälle gemeldet. Die Lyme-Borreliose ist in den Vereinigten Staaten mittlerweile zu der Krankheit aufgestiegen, die am häufigsten von Arthropoden übertragen wird. Allerdings ist die Ansteckungsgefahr in verschiedenen Regionen unterschiedlich groß: 88 Prozent der gemeldeten Fälle ereigneten sich in acht Bundesstaaten. Sie liegen alle im Nordosten und der nördlichen Mitte der Vereinigten Staaten: in Connecticut, Rhode Island, New York, New Jersey, Delaware, Pennsylvania, Wisconsin und Maryland. In der amerikanischen Wissenschaftszeitschrift «Science» vom 5. Juni 1992 heißt es: «Im Nordosten wimmelt es von Zecken, die die Krankheit übertragen. Seit den frühen achtziger Jahren sind Zehntausende von Menschen erkrankt, die Angst vor der Lyme-Krankheit ist groß.»

Auch in der übrigen Welt ordneten Ärzte nun Symptome, die sie als Anzeichen anderer Krankheiten gedeutet hatten, dem Lyme-Syndrom zu. Die Borreliose wurde in China, Japan, Südafrika und Australien entdeckt. In Mitteleuropa ist die Lyme-Krankheit wie in den Vereinigten Staaten die häufigste von Arthropoden übertragene Plage. Weil sie in Europa nicht meldepflichtig ist, gibt es jedoch keine genauen Angaben über ihre Verbreitung. Eine kürzlich veröffentlichte Studie schwedischer Wissenschaftler ergab, daß in Südschweden in einem Jahr von 100 000 Einwohnern 64 neu an Zeckenborreliose erkrankten.

Gefahr einer Fehldiagnose

Die Ärzte unterscheiden bei der Lyme-Borreliose drei Stadien. Die Krankheit kann einzelne Abschnitte überspringen und in jeder Phase spontan heilen. In Südschweden beobachteten die Ärzte bei 77 Prozent der Patienten die wandernde Hautröte. Sie ist das auffälligste Merkmal des ersten Stadiums und tritt innerhalb von zwei bis dreißig Tagen nach dem Zeckenstich auf. In dieser Zeit kann der Betroffene auch Symptome zeigen, die denen eines grippalen Infekts ähneln: Er ist erschöpft, hat Schüttelfrost und Fieber, Kopf- und Rückenschmerzen sowie einen steifen Nacken.

Wenige Wochen bis Monate nach dem Zeckenstich kann eine Neuroborreliose entstehen. Sie ist das zweite Stadium der Krankheit. Dieses mußten in Schweden sechzehn Prozent der Erkrankten durchmachen. Neben neurologischen Komplikationen leiden die Patienten an Herzrhythmusstörungen, Schwindel oder Kurzatmigkeit. Häufig kommt es zu einer Gesichtslähmung. Das dritte, arthritische Stadium erleiden sieben Prozent der Infizierten.

Weil die Symptome der Zeckenborreliose anderen Krankheiten wie Multipler Sklerose, Rheuma oder Gicht ähneln, ist die Gefahr einer Fehldiagnose groß. Erkennen die Ärzte die Borreliose jedoch rechtzeitig, können sie die Krankheit heilen, indem sie hohe Dosen von Antibiotika verabreichen. Es werden Erythromycin, Tetracycline oder Penicillin G eingesetzt.

Der Borrelioseexperte Fred Kantor von der Yale-Universität schätzt allerdings, daß zehn Prozent der Patienten auch mit Antibiotika nicht wirksam behandelt werden könnten. Manche Wissenschaftler vermuten, daß die Spirochäten sich an schwer zugänglichen Körperstellen verstecken, etwa im Nervensystem, in Gelenkkappen oder im Herzmuskel. Dort könnten sie die Antibiotikaattacke überleben und Rückfälle verursachen. Eine andere Hypothese besagt, daß Reaktionen des Immunsystems die eigentlichen Symptome verursachen würden. Weil manche Bestandteile der Erreger körpereigenen Strukturen ähnelten, würde die Immunabwehr fehlgeleitet und Körperzellen angreifen. Demnach würde die Borrelieninfektion eine Autoimmunerkrankung auslösen.

Experten schätzen, daß in den alten deutschen Bundesländern jährlich 30000 bis 60000 Menschen neu an Lyme-Borreliose erkranken. Das

Leiden tritt wesentlich häufiger auf als die ebenfalls von Zecken übertragene FSME. Im Jahr 1994 wurden 270 FSME-Fälle in Deutschland
registriert. Im Gegensatz zur FSME ist die Lyme-Borreliose bundesweit
verbreitet. In manchen Regionen tragen bis zu dreißig Prozent der
Zecken die gefährlichen Spirochäten. An einer flächendeckenden Untersuchung darüber, wie groß die Infektiosität der Zecken ist, mangelt
es aber ebenso wie an einer bundesweiten Erfassung der Erkrankungszahlen. Einig sind sich die Experten darin, daß längst nicht jeder Stich
einer mit Borrelien beladenen Zecke eine Infektion bewirkt. Und vermutlich erkranken nur wenige der Menschen, die sich angesteckt haben.

Schutzimpfung gesucht

Gegen die Frühsommer-Meningo-Enzephalitis ist eine Schutzimpfung
möglich. Bei der Lyme-Borreliose ist dies hingegen noch nicht der Fall.
Amerikanische und deutsche Wissenschaftler haben jedoch in jüngster
Zeit große Fortschritte bei der Entwicklung einer Vakzine gemacht. Sie
konnten zeigen, daß ein Oberflächenprotein von Borrelia burgdorferi
bewirkt, daß sich schützende Antikörper in Mäusen bilden. In den
Vereinigten Staaten hat eine Arbeitsgruppe um Alan Barbour mit gentechnisch hergestelltem Oberflächenprotein einen Impfstoff entwickelt.
In Deutschland war ein Wissenschaftlerteam mit der gleichen Strategie
erfolgreich: Markus Simon und seine Kollegen vom Max-Planck-Institut für Immunbiologie in Freiburg arbeiten mit Reinhard Wallich und
Michael Kramer von der Universität Heidelberg zusammen.

Beide Impfstoffe werden zur Zeit in klinischen Studien der Phase
III auf ihre Wirksamkeit getestet. In den vorhergehenden Phasen I und
II hatten die Vakzine gezeigt, daß sie gut verträglich sind. Als unerwünschte Nebenwirkung trat lediglich eine Rötung oder Schwellung
am Ort der Injektion auf. Unklar ist, wie lange ein Impfschutz anhalten
würde.

Wann ein Impfstoff in Europa erhältlich sein wird, ist offen: Während in den Vereinigten Staaten nur eine Variante von Borrelia burgdorferi auftritt, gibt es in Europa noch zwei zusätzliche Typen, die beim
Menschen eine Borreliose hervorrufen. Beide bisher entwickelten Impf-

stoffe zielen nur auf die erste Variante. Um auch einen Schutz vor den anderen Typen zu gewährleisten, müßte ein Impfstoff hierzulande vermutlich ein Gemisch aus verschiedenen Oberflächenproteinen des Erregers enthalten.

Zur Zeit bleibt der beste Schutz vor einer Erkrankung, von April bis November Unterholz und hohes Gras zu meiden. Denn dort lauern die Zecken, um sich an Tieren und Menschen festzuklammern. Im Wald sollte ein Spaziergänger feste Schuhe und lange Hosen tragen und die Hosenbeine in die Socken stecken. Experten empfehlen, nach Heimkehr den gesamten Körper nach den kleinen Tieren abzusuchen.

Eine saugende Zecke muß sofort mit einer Pinzette herausgedreht werden. Denn die Gefahr, sich mit Borrelien zu infizieren, wächst, je länger die Zecke saugt. Mit dem Beginn des Saugens wandern die Erreger vom Darm der Zecke in die Speicheldrüsen des Tieres, ein Vorgang, der Stunden dauert. Von hier aus gelangen die Borrelien in die Wunde. Keinesfalls sollten die Zecken zerquetscht oder mit Öl oder Klebstoff erstickt werden. Sie könnten dabei reflexartig borrelienhaltige Körpersäfte in die Wunde spritzen.

Bakterienkugeln im Inneren von Zellen

Verbreitung und Entstehung der Lyme-Borreliose sind noch lange nicht endgültig erforscht. Doch Borrelia burgdorferi ist nicht die einzige Überraschung, die die winzigen Zecken bergen. In den letzten Jahren ist noch ein anderes «neues» Bakterium aus den Blutsaugern aufgetaucht und identifiziert worden. Im Jahr 1986 diagnostizierte ein Arzt in den Vereinigten Staaten als erster einen Krankheitsfall, den ein Bakterium mit dem wissenschaftlichen Namen «Ehrlichia chaffeensis» verursacht hatte. Ehrlichien sind kugelige Bakterien, die im Inneren von Zellen leben.

Zwar war in Japan schon 1954 eine Ehrlichieninfektion als «Sennetsufieber» beschrieben worden. Aber erst im Jahr 1991 konnten Wissenschaftler den Erreger dingfest machen und sein Zerstörungswerk im menschlichen Körper begreifen. Ehrlichia chaffeensis befällt vorwiegend bestimmte blutbildende Zellen im Knochenmark, die «mononukleären Stammzellen». Die Krankheit heißt heute «humane monozytäre

Ehrlichiose». In den Vereinigten Staaten wurden bereits über 400 Fälle bekannt.

Anders als bei der Borreliose kommt es bei der Ehrlichiose innerhalb eines Monats nach dem Zeckenstich zu einem akuten fieberhaften Syndrom. Die Patienten haben Glieder- und Kopfschmerzen und erbrechen sich. Ihre Blutwerte sind krankhaft verändert. Die Ehrlichiose kann mit Antibiotika geheilt werden. Doch vor allem ältere Patienten leiden schwer, bis zu fünf Prozent der Betroffenen sterben.

Bereits 1994 wurde eine weitere neue Art des Erregers gefunden. Sie sucht vorwiegend bestimmte weiße Blutkörperchen heim, die sogenannten «granulozytären Leukozyten». Die entdeckte Krankheit wurde «humane granulozytäre Ehrlichiose» getauft. Ihre Symptome ähneln denen der monozytären Ehrlichiose. In einem Bericht des Robert Koch-Instituts heißt es: «Obwohl die meisten Erkrankungsfälle in den Vereinigten Staaten von Amerika diagnostiziert wurden, muß auch in Europa in den Regionen, in denen die Lyme-Borreliose vorkommt, mit entsprechenden Erkrankungen gerechnet werden.»

Tödliches Veteranentreffen

Der Darm einer Zecke und das Innere einer menschlichen Körperzelle sind nur zwei Beispiele für Orte, an denen Krankheitserreger sich verstecken können. Prinzipiell ist jedoch jeder Platz auf der Erde geeignet, Mikroben Unterschlupf zu gewähren. Bakterien sind Überlebenskünstler, denen selbst extremste Umweltbedingungen nichts anhaben können. Bei ihrer Suche nach den möglichen Erregern neuer Krankheiten müssen Wissenschaftler daher immer wieder die erstaunliche Anpassungsfähigkeit der winzigen Lebewesen ins Kalkül ziehen.

Detektivischen Spürsinn mußten die Wissenschaftler etwa im Jahr 1976 beweisen, nachdem eine unerklärliche Epidemie in Philadelphia, Pennsylvania, aufgetreten war. Dort tagten im Juli 1976 Mitglieder der «American Legion», einer Organisation, der vorwiegend Veteranen aus dem letzten Weltkrieg angehören. Schon in der zweiten Nacht des Treffens erkrankten zwei Veteranen an einer Lungenentzündung. Zunächst wurde dem nicht viel Bedeutung beigemessen. Doch innerhalb einer Woche häuften sich bei der Gesundheitsbehörde von Pennsylvania die Meldungen von Lungenentzündungen und Todesfällen: 179 Menschen zeigten das gleiche Krankheitsbild, 28 starben. Vier von fünf der Erkrankten gehörten der American Legion an.

Die geheimnisvolle Epidemie machte als «Legionärskrankheit» Schlagzeilen. Doch was hatte die ehemaligen Soldaten umgebracht? War es ein tödliches Virus, ein Bakterium, ein Pilz oder ein tierischer Einzeller? Oder handelte es sich möglicherweise gar um ein Gift? In der US-Seuchenkontrollbehörde in Atlanta testeten Wissenschaftler Blut- und Gewebeproben der Verstorbenen mit allen Verfahren, mit denen sie gewöhnlich Krankheitserreger und giftige Chemikalien als Missetäter entlarven. Doch keine ihrer Untersuchungen kam der Ursache auf die Spur.

Erst eine aufwendige Versuchsanordnung gab den Forschern erste Hinweise: Sie zerkleinerten Lungenzellen und spritzten sie in Eier. In dieser nahrhaften Umgebung wuchs offenbar ein Erreger heran, der allerdings unsichtbar war. Injizierten die Wissenschaftler das infektiöse Eigelb in Meerschweinchen, entwickelten die Tiere ähnliche Symptome wie die erkrankten Legionäre. Weitere Experimente bestätigten, daß die Infektiologen nach monatelanger Suche den geheimnisvollen Keim gefunden hatten. Die Forscher erkannten zwar, daß es sich bei der rätselhaften Mikrobe um ein Bakterium handeln mußte, da es durch Antibiotika vernichtet werden konnte. Doch dieses Bakterium ließ sich nicht wie andere Erreger anfärben. Erst eine spezielle Färbung mit Silber machte den mysteriösen Killer schließlich sichtbar.

Steckbrief des Erregers

Von nun an konnten die Wissenschaftler den Steckbrief des Erregers Detail für Detail festlegen: Legionella pneumophila, wie der Erreger der Legionärskrankheit getauft wurde, hat die Form eines Stäbchens. Die größten Exemplare sind nur ein Tausendstel Millimeter dick und zwanzig Tausendstel Millimeter lang. Der Keim wächst lediglich in speziellen Nährmedien und vermehrt sich noch bei fünfzig bis sechzig Grad Celsius.

Wo aber war das Versteck des wärmeliebenden Wesens? Die Beamten der Seuchenkontrollbehörde wurden im Tagungshotel der Veteranen fündig: Das Wasser im Kühlturm des Hotels war mit Legionella pneumophila verseucht. Dieses Wasser speiste die Klimaanlage. Sie hatte im Konferenzsaal während des Veteranentreffens ständig einen feinen Nebel aus keimbeladenen Tröpfchen versprüht. Die Legionäre hatten den Krankheitserreger über Stunden eingeatmet.

Wie sich eine Legionellose im Körper entwickelt, ist noch nicht vollständig verstanden. Bekannt ist, daß Legionellen in Freßzellen des Immunsystems leben können. Bei jungen Menschen verläuft die Erkrankung in der Regel leicht und wird oft mit einer Grippe verwechselt. Bei älteren Menschen kann eine Lungenentzündung entstehen. Besonders gefährdet sind starke Raucher und Menschen, die an Herz- oder Lungenbeschwerden oder an einer Abwehrschwäche leiden. Die Legionärskrankheit ist zwar mit Antibiotika behandelbar, dennoch sterben bis zu dreißig Prozent der Erkrankten.

Nachdem die neue Krankheit und ihre Ursache bekannt waren, wurde die Legionellose weltweit diagnostiziert. Von 1000 bis 1300 Legionellosefällen in den Vereinigten Staaten erfährt die Seuchenkontrollbehörde jährlich. Studien weisen jedoch darauf hin, daß die Legionärskrankheit in den meisten Fällen nicht erkannt wird. Experten schätzen, daß sich in der Bundesrepublik unter tausend Lungenentzündungen eine Legionellose verbirgt. In Krankenhäusern sei die Ansteckungsgefahr allerdings höher, sagt der Mikrobiologe Franz Fehrenbach vom Robert Koch-Institut. Von den in Kliniken erworbenen – sogenannten nosokomialen – Lungenentzündungen erwiesen sich drei Prozent als Legionärskrankheit. In Transplantationszentren, wo nach der Organübertragung das Immunsystem des Patienten medikamentös unterdrückt wird, könne der Legionelloseanteil auf acht Prozent steigen.

Der Krankheitserreger kann sich überall in Warm- oder Kaltwassersystemen tummeln: Er wurde in Kühltürmen der Klimaanlagen von Büros und Krankenhäusern gefunden, in wassergetriebenen Kondensatoren, Dampfturbinen, Luftbefeuchtern und Inhalationsgeräten. Werden die Anlagen desinfiziert, verschwindet die Mikrobe. Auch Whirlpools sind ein beliebtes Versteck. Im Sommer 1994 kam es auf dem Kreuzfahrtschiff «Horizon», das wöchentlich von New York City zu den Bermudas fuhr, zu einer Reihe von Legionellosefällen. Auch hier entpuppten sich die Sprudelbäder als Keimreservoir. Möglicher-

weise können Legionellen sogar in chloriertem Trinkwasser längere
Zeit überleben: Sie verbergen sich in den Zysten von Amöben.

Natürlicherweise hält sich Legionella in feuchtem Boden und im
Schlamm von Gewässern auf. Bei Ärzten gilt der Keim als opportunistischer Erreger – als eine Mikrobe, die nur unter bestimmten Umständen eine Krankheit verursacht. Gelangen Keime in den Körper, werden
sie von der Immunabwehr normalerweise besiegt, ohne daß der
Mensch es bemerkt. Die harmlosen Gesellen können jedoch gefährlich
werden, wenn sie auf einen Menschen mit einer Abwehrschwäche
treffen.

Damit die Legionärskrankheit entsteht, muß ein anfälliger Mensch
eine große Menge des Erregers einatmen. Unsachgemäß gewartete
Wasserbehälter ermöglichen es Legionella pneumophila, geballt über
den Menschen herzufallen. «Legionellen gibt es wahrscheinlich schon,
solange es Menschen gibt, vermutlich sogar noch länger», sagt der
englische Mikrobiologe John Postgate über die «neuen» Bakterien.
«Aber erst unsere moderne Lebensweise macht diese Mikrobe zum
Krankheitserreger.»

Gefahr in Milch und Fleisch

Auch veränderte Eßgewohnheiten können dazu führen, daß Keime, die
natürlicherweise in einer anderen Umgebung leben, plötzlich zu lebensbedrohlichen Krankheitserregern werden. Ein Beispiel: Im Jahr
1983 tauchte in der wissenschaftlichen Literatur ein Erreger mit der
Bezeichnung «O157: H7» auf. Er war in Kanada und in den USA nahezu
gleichzeitig entdeckt worden. Der Keim verursacht bei Menschen
Durchfallerkrankungen. Sie können mild verlaufen oder als schwere
«hämorrhagische Colitis» auftreten. Der Betroffene leidet dann unter
starken Durchfällen und blutigen Darmgeschwüren. O157:H7 erwies
sich als der gefährlichste Vertreter einer bislang unbekannten Untergruppe des Darmbakteriums Escherichia coli. Wissenschaftler tauften
die neue Gruppe im Jahr 1987 auf den Namen «Enterohämorrhagische
Escherichia coli», kurz «Ehec». Bislang haben Mikrobiologen mehr als
150 verschiedene O:H-Typen gefunden, die Krankheiten beim Menschen verursachen können.

Die Ärzte wissen mittlerweile, daß eine Ehecinfektion ohne spezielle Therapie nach etwa acht Tagen ausheilen kann. Ältere Menschen und Patienten mit einer Immunschwäche leiden jedoch stärker unter dem Bakterienbefall; die größte Gefahr birgt die Infektion für Säuglinge und kleine Kinder. Bei fünf bis zehn Prozent der infizierten Kinder unter zehn Jahren entwickelt sich ein «hämolytisch-urämisches Syndrom». Die Folge ist, daß die Nieren der kleinen Patienten versagen. Jedes zehnte Kind stirbt daran, weitere ein bis zehn Prozent sind dauerhaft von der Dialyse abhängig.

Ehecbakterien kommen natürlicherweise im Darm von Wiederkäuern vor. Sie werden von landwirtschaftlichen Nutztieren mit dem Kot ausgeschieden, ohne daß die Tiere Krankheitszeichen zeigen. In Deutschland sind zwanzig bis dreißig Prozent der Rinder mit Ehec durchseucht. Als Verunreinigung können die Darmbakterien in die Milch und das Fleisch der Tiere gelangen. Als «Keimbombe im Kuhstall» machten Ehec im Jahr 1995 Schlagzeilen. In der Tat sind sie «hochexplosiv»: Bereits wenige Keime in der Nahrung reichen aus, um einen Menschen anzustecken. Allerdings können nur einige der vielen Ehecvarianten übertragen werden, und zwar jene, die in Rindern vorkommen.

In Frankreich heißt die Ehecinfektion «Krankheit der schmutzigen Hände». Denn die Darmbakterien können auch von Mensch zu Mensch übertragen werden. Niemand weiß bislang allerdings, wie oft dies geschieht.

Vom harmlosen Bakterium zum Giftproduzenten

Was die Bakterien im menschlichen Körper anrichten, ist noch wenig erforscht. Bekannt ist, daß Ehecbakterien ein Protein herstellen, mit dem sie sich an den Zellen der Dünndarmschleimhaut festklammern. Vor allem aber schädigen sie den Menschen, indem sie Zellgifte, «Verotoxine», abgeben. Wegen ihrer Ähnlichkeit mit einem Gift des Erregers der bakteriellen Ruhr namens Shigella heißen sie auch shigaähnliche Toxine.

Diese Gifte blockieren die lebensnotwendige Eiweißherstellung in den menschlichen Körperzellen. Die Zellen sterben. Zur Zeit gibt es keine wirksame Behandlung der Krankheit. Antibiotika verschlimmern vermutlich die Ehecerkrankung, statt zu helfen. Als Reaktion auf die Medikamente gelangt möglicherweise noch mehr Zellgift in den Körper. Mikrobiologen haben herausgefunden, daß Escherichia coli sich erst dann in ein gefährliches, ein virulentes Ehec verwandelt, wenn das harmlose Darmbakterium unsichtbare Gäste aufnimmt: die Information für die Produktion der Toxine stammt von Viren, die sich in das Erbgut der Bakterien eingeschmuggelt haben. Niemand wisse, wann die Umwandlung in den virulenten Keim stattgefunden habe, sagt der Freiburger Hygieniker Manfred Kist. «Aber vermutlich wurden Ehec bereits relativ bald nach ihrer Entstehung entdeckt.»

Eine Infektionsgefahr besteht für den Menschen jedoch nur dann, wenn die infizierten Lebensmittel roh gegessen werden. Werden Milch und Fleisch auf über siebzig Grad Celsius erhitzt, sterben die Keime ab, und die Toxine werden zerstört. Doch immer mehr Menschen in den Industrieländern trinken unpasteurisierte Milch und braten ihr Rindfleisch, besonders Hackfleisch, nicht durch.

Internationale Experten berieten kürzlich bei einer WHO-Sitzung über das Thema «neu aufgetretene Lebensmittelinfektion». Die Menschen verzichteten oft auf die einfachsten Hygienemaßnahmen, klagten die Wissenschaftler. Als Grund führten sie die weitverbreitete Überzeugung an, vor allem ungekochte Lebensmittel seien besonders gesund. Hans-Jürgen Hapke von der Tierärztlichen Hochschule Hannover warnte 1995: Es bestehe keine Veranlassung, Rohmilch zu trinken. Pasteurisierte Milch weise kaum weniger Vitamine auf. «Rohe Milch zu verzehren bedeutet, sich einem nicht kalkulierbaren Gesundheitsrisiko auszusetzen, da rohe Milch – trotz Lebensmittelkontrollen – Krankheitserreger enthalten kann», erklärte der Wissenschaftler.

Um eine Infektion mit Ehec zu vermeiden, empfehlen Experten, pasteurisierte oder ultrahocherhitzte Milch zu trinken beziehungsweise Rohmilch abzukochen. Rohes Fleisch sollte nicht mit anderen Lebensmitteln zusammengebracht und gut durchgebraten werden. Besonders gefährdete Personen sollten auf Rohwurst und Rohmilchkäse verzichten.

Ehec sind in vielen Ländern der Erde beheimatet. Die Weltgesundheitsorganisation zählt sie zu den sieben wichtigsten Infektionskrankheiten, die sich in jüngster Zeit ausbreiten. In den Vereinigten Staaten hat die Seuchenkontrollbehörde mehrfach über Epidemien berichtet. 1993 erkrankten beispielsweise über 700 Menschen in mehreren Bundesstaaten, weil eine Schnellrestaurantkette nicht durchgegarte Hamburger verkauft hatte.

Auch in Deutschland kam es zu Ausbrüchen: 1992 traf es in einer Kindertagesstätte in Schwerin 39 Kinder und 2 Erwachsene. Bei 3 von ihnen verlief die Krankheit schwer, ein vier Jahre alter Junge starb. Anfang Mai 1996 teilte das bayerische Staatsministerium mit, in den letzten zehn Monaten seien im Freistaat 45 Kinder am hämolytisch-urämischen Syndrom erkrankt. 7 davon seien gestorben. Mögliche Ursache sei eine Ehecinfektion. Experten gehen davon aus, daß 2,5 bis 3,5 Prozent der gemeldeten Durchfallerkrankungen in der Bundesrepublik von Ehec verursacht werden. Die größte Zahl der Erkrankungen wird aber gar nicht registriert. Denn bei den meisten Infizierten hören die Durchfälle von selbst auf, ein Arztbesuch erübrigt sich.

Bislang gibt es in der Bundesrepublik nur wenige Speziallaboratorien, die die neuen Bakterien nachweisen können. Im Sommer 1995 stellte das Nationale Referenzzentrum für Escherichia coli im Robert Koch-Institut ein Testsystem vor. Mit diesem kann nun auf einfachere Weise der gefährliche Erreger in Stuhl- und Lebensmittelproben innerhalb von 24 Stunden aufgespürt werden.

Neue Karriere für ein altes Bakterium

Mit neuen diagnostischen Techniken haben Mikrobiologen in den letzten Jahrzehnten eine Fülle von Krankheitserregern entdeckt, die durch Lebensmittel übertragen werden. Mit molekularbiologischen Methoden können die Forscher beispielsweise Gene der Mikroben sichtbar machen, die Informationen zur Herstellung von Toxinen oder charakteristischen Oberflächenmolekülen tragen. So wird es möglich, die Erreger aufzuspüren. In den letzten zwanzig Jahren haben die Wissenschaftler auf diese Weise eine Fülle neuer Keime entdeckt, die Lebensmittelinfektion auslösen können. Meist sind es Bakterien. Die Zahl krankheitsverursachender Mikroben in Lebensmitteln hat sich in dieser Zeit etwa verdreifacht. Daß sie sich weiter erhöhen wird, vermuten Nobelpreisträger Joshua Lederberg und seine Mitautoren in ihrem 1992 erschienenen Buch über neue Infektionskrankheiten.

Oft entpuppen sich nur bestimmte Stämme einer Bakterienart als gefährlich. Oder es entstehen laufend neue Varianten eines bekannten Erregers, die den Experten eine wahre Sisyphusarbeit bescheren. So entdeckten Wissenschaftler bislang mehr als 2000 Varianten der durchfallverursachenden Salmonellen. «Immer wieder tauchen neue Erregervarianten aus einem schier unendlichen Reservoir auf», hieß es im Frühjahr 1995 in einer Mitteilung des Robert Koch-Instituts. «Sie verbreiten sich epidemisch für eine gewisse Zeit und verschwinden dann wieder, um anderen, neuen Typen Platz zu machen.»

Auch das Bakterium Campylobacter hat Generationen von Menschen Darmbeschwerden beschert, bis ihm ein englischer Forscher 1977 auf die Schliche kam. Martin Skirrow hatte sich im Königlichen Gesundheitslabor in Worcester eine neue Nachweismethode ausgedacht. Mit ihr entlarvte er das Bakterium als häufigsten Erreger von infektiösem Durchfall in Großbritannien. Beim Menschen treten zwei Formen auf: Campylobacter jejuni, der in neun von zehn Fällen gefunden wird, und Campylobacter coli. Mit seinem neuen Verfahren konnte Skirrow das Wachstum anderer Bakterien unterdrücken, die im menschlichen Stuhl vorkommen. Campylobacter hingegen gedieh ungehemmt.

Der Durchfallerreger gilt weithin als bis dahin unbekanntes Bakterium. Doch bereits im Jahr 1886 hatte der Münchener Bakteriologe Theodor Escherich, dessen Namen das Darmbakterium Escherichia coli trägt, unter seinem Mikroskop den Keim gesehen, den die Wissenschaftler heute Campylobacter nennen. Er stammte aus dem Darm von kranken Säuglingen. Der aufmerksame Forscher zeichnete die «Vibrionen», wie er die Bakterien nannte. Es gelang ihm jedoch nicht, die Mikroben zu züchten. Das damalige Wissen über den Krankheitserreger ging verloren, bis es fast hundert Jahre später wieder entdeckt wurde.

Wenige Keime in einem nicht vollständig gegarten Hähnchen reichen aus, um bei einem Erwachsenen eine unangenehme Darmerkrankung zu verursachen. Das spiralig gekrümmte bewegliche Bakterium produziert ein Toxin, das vermutlich Fieber und Durchfall verursacht. Die Infektion kann jedoch auch völlig symptomlos verlaufen.

Campylobacterarten sind weltweit in Haus- und Wildtieren verbreitet. Sie verursachen bei Rindern und Schafen Fehlgeburten und bei verschiedenen Haustieren Darmerkrankungen. Über verunreinigte feste Nahrung, Rohmilch oder unsauberes Trinkwasser gelangen sie in den menschlichen Körper. Eine direkte Übertragung von Mensch zu Mensch ist ebenfalls möglich. Auch Katzen, Hunde und andere Tiere übertragen Campylobacter. Im Jahr 1995 berichteten amerikanische Wissenschaftler, daß in Stuhlproben nordamerikanischer Patienten am häufigsten der bakterielle Erreger Salmonella gefunden werde, gefolgt von Campylobacter und Ehec.

Manfred Kist schätzt, daß im Südwesten Deutschlands sechs bis acht Prozent der an Durchfall Erkrankten, die einen Arzt aufsuchen, an einer Campylobacterinfektion leiden. Meist handelt es sich um Kinder im Alter von sechs bis fünfzehn Jahren. In ländlichen Regionen treten Campylobacterinfektionen häufiger auf als in Ballungsgebieten. Zudem ist der Süden der Bundesrepublik stärker von dem Durchfallerreger betroffen als Norddeutschland. Häufig bringen Reisende auch eine Infektion aus dem Urlaub mit, beispielsweise aus südlichen Mittelmeerländern, Afrika, Indien oder Pakistan. Denn weltweit ist Campylobacter der häufigste Durchfallerreger. In Entwicklungsländern stecken sich die meisten Kinder bereits in den ersten Lebensjahren an.

Jahrelang fragten sich Infektionsmediziner in Wales, warum die Zahl der durch Campylobacter verursachten Durchfälle Ende Mai bis Anfang Juli besonders hoch war. Wissenschaftler aus Cardiff wollten der Sache auf den Grund gehen und befragten 551 Patienten aus 21 Distrikten in Wales. Im Jahr 1995 veröffentlichten die Forscher ihr Ergebnis in «Lancet»: Sie hatten herausgefunden, daß im Mai und Juni Elstern und Dohlen besonders häufig die Verschlußkappen der Milchflaschen aufpicken, die der Milchmann in England frühmorgens vor die Haustür stellt. Denn in diesen Monaten ziehen die Rabenvögel ihre Jungen auf und brauchen besonders viel Eiweiß. Weil der Baustoff in der Milch reichlich vorhanden ist, laben sich die Vögel am Rahm, bevor die Flasche ins Haus geholt wird. Bekannt ist zudem, daß viele Vögel Campylobacterbakterien in ihrem Magen-Darm-Trakt beherbergen. Nahezu jeder Dritte der befragten Waliser konnte sich erinnern, Milch aus einer Flasche getrunken zu haben, die den verdächtigen Schnabelhieb im Deckel aufwies. Die Milch war also vermutlich mit dem Darmbakterium verunreinigt, das von den Vögeln stammte.

Zufallsfund: ein geheimnisvoller Bewohner des Magens

Zwei Jahre nach der Entdeckung Campylobacters wunderte sich im australischen Perth der Pathologe Robin Warren darüber, daß es in Magengewebeproben von gekrümmten, spiraligen Bakterien nur so wimmelte. Die Keime ähnelten dem gerade isolierten Durchfallerreger Campylobacter. Die meisten Mikroorganismen werden von den sauren Magensäften zerstört; nur wenige Erreger überstehen die Magenpassage. In den Proben, die Warren untersuchte, hatten sich die Keime jedoch dem Angriff der Magensäure entzogen. Sie waren in und unter die dicke Schleimhautschicht geschlüpft, die den Magen auskleidet und ihn davor schützt, sich selbst zu verdauen.

Um herauszufinden, was es mit diesem merkwürdigen Bakterium auf sich hatte, versuchte Warren gemeinsam mit seinem jungen Mitarbeiter Barry Marshall, die Keime zu züchten. Deutsche Wissenschaftler, die zu Beginn dieses Jahrhunderts die Bakterien bereits gesehen hatten, waren an dieser Aufgabe gescheitert. Sie hatten die Suche aufgegeben und damit die Chance verpaßt, einen der weltweit häufigsten Krankheitserreger zu entdecken. Auch Warren und Marshall blieben zunächst erfolglos.

Doch dann half den australischen Forschern die Nachlässigkeit ihrer Laboranten: Vor dem Osterwochenende des Jahres 1982 vergaßen die Mitarbeiter, einige Kulturplatten wegzuwerfen. Als die Wissenschaftler nach den Feiertagen ins Labor zurückkehrten und die alten Platten noch einmal ansahen, entdeckten sie Bakterienkolonien. Campylobacter pyloridis, wie Warren und Marshall das «neue» Bakterium nannten, hatte einige Tage länger gebraucht, um sich zu sichtbaren Bakterienhäufchen zu vermehren.

Kaum hatten die australischen Wissenschaftler ihren Fund Anfang 1983 der Fachwelt mitgeteilt, begannen Forscher weltweit nach dem geheimnisvollen Bewohner des Magens zu fahnden. Innerhalb weniger Monate wurde der Keim überall auf der Welt nachgewiesen. Analysen ergaben, daß das entdeckte Bakterium nicht zur Gattung Campylobacter gehört. Es erhielt den Namen «Helicobacter pylori». Bevorzugt siedelt der schraubenförmig – helikal – gewundene Keim in der Schleimhaut nahe dem Pylorus, der Mündung des Magens in den Zwölffingerdarm. In den Mägen von Tieren entdeckten Wissenschaftler bislang elf weitere Bakterien, die sie Helicobacter zugesellten.

Auch ein zweiter Befund der australischen Pathologen bestätigte sich: Auffallend häufig fanden die Ärzte Helicobacter pylori bei Patienten, die an hartnäckiger Magenschleimhautentzündung, einer «chronischen Oberflächengastritis», litten. Sollte das korkenzieherförmige Bakterium von ungefähr drei Tausendstel Millimetern Länge etwas mit der Entstehung der häufigen Magenerkrankung zu tun haben? Oder hatte es sich erst im Magen einnisten können, nachdem dessen Schleimhaut aus anderen Gründen Schaden genommen hatte?

Barry Marshall und sein neuseeländischer Kollege Arthur Morris wollten die Frage unbedingt beantworten: Die beiden gesunden Männer schluckten den ominösen Keim. Ihr Selbstversuch verlief eindeutiger, als sie es sich gewünscht haben dürften: Marshall erlitt eine schwere, schmerzhafte Magenschleimhautentzündung, die von selbst ausheilte. Morris erkrankte an einer chronischen Gastritis, die erst nach drei Jahren geheilt werden konnte.

Tierexperimente bestätigten das Ergebnis des Menschenversuchs. Erhielten die Versuchstiere Antibiotika, heilte ihre Gastritis; eine erneute Infektion ließ die Krankheit wieder entstehen. Heute weiß man, daß Helicobacter pylori die chronische B-Gastritis verursacht – zu dieser Form zählen etwa neunzig Prozent der Magenschleimhautentzündungen.

Doch wie überleben die Mikroben in einem Organ, in dem Salzsäure und Verdauungsenzyme drohen, sie zu zersetzen? Wie verhindert der Keim, daß er mit der zerkleinerten Nahrung in den Zwölffingerdarm gepreßt wird? Wissenschaftler haben herausgefunden, daß Helicobacter pylori einen «chemischen Schutzanzug» besitzt: Auf seiner Oberfläche trägt der Keim in großer Menge ein Enzym namens Urease. Mit diesem Werkzeug spalten die Bakterien den im Mageninhalt reichlich vorkommenden Harnstoff in Ammonium und Wasserstoffkarbonat. Die basische Ammoniumwolke, in der der Erreger schwimmt, neutralisiert die aggressive Magensäure. Gleichzeitig bahnt sich das Bakterium mit seinen Geißeln den Weg durch den zähen Magenschleim.

Der Mikrobe muß es gelingen, sich bis zu den Zellen der Magenwand vorzukämpfen. Denn die Schleimschicht, die den Magen auskleidet, wird fortlaufend erneuert: Bakterien, die sich in ihr tummeln, werden mit dem abgestoßenen Schleim aus dem Magen gepreßt. Ist Helicobacter an der Magenwand angelangt, heftet es sich an die Epithelzellen. Spezielle Proteine auf seiner Oberfläche, die Adhäsine, dienen als Anker. Der Helicobacterforscher Martin Blaser aus Nashville, Tennessee, vermutet, daß sie von den Magenzellen sogar ihre Nahrung beziehen.

Die ungebetenen Gäste verursachen beträchtlichen Flurschaden. Zum einen belastet Helicobacter die Körperzellen mit Toxinen. Zum anderen ruft die Anwesenheit des Erregers das körpereigene Immunsystem auf den Plan. In einer komplexen Immunreaktion greifen die Abwehrtruppen die körpereigenen Schleimhautzellen an und rufen eine Entzündung hervor.

Bakterielle Folgen: Magengeschwüre und Krebs

«Inzwischen weiß man, daß sich praktisch bei jedem Infizierten eine chronische Oberflächengastritis entwickelt, wenngleich sie oft unbemerkt bleibt oder man die Beschwerden auf zu scharfe, saure, heiße oder kalte Speisen und Getränke zurückführt», erklärt Martin Blaser. Werde nichts dagegen unternommen, bleibe der Erreger jahrzehnte-, wenn nicht lebenslang eingenistet.

Häufig verhält sich Helicobacter unauffällig. Doch im Lauf der Jahre reizt der Keim die Schleimhaut immer stärker. Aus dem dauerhaft entzündeten Gewebe kann sich ein Geschwür entwickeln. Die Experten gehen mittlerweile davon aus, daß 75 bis 80 Prozent der Magengeschwüre durch eine Helicobacter-pylori-Gastritis entstehen. Auch der Darm wird in Mitleidenschaft gezogen: 95 Prozent der Geschwüre im Zwölffingerdarm sind Folge einer Infektion mit dem Spiralkeim.

Selbst für einige Formen von Krebs bereitet der Magenbewohner offenbar den Boden: Seit einigen Jahren mehren sich die Hinweise, daß die von Helicobacter pylori hervorgerufene Schleimhautentzündung auch eine wichtige Rolle bei der Entstehung des Maltlymphoms spielt. Dabei handelt es sich um eine seltene bösartige Erkrankung des lymphatischen Systems.

Auch beim Magenkarzinom soll eine Helicobacter-pylori-Gastritis am Anfang stehen. Verschiedene Studien haben gezeigt, daß infizierte

Menschen im Vergleich zu nicht infizierten ein drei- bis sechsfach höheres Risiko tragen, an einem Magenkarzinom zu erkranken. Aufgrund solcher Beobachtungen hat die WHO Helicobacter pylori im Jahr 1994 in die erste Kategorie krebsbedingender Faktoren eingestuft.

Eine Infektion mit dem Magenkeim reicht aber sicher nicht aus, damit sich ein Karzinom bildet: Weniger als ein Prozent der helicobacterinfizierten Menschen erkranken jemals an Magenkrebs. Für die Krebsentstehung müssen daher noch weitere Faktoren eine Rolle spielen, etwa eine genetisch bedingte Empfindlichkeit oder die Ernährung. Ob jemand raucht oder ob er sich bereits in jungen Jahren angesteckt hat, ist vermutlich ebenfalls von Bedeutung.

Bei den anderen Magenleiden, die mit Helicobacter in Zusammenhang gebracht werden, wirken vermutlich ebenfalls verschiedene Umstände zusammen und bestimmen, ob ein infizierter Mensch erkrankt oder nicht. Zudem haben die Wissenschaftler unterschiedlich aggressive Bakterienstämme entdeckt. Besonders gefährlich scheinen Helicobacterstämme zu sein, die ein Gen namens «cagA» tragen.

Die Erkenntnisse über das Bakterium und die Folgen einer Infektion sind eine wissenschaftliche Sensation. Sie haben auch die Behandlung von Magenleiden revolutioniert. Jahrzehntelang lernten Medizinstudenten, daß Streß die Säureproduktion im Magen ankurbelt und dadurch Entzündungen und Geschwüre verursacht. Arbeitsüberlastung, Rauchen, hastiges Essen, übermäßiger Kaffee- und Alkoholgenuß oder emotionaler Druck bewirke, daß der Magen «sauer reagiere» und sich dadurch selbst schädige. Als beste Behandlung von Gastritis sowie Magen- und Zwölffingerdarmgeschwüren galt die Einnahme von Medikamenten, die die Säureherstellung im Magen drosselten.

Die Säureblocker befreien in der Tat viele Patienten von Schmerzen und Geschwüren. Allerdings müssen die Medikamente unter Umständen lebenslang eingenommen werden, um wiederkehrende Geschwüre unter Kontrolle zu halten. Für diese Dauertherapie geben Patienten weltweit jährlich Milliarden von Mark aus.

Dauerhafte Heilung: neue Antibiotikatherapie

Eine neue Therapie heilt diese Leiden dauerhaft und ist zudem billiger. Sie besteht aus einer etwa einwöchigen Behandlung mit zwei Antibiotika und einer Substanz, welche die Säurebildung im Magen hemmt. Auf diese Weise wird Helicobacter bei über neunzig Prozent der Behandelten aus dem Magen verbannt. Mit dem Erreger verschwinden auch die Beschwerden. «Erste Forschungsergebnisse aus Deutschland und England haben sogar gezeigt, daß durch die Heilung der Helicobacter-pylori-Infektion auch ein Teil der bösartigen Lymphome des Magens spontan ausheilen», berichtet der Bayreuther Kliniker Manfred Stolte. Kürzlich ermittelte Michael Becker von der Kinderklinik der Humboldt-Universität Berlin, daß die Antibiotikabehandlung auch Kinder, die Helicobacter im Magen tragen und über chronische Bauchschmerzen klagen, von ihrem Leiden befreien kann.

Unangenehme Magenspiegelungen sind heute meist nicht mehr notwendig, um den Erreger zu finden. Eine Infektion mit Helicobacter pylori kann durch eine Blut- oder Speicheluntersuchung nachgewiesen werden. In den Proben suchen die Ärzte nach Antikörpern gegen das Bakterium. Zudem gibt es einen Atemtest, mit dem die Aktivität des Enzyms Urease bestimmt werden kann.

Uneins sind sich die Experten allerdings in der Frage, ob Kinder, die den gefährlichen Keim zwar beherbergen, aber keine oder nur geringe Beschwerden haben, vorbeugend mit Antibiotika behandelt werden sollten. Während manche Ärzte vorschlagen, durch die frühzeitige Ausrottung des Keims Geschwüren und möglicherweise Krebs vorzubeugen, warnen andere davor, «das Pulver nicht unnütz zu verschießen». In Irland, Belgien und Frankreich sind bereits Stämme beobachtet worden, die einer Behandlung mit bestimmten Antibiotika widerstehen.

Im globalen Maßstab ist eine solche Therapie ohnehin nicht denkbar. Etwa jeder zweite Mensch auf der Erde dürfte den Keim in sich tragen. Helicobacter pylori wurde im Stuhl des Menschen nachgewiesen, möglicherweise kommt er auch in Speichel und Zahnplaque vor. Obwohl die Verbreitungswege noch nicht vollständig erforscht sind, gehen die Experten davon aus, daß die Ansteckung von Mund zu Mund oder über Exkremente erfolgt.

In der Regel infiziert man sich mit dem Gastritiserreger in der Kindheit. Mangelnde Hygiene und das enge Zusammenleben vieler Menschen fördern die Verbreitung: In den Entwicklungsländern sind bereits sechzig bis siebzig Prozent der zehnjährigen Kinder infiziert; in den Industrieländern liegt der Anteil der Keimträger in diesem Alter bei fünf bis zehn Prozent. Mit zunehmendem Lebensalter steigt dieser Anteil in den Industrienationen: In der Bundesrepublik trägt etwa ein Drittel der Dreißigjährigen den Keim im Magen; von den Senioren sind über sechzig Prozent infiziert. Die Epidemiologen erklären diesen Unterschied damit, daß die älteren Menschen noch zu einer Zeit aufwuchsen, als die Hygienestandards niedriger waren.

Experten hoffen, daß in einigen Jahren eine Schluckimpfung vor einer Infektion mit Helicobacter pylori schützen kann. Ende 1996 erwarten Wissenschaftler des Max-Planck-Instituts für Biologie in Tübingen und Mediziner der Universitätsklinik in Lausanne erste Ergebnisse einer Impfstudie. Wichtigster Bestandteil des neuen Impfstoffs ist ein gentechnisch hergestelltes Stück des Enzyms Urease, das die Bakterien auf ihrer Oberfläche tragen.

Versuchstiere konnte der Impfstoff vor einer Helicobacterart schützen, die bei Tieren vorkommt. Der Impfstoff heilte bei Mäusen sogar bereits bestehende Schäden der Magenschleimhaut. Parallel zur Erprobung des Ureaseimpfstoffs suchen die Tübinger Infektionsbiologen um Rainer Haas nach weiteren Bestandteilen von Helicobacter, die miteinander zu einem «Impfcocktail» kombiniert werden könnten. Möglicherweise eignen sich hierfür die Adhäsine an der Oberfläche des Keims. Auch australische Forscher arbeiten an einer Schluckimpfung gegen Helicobacter pylori.

Möglicherweise, glaubt Martin Blaser, ist der «neue» Übeltäter Helicobacter pylori nur ein Vertreter einer Gruppe von langsam wirkenden Erregern, die im Körper des Menschen Unheil stiften. Der Helicobacterforscher denkt dabei an Leiden, die mit langwierigen entzündlichen Prozessen beginnen: beispielsweise Krankheiten des Verdauungstrakts wie geschwürige Dickdarmentzündungen oder Morbus Crohn, aber auch einige bislang unerklärliche Haut-, Lungen- und Gefäßerkrankungen. Weitere Krebsarten könnten gleichfalls dazugehören, etwa Karzinome des Dickdarms, der Bauchspeicheldrüse oder der Prostata.

Die Jagd auf «neue Bakterien» scheint noch lange nicht zu Ende. Blaser sagt: «Helicobacter pylori könnte lediglich das erste Beispiel einer größeren Klasse von Mikroorganismen sein, die lange unauffällig, doch beharrlich unserem Körper zusetzen.»

Krisen
und Strategien

Macht und Ohnmacht

Antibiotika

Das Antibiotikazeitalter begann mit einem Mißgeschick. Der schottische Bakteriologe Alexander Fleming züchtete im Jahr 1928 im Londoner St. Mary's Hospital den Erreger von Blutvergiftung, ein Bakterium namens Staphylococcus aureus. Als er eines Tages die Kulturschalen kontrollierte, bemerkte er, daß sich auf einem Nährboden, auf dem die Bakterien wuchsen, auch ein Schimmelpilz niedergelassen hatte. Die Reinkultur der Bakterien war verunreinigt und damit für weitere Untersuchungen nicht mehr zu gebrauchen.

Fleming wollte die verseuchte Schale schon wegwerfen – da beobachtete er Ungewöhnliches. Er hielt die Platte gegen das Licht und sah, daß die Bakterienkolonien einen dichten, trüben Rasen bildeten. Nur rund um den Pilz war ein klarer, breiter Ring zu sehen: Es schien, als habe der Pilz die Bakterien «aufgelöst».

Alexander Fleming zog den richtigen Schluß aus seiner Zufallsentdeckung: Der Schimmelpilz Penicillium notatum sonderte eine Substanz ab, die Bakterien töten konnte. Der Wissenschaftler begann, den Pilz zu züchten, und produzierte große Mengen «Schimmelsaft». Der Saft, stellte sich heraus, konnte das Wachstum von Staphylokokken und Diphtheriebazillen unterdrücken. Fleming sah voraus, daß der reine Wirkstoff seines Schimmelsafts ein äußerst wirksames Heilmittel sein würde, um Bakterieninfektionen zu bekämpfen. Er nannte ihn Penicillin. Der stinkende Rohextrakt des Pilzes, den Fleming auf Abszesse und Beingeschwüre auftrug, war allerdings nur wenig nützlich. Und Fleming gelang es nicht, das Antibiotikum in reiner Form zu isolieren.

Zu jener Zeit gab es fast keine wirksamen Medikamente gegen Infektionskrankheiten. Lediglich die Syphilis und einige Tropenkrankheiten konnten behandelt werden. Die Ärzte mußten hilflos mit ansehen, wie Lungenentzündung, Kindbettfieber, Hirnhautentzündung, Tuberkulose oder Wundinfektionen ihre Patienten quälten und dahinrafften. Alle spezifischen Heilmittel, nach denen Wissenschaftler seit dem Ende des 19. Jahrhunderts fieberhaft suchten, hatten sich als nutzlos erwiesen oder zu starke Nebenwirkungen gezeigt.

Nach mühsamen Versuchen der große Erfolg

Der deutsche Mediziner und Chemiker Gerhard Domagk ließ sich von diesen Mißerfolgen nicht abschrecken. Ende der zwanziger Jahre nahm er sich vor, eine Substanz zu finden, die Mikroorganismen im Körper eines Patienten soweit schädigt, daß das Immunsystem anschließend mit ihnen leichtes Spiel hat. Domagk testete Hunderte von Stoffen. Zwei Chemiker waren eigens damit beschäftigt, die Testsubstanzen für Domagk zu synthetisieren. Zehntausende von Mäusen infizierte der Wissenschaftler mit gefährlichen Streptokokken. Anschließend verabreichte er den Tieren die Substanzen und überprüfte, ob die Mittel im Körper der Mäuse eine Wirkung zeigten. «Wir haben seziert, bis wir nicht mehr stehen konnten, und mikroskopiert, bis wir nicht mehr sehen konnten», erinnerte sich Domagk später an die mühsamen Versuchsreihen.

Vier Jahre lang war aller Aufwand vergeblich. Doch dann kamen im Jahr 1932 die beiden Chemiker, die Domagk zuarbeiteten, auf die Idee, Wollfärbemittel zu untersuchen. Die Substanzen schienen nicht besonders erfolgversprechend, denn im Reagenzglas hatten sie die Bakterien nicht angegriffen. Doch im Dezember 1932 standen Domagk und seine Kollegen «wie vom elektrischen Schlag gerührt» vor den Mäusekäfigen: Wie erwartet, waren die unbehandelten Tiere gestorben. Alle Tiere hingegen, die den roten Farbstoff Nummer 730 erhalten hatten, liefen munter im Käfig umher. Als verantwortlich für die Heilung erwies sich ein bestimmter Teil des Farbstoffmoleküls, das Sulfonamid. Da diese Substanz erst durch den Stoffwechsel des Tiers abgespalten wird, konnte sie im Reagenzglas ihre Wirkung nicht zeigen.

Heute ist bekannt, daß sie die Vermehrung der Bakterien hemmt. Die Hauptrolle bei der endgültigen Vernichtung spielen dann die Abwehrreaktionen des infizierten Organismus. Nach weiteren Tests berichtete Domagk im Februar 1935 in einer Veröffentlichung über die Entdeckung des Sulfonamids.

Dieses erste gut verträgliche antimikrobielle Arzneimittel machte in der ganzen Welt Furore. Die Macht der Mikroben schien gebrochen. Gerhard Domagk konnte mit dem neuen Medikament sogar die eigene Tochter heilen, die aufgrund einer Infektion einen Arm zu verlieren drohte. Im Jahr 1939 wurde Domagk der Nobelpreis für Physiologie und Medizin zugesprochen. Dem mittlerweile weltberühmten Pathologen konnte die Anerkennung allerdings erst acht Jahre später überreicht werden. Seitdem der Friedensnobelpreis dem KZ-Häftling und Pazifisten Carl von Ossietzky verliehen worden war, hatten die Nationalsozialisten es allen Deutschen verboten, einen Nobelpreis anzunehmen.

«Ich habe etwas viel Besseres»

Als Gerhard Domagk 1935 vor den Wissenschaftlern der Royal Society in London über seine Forschungsergebnisse berichtete, hörte auch Alexander Fleming zu. «Ich habe etwas viel Besseres», soll er danach zu einem Kollegen gesagt haben, «aber keiner will davon hören.» Angespornt durch die Entdeckung des ersten und weiterer Sulfonamide, begann 1938 endlich eine Arbeitsgruppe von Wissenschaftlern in Oxford, Flemings Penicillin zu reinigen. Der Pathologe Howard Walter Florey aus Australien leitete die Forschergruppe gemeinsam mit dem Biochemiker Ernst Boris Chain, der wegen seiner russisch-jüdischen Herkunft vor den Nationalsozialisten aus Berlin geflohen war. Ein Jahr später hatte die Gruppe Penicillin so weit isoliert, daß sie seine Wirkung in einem Tierversuch testen konnte. Ein Mitarbeiter infizierte acht Mäuse mit krankheitserregenden Streptokokken. Vier Tieren gab er zusätzlich reines Penicillin – sie überlebten die bis dahin tödliche Infektion.

Nach weiteren Tierexperimenten wagten es die Forscher aus Oxford im Februar 1941, erstmals einen Menschen mit Penicillin zu behandeln. In einem Londoner Krankenhaus lag der Polizeiwachtmeister Albert Alexander im Sterben. Eine Infektion, die von einer kleinen Wunde am Mund ausgegangen war, hatte nach und nach seinen ganzen Körper ergriffen. Eine Behandlung mit Sulfonamiden war fehlgeschlagen. Als die Ärzte das neue Penicillin einsetzten, schien es den Polizisten wieder ins Leben zurückzurufen: Nach 24 Stunden sank das Fieber, der Patient erholte sich. Dann aber war der gesamte Antibiotikumvorrat aufgebraucht, den die Wissenschaftler gesammelt hatten. Verzweifelt reinigten die Forscher aus dem Urin des Todkranken winzige Mengen Penicillin und injizierten es dem Patienten. Doch die geringe Menge reichte nicht aus. Albert Alexander starb.

Ähnliche Fehlschläge folgten. Der Siegeszug des Penicillins konnte erst beginnen, nachdem amerikanische Pharmafirmen eine Methode entwickelt hatten, mit der sie das Antibiotikum in großen Mengen herstellen konnten. Wie es Fleming vorausgesagt hatte, übertraf die Heilkraft des Penicillins die der Sulfonamide.

Während des Zweiten Weltkriegs war Penicillin ausschließlich der Behandlung von Soldaten vorbehalten. Erst nach 1945 konnten auch Zivilisten das neue Wundermittel kaufen. Fleming, Florey und Chain erhielten im Jahr 1945 gemeinsam den Nobelpreis für Medizin.

Das Zeitalter der Antibiotika

Die Ära der Antibiotika war eingeleitet. In den USA entdeckten im Jahr 1944 der Mikrobiologe Selman Waksman und sein junger Assistent Albert Schatz das Antibiotikum Streptomycin. Es wird von Bakterien, den Streptomyceten, im Boden hergestellt. Der neue Wirkstoff wurde begeistert gefeiert, denn er half gegen einen der gefährlichsten Menschheitskiller: gegen den Tuberkuloseerreger Mycobacterium tuberculosis. Waksman erhielt 1952 den Medizinnobelpreis. Bereits ein Jahr nach dem Streptomycinfund entdeckte der italienische Bakteriologe Giuseppe Brotzu in Sardinien einen Pilz, der – wie sich später herausstellte – gleich mehrere Antibiotika produziert: die Cephalosporine.

In rascher Folge kamen jetzt neue Antibiotika auf den Markt: Im Jahr 1947 das Chloramphenicol, 1948 Chlortetracyclin, 1952 Erythromycin, 1956 Vancomycin, 1961 Methicillin und 1963 Gentamicin. Von diesen frühen Antibiotika wurden später eine Vielzahl anderer abgeleitet. Heute werden sie meist synthetisch hergestellt.

Bislang fanden und entwickelten Wissenschaftler mehrere hundert Antibiotika, die eingesetzt werden können, um Infektionskrankheiten zu bekämpfen. Einige von ihnen wirken als Breitbandantibiotika gegen eine Vielzahl verschiedener Krankheitserreger, andere bekämpfen gezielt bestimmte Bakterienarten. Die meisten Antibiotika werden von Pilzen und bestimmten Bodenbakterien gebildet. Vermutlich dienen sie den Mikroben dazu, fremde Bakterien auszuschalten, die um Nahrung oder Platz konkurrieren.

Antibiotika können deshalb als Medikamente eingesetzt werden, weil die primitiven Zellen der Bakterien anders aufgebaut sind als die höher entwickelten eukaryotischen Zellen, zu denen auch die des Menschen zählen. Die Antibiotika greifen in Vorgänge ein, die bei Bakterien völlig anders ablaufen als in unseren Körperzellen. Penicillin und das Breitbandantibiotikum Vancomycin verhindern beispielsweise den Aufbau der bakteriellen Zellwand. Streptomycin, Gentamicin und Tetracycline stören den bakteriellen Syntheseapparat für Proteine. Ohne die lebensnotwendigen Eiweiße sterben die Bakterien. Antibiotika attackieren die menschlichen Zellen nicht. Dennoch können sie Nebenwirkungen oder Allergien hervorrufen.

Mit den neuen Wirkstoffen konnten die Ärzte in der zweiten Hälfte dieses Jahrhunderts ein gefährliches Bakterium nach dem anderen matt setzen. Infektionen wurden geheilt und Ansteckungen verhindert. Seuchen, denen jahrhundertelang nicht beizukommen war, mußten von heute auf morgen den Rückzug antreten. Pest, Tuberkulose, Blutvergiftung und Kindbettfieber sind nur einige Beispiele aus dem Spektrum bakterieller Krankheiten, gegen die die Mediziner endlich eine Waffe in der Hand hatten.

Überlebten im Jahr 1937 weniger als 20 Prozent der Patienten eine Lungenentzündung, waren es im Jahr 1964 85 Prozent. Die Entwicklung der Antibiotika gilt als eine der bedeutendsten medizinischen Errungenschaften unseres Jahrhunderts. Das ausgehende 20. Jahrhundert werde «die Ausschaltung von Infektionskrankheiten als wesentlichen Faktor des sozialen Lebens» bringen. Dies prophezeite im Jahr 1962 Sir Frank MacFarlane Burnet, der australische Immunologe und Medizinnobelpreisträger.

Rückfall in die «antibiotische Steinzeit»

Doch schon in den Anfängen der antibiotischen Revolution offenbarte sich neben der Macht auch die Ohnmacht der Wunderwaffen. Bereits ein Jahr nach seiner epochalen Entdeckung erkannte Alexander Fleming, daß Penicillin zwar das Wachstum von Staphylokokken hemmte. Bei Colibakterien, die Durchfallerkrankungen hervorrufen, wirkte das Antibiotikum aber nicht. Elf Jahre später fand Ernst Boris Chain heraus, woran das lag: Colibakterien können ein Enzym herstellen, mit dem sie Penicillin zerstören.

Noch eine weitere Beobachtung Flemings hätte die Mediziner bereits zu Beginn der vierziger Jahre alarmieren müssen: Der Penicillinforscher berichtete, er habe Staphylokokken entdeckt, die genausowenig vom Angriff des Penicillins beeindruckt waren wie die Colibakterien.

Im Jahr 1940 erwies sich etwa ein Prozent der Staphylokokken als widerstandsfähig gegenüber Penicillin. Heute sind weltweit über 95 Prozent dieser Krankheitserreger penicillinresistent. Auch anderen Antibiotika widerstehen die schon für besiegt gehaltenen Mikroorganismen: «Antimikrobielle Substanzen verlieren zunehmend an Wirksamkeit», klagte die WHO im Jahr 1994. Bisher ist es den Wissenschaftlern zwar stets gelungen, neue Antibiotikaklassen zu entwickeln, etwa die Cephalosporine oder die Quinolone. Doch auch gegen diese Antibiotika werden weltweit Resistenzen beobachtet.

Der WHO-Experte Jacques Acar aus Paris schätzt, daß sich weltweit allein in den Krankenhäusern, wo besonders häufig Antibiotika eingesetzt werden, täglich etwa eine Million Menschen eine bakterielle Infektion einhandeln. Die meisten dieser Erreger seien antibiotikaresistent. Vor allem treten widerstandsfähige Stämme von Staphylokokken, Pneumokokken und Enterokokken auf. In der überwiegenden Zahl der Fälle kann der Patient bislang mit einer höheren Dosis des Medikaments oder mit einem anderen Präparat geheilt werden. Immer häufiger treten jedoch besonders hartnäckige Keime auf, gegen die nicht einmal mehrere Antibiotika gleichzeitig etwas ausrichten können. Die Menschen seien in die «antibiotische Steinzeit» zurückgefallen, beurteilen Experten die Gegenwehr der Mikrowelt. In Kürze würden Ärzte Infektionskrankheiten wie Lungenentzündung oder Tuberkulose nicht mehr behandeln können.

Multiresistente Keime senken Überlebenschancen drastisch

In Ballungsgebieten der Vereinigten Staaten verursachen bereits jetzt multiresistente Tuberkuloseerreger Gefahr: In den Jahren 1990 und 1991 wurden der US-Seuchenkontrollbehörde in Atlanta dreizehn größere Tuberkuloseausbrüche gemeldet, die von MDR-Stämmen verursacht wurden. In New York City erwies sich im Jahr 1994 etwa jeder vierte Tuberkuloseerreger, der aus einem Patienten isoliert wurde, als widerstandsfähig gegen mehrere Antibiotika. Die Überlebenschancen dieser Patienten sind oft genauso schlecht wie in der Zeit vor der Einführung der Tuberkulosemedikamente: Vierzig bis sechzig Prozent sterben.

Die Wissenschaftler mußten in den letzten Jahren außerdem eine weltweite «Explosion» der Antibiotikaresistenz von Streptococcus pneumoniae beobachten. Streptococcus pneumoniae, auch Pneumococcus genannt, zählt zu den bedeutendsten Krankheitserregern auf der Erde. Jede zweite Lungenentzündung ist auf diese Bakterien zurückzuführen. Zudem verursacht der Keim chronische Bronchitis, Mittelohr- und Hirnhautentzündungen. An Atemwegserkrankungen, vor allem Lungenentzündung, starben im Jahr 1995 weltweit 4,4 Millionen Menschen, darunter 4 Millionen Kinder.

Seit den sechziger Jahren hat das bei einer Pneumokokkeninfektion gebräuchliche Penicillin in vielen Ländern der Erde seine Wirkung verloren. Auch gegen andere Antibiotika wurden Resistenzen beobachtet. In den Vereinigten Staaten stieg der Anteil der resistenten Pneumokokken, die aus Patienten isoliert wurden, von 5 Prozent im Jahr 1990 auf 25 Prozent im Jahr 1995. In Spanien und Ungarn, wo innerhalb Europas besonders häufig Antibiotika eingenommen werden, widerstehen bereits 44 beziehungsweise 58 Prozent der Pneumokokkenisolate Penicillin.

Eine Studie der Rheinisch-Westfälischen Technischen Hochschule in Aachen ergab kürzlich, daß in Deutschland bislang nur 1,8 Prozent der isolierten Pneumokokkenstämme Penicillinresistenzen aufweisen. Die Lage in Deutschland könne sich jedoch rasch verschlechtern, wenn resistente Stämme eingeschleppt würden und sich verbreiteten, warnt Studienleiter Ralf-René Reinert.

Die Tricks der Mikroben

Die Tricks, mit denen die Mikroben dem tödlichen Angriff der Antibiotika entkommen, sind vielfältig: Penicillinresistente Bakterienstämme beispielsweise «schneiden» mit dem Enzym Betalaktamase den sogenannten Betalaktamring des Antibiotikums auseinander. Das Penicillin ist daraufhin wirkungslos. Mehr als vierzig Enzyme sind bekannt, die Bakterien einsetzen, um allein Penicillin und Cephalosporine zu inaktivieren. Tetracycline setzen resistente Bakterien mittels Pumpen in ihrer Zellmembran einfach wieder «vor die Tür».

Manche Bakterien widerstehen den Antibiotika, ohne sie zu zerschneiden oder hinauszuwerfen. Sie haben elegantere Methoden entwickelt. Als Antwort auf das Antibiotikabombardement verändern sie sich einfach selbst. Beispielsweise können sie die Proteine umwandeln, an denen ein Antibiotikum andockt, bevor es in das Bakterium eindringt. Sind aber die «Ankerplätze» verbaut, ist dem Medikament der Zugang verschlossen.

In solchen Techniken sind die Mikroben geübt: Seit Jahrmillionen wehren sie sich auf diese Weise gegen die Antibiotikaangriffe anderer Mikroorganismen. Biologen erstaunt es deshalb nicht, daß die Mikroben bei einer Antibiotikumbehandlung im menschlichen Körper auf gleiche Weise zu überleben versuchen.

Während einer solchen Therapie sterben die meisten Bakterien. Es können aber spontan resistente Mutanten auftreten – Variationen des Erregers, in deren genetischer Ausstattung eine Antibiotikaresistenz verankert ist. Diese widerstandsfähigen Mutanten vermehren sich ungehindert. Das ist keine Überraschung. Was die Experten aber entsetzt, ist das rasante Tempo, mit dem sich eine einmal aufgetretene Resistenz weltweit verbreitet.

Dieses Phänomen tritt deshalb auf, weil es für die Bakterien neben der Veränderung des eigenen Erbguts noch eine andere Möglichkeit gibt, Resistenzgene zu erwerben: Die Mikroben können eine Kopie der «Überlebensgene» von einem bereits resistenten Bakterium übernehmen. Der Transfer beginnt damit, daß sich zwei Zellen dicht aneinanderschmiegen. Das widerstandsfähige Bakterium vervielfältigt dann sein Resistenzgen. Dieses ist nicht Bestandteil des Chromosoms, sondern liegt auf einem mobilen DNA-Ring. Solche Ringe werden Plasmide genannt. In einem Vorgang, der Konjugation heißt, schleust dann das resistente Bakterium das Plasmid in den bis dahin antibiotikaempfindlichen Partner.

Angst vor Superbakterium

Nicht nur in der eigenen Familie betreiben die Bakterien diese biologisch einfache Art von Sex. Sie geben ihre Resistenzgene auch an artfremde Partner weiter. Deshalb ist es nur eine Frage der Zeit, bis eine einmal entstandene Resistenz in ganz unterschiedlichen Bakterienarten auftritt. Multiresistente Erreger sind regelrechte Sammler von Resistenzgenen.

Seit kurzem versetzen beispielsweise besonders hartnäckige Staphylococcus-aureus-Bakterien die Ärzte in Schrecken. Der Keim kann lebensgefährliche Infektionen auslösen wie Lungenentzündung, eitrige Hirnhautentzündung oder Blutvergiftung. Ein multiresistenter Staphylococcus aureus läßt sich derzeit nur noch mit einem einzigen Antibiotikum bekämpfen: mit intravenös verabreichtem Vancomycin. Dieses Medikament verursacht starke Nebenwirkungen. Die Ärzte benutzen Vancomycin daher nur, wenn ihnen keine andere Möglichkeit mehr bleibt.

Auch in deutschen Kliniken sind derart multiresistente Stämme von Staphylococcus aureus bereits aufgetaucht. Verleibt sich das widerspenstige Bakterium in Zukunft auch noch das Resistenzgen gegen Vancomycin ein, stehen die Mediziner mit leeren Händen vor den Patienten. Die Gefahr geht von vancomycinresistenten Enterokokken aus, die die Widerstandsfähigkeit übertragen können. Enterokokken sind häufig an schweren Nieren-, Gallenwegs- und Bauchfellentzündungen beteiligt.

In der Kulturschale haben Wissenschaftler den «Superstaphylococcus», der allen derzeitigen Antibiotika widersteht, bereits erzeugt. Daher erwarten Experten, daß auch die natürlich auftretenden Staphylokokken in Kürze ihre «Sammlung» vervollständigen und damit unangreifbar werden. «Dann wären wir am Ende unseres Lateins», sagt Dieter Bitter-Suermann von der Medizinischen Hochschule Hannover.

Das Fehlen alternativer Antibiotika werde immer schmerzlicher bemerkbar, klagte der Mediziner im April 1996 während eines Kongresses der Deutschen Gesellschaft für Chirurgie in Berlin. Die Wahrscheinlichkeit epidemieartiger Krankheitsausbrüche aufgrund bakterieller Multiresistenzen nehme zu. Im Jahr 1995 stellten amerikanische Wissenschaftler erstmals Richtlinien auf, die regeln, wie Krankenhauspatienten mit vancomycinresistenten Keimen isoliert werden sollen, um zu verhindern, daß die Resistenz auf andere Keime übertragen wird. Auch in deutschen Kliniken gibt es Empfehlungen für ein Krisenmanagement bei Patienten mit multiresistenten Erregern.

Hauptursache für Resistenzen: falsche Antibiotikaeinnahme

Warum nehmen die Resistenzen zu? Weil zu viele Antibiotika eingenommen werden. Das ist nach WHO-Angaben die wichtigste Ursache. Zu häufig und oft unnötig würden die Arzneimittel verordnet. In Entwicklungsländern wird die Medikamenteneinnahme oft nicht einmal kontrolliert: Straßenhändler bieten Antibiotika als Allheilmittel gegen die verschiedensten Beschwerden an. Resistenzen sind in Ländern der Dritten Welt weit verbreitet. Touristen und Geschäftsreisende schleppen die gefährlichen Keime rund um den Erdball.

In den Industrienationen sind es laut WHO oft die Patienten, die auf einer Behandlung mit Antibiotika bestehen, auch wenn sie überflüssig ist. Bei einem viralen Infekt etwa sind Antibiotika wirkungslos, weil sie gegen Viren nichts ausrichten können. Zudem verordnen Ärzte allzuoft Medikamente, die wahllos ein breites Spektrum von Bakterien im Körper angreifen. Wenn hingegen vor der Therapie oder zumindest parallel dazu ein Labor den genauen Erreger und dessen Empfindlichkeit ermittelt, kann der Arzt ein Antibiotikum verordnen, das den krankheitsverursachenden Keim möglichst spezifisch angreift. Dann überlebt die Gemeinschaft der harmlosen Mikroben im Körper die Therapie – und resistente Erreger haben weniger Chancen, sich zu vermehren.

Auch der medizinische Fortschritt führt dazu, daß immer mehr Intensivstationen mit Problemkeimen zu kämpfen haben. Die Krankheitserreger haben besonders leichtes Spiel bei Patienten, deren natürliche Abwehrkräfte schwach oder durch Medikamente unterdrückt sind: Frühgeborene, Krebs- und Aidskranke, Organempfänger oder Patienten, die sich von schweren Operationen erholen müssen, sind beispielsweise besonders ansteckungsgefährdet. Während einer künstlichen Beatmung, einem komplizierten Eingriff oder über einen Katheter können Keime direkt ins Körperinnere vordringen. Um Infektionen vorzubeugen, behandeln die Ärzte daher ihre Patienten vielfach mit Antibiotika.

Experten schätzen, daß bundesweit jährlich 600 000 bis 900 000 Menschen an einer Krankenhaus- oder nosokomialen Infektion zu leiden haben. In erster Linie betreffen solche Ansteckungen die Harnwege, gefolgt von den unteren Atemwegen, oft treten auch Wundinfektionen nach Operationen und Blutvergiftungen auf.

Resistente Erreger erschweren die Behandlung der Patienten. Vor allem für ältere Menschen kann das krankenhausgemachte Leiden gefährlicher sein als die Erkrankung, die sie in die Klinik geführt hat. Hochrechnungen zufolge sterben in der Bundesrepublik jedes Jahr 30 000 bis 40 000 Patienten an einer nosokomialen Infektion.

In Deutschland machen den Ärzten vor allem hartnäckige Staphylokokken, Enterokokken und einige enterobakterielle Erreger zu schaffen, die sich der gängigen Antibiotikabehandlung entziehen. In jüngster Zeit äußerten Wissenschaftler und Ärzte die Befürchtung, daß resistente Keime, die außerhalb der Kliniken entstehen, in die Krankenhäuser gelangen und das Leben von Schwerkranken gefährden könnten. Sie denken dabei vor allem an Enterokokken, die selbst gegen Vancomycin resistent sind. In den USA hat bereits jede zweite Intensivstation mit solchen Enterokokken zu kämpfen.

Widerstandskraft aus dem Schweinestall

In deutschen Krankenhäusern sind diese Erreger bisher nur selten beobachtet worden, berichtet das Robert Koch-Institut. Um festzustellen, ob außerhalb von Kliniken vancomycinresistente Keime auftreten, untersuchten Wissenschaftler des Instituts im Frühjahr 1995 die Darmflora gesunder Versuchspersonen. Bei jedem zehnten Untersuchten fanden sie vancomycinresistente Stämme des Erregers Enterococcus faecium. Als die Forscher daraufhin nach der Quelle der gefährlichen Keime fahndeten, entdeckten sie in der Gülle von Schweineställen und Geflügelfarmen Enterokokken, die gegen Glykopeptidantibiotika resistent sind. Zu dieser Gruppe von Antibiotika gehört auch Vancomycin.

Die widerstandsfähigen Darmbakterien kamen ausschließlich dort vor, wo das Antibiotikum Avoparcin dem Futter beigemengt wurde.

Avoparcin zählt zu einer Reihe von Antibiotika, die Landwirte ihren Kälbern, Schweinen und Hähnchen ins Futter mischen. Das Antibiotikum bewirkt, daß die Masttiere schneller wachsen. Vermutlich beruht dieser Effekt darauf, daß das Medikament die Vermehrung von Keimen in den Tieren unterdrückt.

Avoparcin wird Menschen nicht verabreicht. Es gehört aber auch zu den Glykopeptidantibiotika. Wissenschaftler haben herausgefunden, daß Enterokokken aus der Tierhaltung, die gegen Glykopeptidantibiotika resistent sind, sich gegen die gleichen Antibiotika zur Wehr setzen wie ihre Namensvettern aus dem Krankenhaus. Unabhängig von ihrer Herkunft besitzen die Keime das gleiche Resistenzgen. Es ermöglicht ihnen, den Antibiotika Avoparcin, Vancomycin und dem ebenfalls bei Menschen eingesetzten Teicoplanin zu trotzen.

Im Februar 1996 stand im «Epidemiologischen Bulletin» des Robert Koch-Instituts zu lesen: «Es muß davon ausgegangen werden, daß durch den Einsatz von Avoparcin in der Tierernährung ein beträchtliches Reservoir für die übertragbare Glykopeptidresistenz der Enterokokken geschaffen wird und daß durch kontaminierte tierische Lebensmittel die Möglichkeit der Übertragung auf den Menschen besteht.» Übertragungswege und Risiken sind aber noch nicht geklärt.

In Dänemark hat eine große Untersuchung des Staatlichen Veterinärmedizinischen Instituts ähnliche Ergebnisse wie in Deutschland erbracht. Die dänische Regierung verbannte daraufhin das Mastantibiotikum aus den Ställen. Im Januar 1996 folgte der deutsche Bundesernährungsminister dem dänischen Beispiel. Allerdings gilt das Verbot nur für sechs Monate. Einem anhaltenden Stopp des Avoparcineinsatzes müßte die Europäische Union zustimmen.

Resistente Mikroben: gefährlicher als neue Krankheitserreger

«Das Auftreten von Resistenzen bei bekannten Infektionserregern kann eine größere Bedrohung für die öffentliche Gesundheit sein als das Auftauchen einer neuen Krankheit», warnte Joshua Lederberg 1992. Denn ein neuer Erreger oder sein Überträger kann möglicherweise mit bereits bekannten Mitteln und Strategien bekämpft werden. Bei einer Multiresistenz aber müssen erst neue Bekämpfungsmethoden gefunden werden.

In den achtziger Jahren hatte sich die Pharmaindustrie aus der Antibiotikaforschung zurückgezogen. Der Markt für antibakterielle Substanzen schien gesättigt. Mit der Ausbreitung von Resistenzen hat sich die Situation jedoch geändert. «Erst seit wenigen Jahren werden wieder Energie und Forschungsmittel in die Entwicklung neuer Antibiotika gesteckt, und es zeigt sich bereits, daß die Erfolgsaussichten so schlecht nicht sind.» So das Robert Koch-Institut im März 1996.

Im November 1995 berichtete das amerikanische Wissenschaftsmagazin «Science» über die Entwicklung neuer, aussichtsreicher Antibiotika. Forscher aus aller Welt hatten fast ein Dutzend neue oder deutlich veränderte antibiotische Substanzen bei einer Tagung in San Francisco vorgestellt. Als besonders vielversprechend hätten die Tagungsteilnehmer zwei Vertreter der neuen Klasse der Oxazolidinone eingeschätzt. Substanzen, die zu dieser Klasse gehören, wurden Mitte der achtziger Jahre entdeckt und unterscheiden sich in ihrer chemischen Struktur stark von bisherigen Antibiotika. Oxazolidinone hemmen die Proteinsynthese bestimmter Bakterien in einem frühen Stadium. Im Tierversuch bekämpften sie erfolgreich sowohl multiresistente Staphylokokken als auch vancomycinresistente Enterokokken.

Gegen beide Erregergruppen wirksam ist auch eine dem Vancomycin verwandte, neuentwickelte chemische Substanz. Die Wissenschaftler veränderten die Struktur von Vancomycin: Die neue Form kann an resistente Enterokokken andocken und in sie eindringen. Andere Forscher fanden einen Weg, ein altbekanntes Antibiotikum wieder flottzumachen: Sie blockierten die bakteriellen Pumpen, mit denen die Erreger Tetracycline aus ihrem Inneren «ausspucken». Dadurch erhält das Antibiotikum seine Wirkung zurück.

Zum größten Teil befinden sich die neuen Wirkstoffe noch in einem frühen Entwicklungsstadium. Experten gehen davon aus, daß diese und andere Antibiotika frühestens im nächsten Jahrzehnt ihren Weg in die Klinik finden werden. Antibiotikaforscher prophezeiten im Februar 1996 in «JAMA»: Bis dahin werde die Medizin eine «Phase der Verwundbarkeit» durchmachen, in der gegen bestimmte resistente Keime keine Antibiotikatherapie verfügbar sei.

Wettstreit mit Verwandlungskünstlern

Impfstoffe

Ein Zuckerwürfel und ein Kind im Rollstuhl. Mit diesen Bildern und dem Slogan «Schluckimpfung ist süß – Kinderlähmung ist grausam» zogen die Deutschen in den sechziger Jahren gegen eine Seuche zu Feld, die Anfang dieses Jahrhunderts über die westliche Welt hereingebrochen war: die Kinderlähmung, wissenschaftlich «Poliomyelitis» genannt, kurz «Polio». Die ersten größeren Epidemien waren im 19. Jahrhundert in den skandinavischen Ländern und den Vereinigten Staaten aufgetreten. Intensiv erforscht wird die Krankheit aber erst seit 1938. In diesem Jahr rief der damalige amerikanische Präsident Franklin D. Roosevelt die Nationale Stiftung gegen Kinderlähmung ins Leben. Roosevelt war seit 1921 teilweise gelähmt, nachdem er an Poliomyelitis erkrankt war.

Für die schrecklichen Symptome der Kinderlähmung ist das Poliovirus verantwortlich. Es kommt in verschmutztem Wasser, auf verunreinigten Lebensmitteln, Händen oder Gegenständen vor. Über den Mund gelangt es in die Verdauungsorgane, wo der Erreger sich im Dünndarm und in nahe gelegenen Lymphknoten vermehrt. Bei zirka neunzig Prozent der Infizierten verläuft die Poliomyelitis leicht: Die Erkrankten klagen über ähnliche Symptome, wie sie bei einer Erkältung auftreten, oder über Brechdurchfall. Haben sie die Krankheit überstanden, sind sie fortan immun.

Gelangen die Viren aber vom Darm ins Blut, breiten sie sich im ganzen Körper aus. Es kann zu einer Hirnhautentzündung kommen, die jedoch oft ausheilt. Die gefürchteten Lähmungen entstehen, wenn sich die Erreger in jenen Zellen des peripheren und zentralen Nervensystems vermehren, die Bewegungen steuern. Dabei sterben die zu Virusfabriken umfunktionierten Zellen ab. Weil häufig die Beine betroffen sind, zwingt die Kinderlähmung die Betroffenen oft, im Rollstuhl zu leben. Befallen die Viren Zwerchfell und Atemmuskeln, droht eine Atemlähmung. Bei schweren Epidemien sterben bis zu zwanzig Prozent der Infizierten.

Anfang der fünfziger Jahre erkrankten in den Vereinigten Staaten jährlich rund 21 000 Menschen an Kinderlähmung. Am häufigsten litten Kinder im Alter zwischen fünf und neun Jahren an der Viruserkrankung. Viele Poliokinder mußten in «eisernen Lungen» künstlich beatmet werden.

Die Poliomyelitis bedroht allerdings nicht nur Kinder. In jedem Lebensalter können Menschen sich mit dem Poliovirus anstecken und erkranken. In der Bundesrepublik litten im Jahr 1960 etwa 4000 Menschen an Kinderlähmung, 600 bis 800 starben, etwa 2000 blieben lebenslang behindert. Die Furcht vor einer Ansteckung mit dem Virus war groß. Denn bis heute gibt es keine Therapie, die Lähmungen und andere Symptome verhindern kann.

Vor allem die Mütter atmeten daher auf, als die Gesundheitsbehörden endlich eine Impfung zum Schutz vor der grausamen Krankheit anboten. Bereits Anfang der fünfziger Jahre hatte der amerikanische Wissenschaftler Jonas Salk einen Impfstoff aus abgetöteten Polioviren entwickelt. Seit 1955 wurde die Vakzine in den Vereinigten Staaten benutzt. Zu erfolgreichen Massenimpfungen kam es aber erst, als Salks Landsmann Albert Sabin eine Schluckimpfung mit lebenden Viren einführte. Der Impfstoff, der auch heute noch verwendet wird, enthält die drei Typen des Poliovirus, die die Krankheit hervorrufen. Die Impfviren sind allerdings abgeschwächt: Sie siedeln und vermehren sich zwar im Darm des Menschen, können Nervenzellen aber nicht mehr gefährlich werden. Große Impfkampagnen ließen die Kinderlähmung in den Vereinigten Staaten innerhalb kürzester Zeit so gut wie verschwinden. In den achtziger Jahren traten dort weniger als zehn Poliofälle pro Jahr auf.

Auch in der alten Bundesrepublik zeigten Impfkampagnen schnellen Erfolg: Im Jahr 1962 riefen die Länderregierungen zur Schluckimpfung gegen Kinderlähmung auf. Dabei empfahlen sie, nicht nur Kinder impfen zu lassen, sondern baten auch alle Familienangehörigen, das Zuckerstückchen mit dem Impfstoff zu schlucken.

Dadurch sollte vermieden werden, daß sich nicht geimpfte Personen in der direkten Umgebung des Impflings mit Polioviren ansteckten. Denn bei einer Polioimpfung besteht die Gefahr, daß die äußerst mutationsfreudigen Polioviren sich im Körper von harmlosen in gefährliche Varianten zurückverwandeln. In diesen Fällen kann der Geimpfte an einer Poliomyelitis erkranken. Aber auch ungeschützte Personen in der Umgebung des Impflings können sich mit ausgeschiedenen virulenten Polioviren anstecken. Im Oktober 1995 erkrankte beispielsweise in der Bundesrepublik eine ungeimpfte 69jährige Frau, die ihr kürzlich geimpftes Enkelkind regelmäßig gewickelt hatte. Die Ansteckungen passieren allerdings selten: Die Weltgesundheitsorganisation gibt an, daß pro 3,3 Millionen Impfungen sowohl ein Impfling als auch eine Kontaktperson an Poliomyelitis erkranken.

Die Aufrufe zeigten großen Erfolg: Binnen rund vierzehn Tagen suchten mehr als 22 Millionen Menschen in der alten Bundesrepublik die Impfstellen auf. Dank dieser Impffreudigkeit hatte die Krankheit in Westdeutschland schon Mitte der sechziger Jahre ihren Schrecken verloren. Seit 1986 ist die Poliomyelitis hierzulande ausgerottet. Einzelne Personen, die seither an Kinderlähmung erkrankten, haben sich mit Impfviren angesteckt oder das Poliovirus von Reisen in andere Länder mitgebracht. Heimkehrende Urlauber aus dem Mittelmeerraum und subtropischen und tropischen Regionen sind am häufigsten betroffen.

Eine Grundimmunisierung schützt in Deutschland heute etwa neunzig Prozent der Kinder gegen eine Poliomyelitis. Sie besteht aus drei Impfungen im Abstand von mindestens sechs Wochen. Weil der Impfschutz jedoch mit der Zeit nachläßt, muß er alle zehn Jahre aufgefrischt werden. Viele Erwachsene vergessen allerdings die Nachimpfung und reisen ungeschützt in mögliche Ansteckungsgebiete. Als Nebenwirkungen der Impfung können leichte Durchfälle, Gliederschmerzen, Abgeschlagenheit und Fieber auftreten.

Weltweiter Sieg über die Kinderlähmung in Sicht

Ähnlich wie in der Bundesrepublik bekämpften auch in anderen Regionen der Erde Regierungen und die Weltgesundheitsorganisation die Krankheit mit Massenimpfungen. Sie waren dabei so erfolgreich, daß die WHO im Jahr 1988 vorschlug, die Poliomyelitis durch Impfprogramme weltweit bis zum Jahr 2000 auszumerzen. Das ehrgeizige Vorhaben scheint erreichbar: Nachdem seit 1991 auf dem gesamten amerikanischen Kontinent keine Erkrankungen mehr beobachtet wurden, die durch das Poliowildvirus verursacht waren, erklärte die WHO

1994 Amerika als «poliofrei». Ähnliches gelte schon jetzt oder sehr bald für viele Länder Europas und Asiens, sagte Anfang 1996 Meinrad Koch, Vorsitzender der Ständigen Impfkommission der Bundesrepublik. «Wir erleben, was vor zehn Jahren kaum jemand für möglich gehalten hätte – die weltweite Ausrottung der Poliomyelitis», kommentiert Koch den Rückgang der Erkrankungszahlen.

1996 verkündete die WHO, daß 145 Staaten der Erde gegenwärtig frei von Kinderlähmung seien. «Es könnte gelingen, Polio bis zum Jahr 2000 endgültig auszulöschen, wenn die Anstrengungen auf die Gebiete konzentriert werden, in denen noch Polioerkrankungen auftreten», hofft Ralph Henderson von der Weltgesundheitsorganisation. Vor allem in Indien sowie in Zentral- und Westafrika sei Polio noch endemisch. Aber auch in europäischen Ländern wie etwa der Türkei ist die Kinderlähmung noch zu Hause. Gesundheitsexperten empfehlen Reisenden in endemische Gebiete daher unbedingt, Grundimmunisierungen abzuschließen beziehungsweise ihren Polioimpfschutz aufzufrischen.

Nach den Pocken kann die Poliomyelitis die zweite Krankheit werden, die infolge massiver und gezielter Impfungen aus der Welt verschwindet. Dieser Sieg zeigt einmal mehr, daß Schutzimpfungen zu den wirksamsten Waffen gehören, mit denen Ärzte die Angriffe von Mikroben abwehren. Neben der verbesserten Hygiene und den Antibiotika sind es die Impfungen, die bewirkt haben, daß die Seuchen in den Industrieländern drastisch zurückgegangen sind. Noch in den sechziger Jahren nahmen viele Mediziner an, daß die Gefahr durch Infektionskrankheiten weitgehend gebannt sei. Sir MacFarlane Burnet schrieb 1961 optimistisch: «Heute können wir uns durch Impfungen gegen zahlreiche wichtige Infektionskrankheiten schützen, die sich chemotherapeutisch nur schlecht bekämpfen lassen und die durch Maßnahmen des öffentlichen Gesundheitswesens nicht ausgerottet werden konnten.» Er gab zu, daß die Präventivmedizin besonders in den Entwicklungsländern noch viele Aufgaben zu lösen habe. Dennoch glaubte Burnet, «daß die Kontrolle fast aller Infektionskrankheiten, die einst den Menschen ernsthaft bedrohten, heute möglich ist».

Der ungleiche Wettlauf

Doch dieser Optimismus war verfrüht. Zwar feierten die Impfstofforscher viele Siege. Doch sie mußten ebenso viele Niederlagen hinnehmen. Mit immer neuen Methoden versucht die Wissenschaft den Wettlauf mit den Mikroben zu gewinnen. Doch Viren, Parasiten und Bakterien sind trainiert im steten Evolutionskampf. Immer wieder zeigen sie sich als trickreiche und schnelle Gegner. Und allzuoft verweisen die winzigen Verwandlungskünstler die Forscher auf Platz zwei.

Der ungleiche Wettkampf begann vor 200 Jahren, als der englische Wundarzt Edward Jenner in zwei kleine Schnittwunden des achtjährigen James Phipps virushaltigen Eiter aus Kuhpocken strich. Jenner legte damit den Grundstein für die moderne Vakzination. Noch vor der Entdeckung der Chemotherapeutika und Antibiotika versetzte die Impfung die Menschen erstmals in die Lage, sich vor uralten Plagen zu schützen. Die Impfung sei «eine der bedeutendsten Errungenschaften der Menschheit», urteilt der amerikanische Impfstofforscher und Molekularbiologe Richard Lerner.

Bei einer aktiven Schutzimpfung infizieren die Ärzte einen Menschen künstlich mit einem Erreger. Die Mikrobe ist jedoch abgetötet oder so weit abgeschwächt, daß sie keine Erkrankung mehr auslöst. Statt dessen führt der Kontakt des Immunsystems mit der harmlosen Erregervariante dazu, daß schützende Antikörper entstehen und manchmal Abwehrzellen gegen den Erreger gebildet werden. Die Verteidigungsmechanismen werden dann aktiv, wenn die gefährliche Mikrobe eines Tages in den Körper eindringt. In diesem Fall schlägt die vorgewarnte Körperabwehr sofort zu. Der Krankheitserreger wird gestoppt, bevor er Schaden anrichten kann.

Wissenschaftler konnten mit Impfungen Schutzmauern gegen Menschheitskiller wie Diphtherie, Gelbfieber, Wundstarrkrampf (Tetanus) oder Tuberkulose errichten. Auch gegen gefährliche «Kinderkrankheiten» wie Masern oder Keuchhusten gibt es heute gut verträgliche Impfstoffe. Bei Viren sind Impfungen oft die einzige Möglichkeit, dem Erreger Paroli zu bieten. Denn gegen die winzigen Zellpiraten wirken bislang nur wenige Medikamente.

Mit abgeschwächten Viren dem qualvollen Tod entronnen

Im Lauf der Jahrzehnte erprobten Impfstofforscher verschiedenste Methoden, um die bestmögliche Immunantwort hervorzurufen. Zu den Pionieren zählt der Chemiker Louis Pasteur in Paris. Er entwickelte im Jahr 1885 den ersten Impfstoff gegen Tollwut. Aus Tierexperimenten hatte Pasteur abgeleitet, daß die Tollwut durch ein Virus verursacht wird, das sich in Gehirn und Rückenmark vermehrt. Aus Versuchen mit Hunden wußte der Wissenschaftler, wie er die Infektionskraft des gefährlichen Virus vermindern konnte. Er entzog den virusbefallenen Zellen Wasser und schwächte damit die Viren, die im Zellinneren saßen.

Am 6. Juli 1885 impfte Pasteur den neunjährigen Joseph Meister erstmals mit einer kleinen Menge getrockneter Rückenmarkszellen eines tollwütigen Kaninchens. Der Junge war einige Tage zuvor von einem Hund gebissen worden, der deutliche Tollwutsymptome zeigte. Joseph Meister wies noch keine Krankheitsanzeichen auf; der qualvolle Tod schien ihm jedoch sicher. In den Tagen nach der ersten Injektion wiederholte Pasteur die Impfung mehrfach. Er benutzte Zellen, die von Mal zu Mal mehr Wasser enthielten, das heißt infektiöser waren. Bei der letzten Impfung gab er dem Jungen hochpathogene Tollwuterreger. Das Kind überlebte. «Joseph Meister ist seinem Schicksal entronnen», jubelte sein Retter. Pasteur hatte bewiesen, daß die Impfung mit abgeschwächten lebenden Erregern einen Menschen vor Erkrankung und Tod bewahren kann.

Solche Lebendimpfstoffe sind auch heute noch weit verbreitet. Sie werden beispielsweise zum Schutz vor Gelbfieber, Masern, Röteln und Mumps eingesetzt. Die gefährlichen Viren, die diese Erkrankungen verursachen, werden heute allerdings auf andere Weise abgeschwächt. Die Impfstoffhersteller übertragen die Erreger in Organismen, die die Mikroben natürlicherweise nicht befallen. Gelbfieber- und Masernviren werden beispielsweise in embryonalen Hühnerzellen gezüchtet. Zunächst vermehren sich die Viren in dieser fremden Umgebung nur schlecht. Nach mehrfachem Überimpfen bilden sich aber Mutanten, die in den Hühnerzellen besser wachsen. Werden diese Varianten als Impfviren in den menschlichen Körper gebracht, vermehren sie sich dort gerade so gut, daß sie eine Immunität bewirken. Sie rufen jedoch keine

Krankheit hervor. In ähnlicher Weise werden Mumpsviren in angebrüteten Hühnereiern abgeschwächt, Polioviren für den Sabinimpfstoff und Rötelnviren in Kulturen mit Nierenzellen von Affen.

In seltenen Fällen können Lebendimpfstoffe allerdings die Krankheit auslösen, gegen die sie schützen sollen. Dies zeigt das Beispiel der Polioimpfung. Dies ist bei Totimpfstoffen nicht möglich. Heute enthält der Tollwutimpfstoff Viren, die mit Formalin inaktiviert wurden. Solchermaßen behandelte Erreger können sich im Körper nicht mehr vermehren. Ihre Struktur und Hüllproteine bleiben jedoch unverändert. Sie werden vom Immunsystem als Antigene erkannt, und es entsteht Immunität. Eine Tollwutimpfung wird Waldarbeitern oder Jägern empfohlen, die bei uns am ehesten mit tollwütigen Tieren in Kontakt kommen. Aber auch Fernreisende sollten an eine Schutzimpfung denken: In Indien sterben beispielsweise jährlich Zehntausende von Menschen an dieser Krankheit.

Immunantwort auf entgiftete Toxine und Erregerbestandteile

Eine besondere Klasse der Totimpfstoffe sind Vakzine, die entgiftete bakterielle Toxine enthalten, die «Toxoide». Diphtherie- und Tetanustoxine werden beispielsweise mit Formaldehyd behandelt und erhitzt. Die Toxoide bewirken nach einer Impfung, daß sich Antikörper bilden. Diese neutralisieren bei einer Infektion mit den Diphtherie- oder Tetanuserregern die tödlichen Gifte der Bakterien. Da die Schutzwirkung mit der Zeit nachläßt, sollten Erwachsene jeweils zehn Jahre nach der letzten Impfung ihren Immunschutz mit einer Diphtherie-Tetanus-Kombinationsimpfung auffrischen.

Eine Schutzimpfung ist auch mit Bestandteilen eines Erregers möglich. Ein Beispiel für solch einen «Untereinheitenimpfstoff» ist eine neue Vakzine gegen Typhus, der kürzlich in der Bundesrepublik auf den Markt gekommen ist. Zur Vorbeugung gegen Typhus wurde Reisenden bislang ein Lebendimpfstoff in Form einer Schluckimpfung angeboten. Die neue Vakzine enthält als wirksames Antigen ein Polysaccharid aus der Kapsel des Typhuserregers Salmonella typhi. Das «Vi-Antigen» soll nach einmaliger Injektion innerhalb von zwei bis drei Wochen einen Immunschutz hervorrufen, der drei Jahre anhält.

In Deutschland werden zur Zeit 100 bis 200 Typhuserkrankungen pro Jahr registriert. Meist bringen die Erkrankten die Infektion von einer Reise mit. Typhus ist vor allem in Nord- und Zentralafrika, dem Nahen Osten, Südostasien und Lateinamerika verbreitet. Zu Beginn des Jahres 1996 wurden beispielsweise Typhusausbrüche aus Algerien und dem Iran gemeldet. In Teheran kam es zu einer Epidemie mit 120 Erkrankungen.

Die Typhusbakterien werden mit dem Stuhl ausgeschieden und gelangen bei schlechten hygienischen Verhältnissen in Trinkwasser und Lebensmittel. Sie können eine Darminfektion hervorrufen. Das Robert Koch-Institut in Berlin rät Reisenden in Typhusgebieten, vor allem bei der Auswahl der Speisen und Getränke vorsichtig zu sein. Neben hygienischen Maßnahmen empfiehlt das Institut besonders Rucksack- oder Trekkingtouristen sowie Personen, die sich länger in Risikogebieten aufhalten, eine vorbeugende Impfung.

Gentechnischer Hepatitis-B-Impfstoff

Mit neuen molekularbiologischen Methoden können Impfstofforscher nicht nur die Oberflächenantigene eines Erregers bestimmen und auf ihre Eignung als Vakzine prüfen. Impfstoffe werden heute auch gentechnisch hergestellt. Zur Produktion eines neuen Impfstoffs gegen Hepatitis B beispielsweise «schnitten» die Wissenschaftler aus der Erbsubstanz des Hepatitis-B-Virus ein DNS-Stück heraus. Es trägt die Information für einen Oberflächenbestandteil, das «HBs-Antigen». Aus diesem Molekül bestehen die «Spikes», mit denen sich das Virus an die Leberzellen heftet.

Die Wissenschaftler wußten, daß das menschliche Immunsystem gegen HBs-Antigen neutralisierende Antikörper bildet. Diese heften sich an eingedrungene Hepatitis-B-Viren und helfen mit, die Erreger zu zerstören. Zur Herstellung dieses Antigens pflanzten die Forscher die Erbinformation in Hefezellen ein, die daraufhin das gewünschte Molekül bildeten. Heute züchten Impfstoffhersteller die manipulierten Hefezellen großtechnisch in Fermentern, um aus ihnen große Mengen Antigen zu ernten. Vor der Produktion des rekombinanten Impfstoffs gewannen die Firmen HBs-Antigen aus dem Blutplasma infizierter

Menschen. Die Vakzine barg jedoch eine Gefahr: Sie konnte mit infektiösen Hepatitis-B- oder Aidsviren verseucht sein.

Eine Ansteckung mit dem Hepatitis-B-Virus erfolgt in der Regel durch den Kontakt mit infiziertem Blut, Blutprodukten sowie Sperma und Vaginalausscheidungen. Bis vor kurzem empfahl die Ständige Impfkommission der Bundesrepublik eine Schutzimpfung für Personengruppen, die besonders gefährdet sind: etwa für medizinisches und zahnmedizinisches Personal, Dialysepatienten, Angehörige von Hepatitis-B-Infizierten sowie intravenös Drogenabhängige. Eine Impfung wird auch Reisenden geraten, die Regionen besuchen, in denen Hepatitis B weit verbreitet ist.

Nach Schätzungen der Impfkommission gehörte jedoch in der Vergangenheit die Mehrzahl der Menschen, die sich mit dem Hepatitis-B-Virus ansteckten, nicht zu den Risikogruppen. Daher empfiehlt die Kommission neuerdings, alle Kinder gegen Hepatitis B zu impfen. Die Hepatitis-B-Impfung ist eine von neun Krankheiten, vor der sich Säuglinge, Kinder und Jugendliche laut Impfkalender der Impfkommission schützen sollen. Dazu zählen außerdem Diphtherie, Keuchhusten, Tetanus, Poliomyelitis, Masern, Mumps und Röteln. Seit vier Jahren wird auch die Impfung gegen das Bakterium Haemophilus influenzae Typ b (Hib) empfohlen. Dieser Erreger kann unter anderem bei Kleinkindern eine Hirnhautentzündung hervorrufen.

Neue Impfstoffe erwartet

In den nächsten Jahren erwarten Experten, daß etliche neue Impfstoffe auf den Markt kommen werden. Dazu zählen Vakzine gegen Herpes, die Lyme-Krankheit und Cholera, die durch die neue Variante O-139 hervorgerufen wird. Menschen sollen sich außerdem bald schützen können gegen Reisediarrhoe sowie gegen Durchfallerkrankungen, die von Rotaviren verursacht werden. An Rotaviruserkrankungen leiden vor allem Kleinkinder und ältere Personen. In Entwicklungsländern verursachen die Erreger schätzungsweise zwanzig Prozent der Durchfallerkrankungen bei Kleinkindern.

Neue Impfstoffe allein genügen indes nicht, um die entsprechenden Krankheiten auszurotten. In vielen Ländern stößt es auf große Schwierigkeiten, Vakzine zu verabreichen. Im Oktober 1995 schätzte die Weltgesundheitsorganisation, daß im Jahr zuvor Impfprogramme nahezu drei Millionen Kinder vor Diphtherie, Keuchhusten, Tetanus, Poliomyelitis, Masern und Tuberkulose retten konnten. Im gleichen Jahr starben allerdings mindestens zwei Millionen Kinder allein an drei Krankheiten, die durch eine Impfung vermeidbar gewesen wären: an Masern, Keuchhusten und Tetanus.

Die WHO hat das Ziel vorgegeben, daß bis zum Jahr 2000 weltweit neunzig Prozent aller Kinder einen Impfschutz erhalten sollen. Nach eigenen Angaben konnte die Organisation bei diesem Vorhaben in den vergangenen Jahren «entscheidende» Erfolge erzielen. Erreichen wird dieses Ziel aber vermutlich nicht einmal die Bundesrepublik. Gesundheitsexperten beklagen die Impfmüdigkeit der Deutschen. «Von dem Ziel, 90 Prozent und mehr unserer Kinder vor gefährlichen Krankheiten durch Impfung zu schützen, sind wir weit entfernt», stellte Meinrad Koch, Vorsitzender der Ständigen Impfkommission am Robert Koch-Institut, im Januar 1996 fest. Gegen Masern, Mumps und Röteln sind nur 65 bis 85 Prozent der deutschen Kinder geschützt.

«In der Regel ist es Nachlässigkeit und Unwissen, daß die Kinder nicht gegen diese ‹Kinderkrankheiten› geschützt werden. Viele wissen nicht, wie schwer diese Infektionskrankheiten im späten Schul- oder Erwachsenenalter verlaufen», sagt der Impfexperte Burghard Stück. Die Ein-Kind-Familie und kleinere Gruppen in den Kindergemeinschaftseinrichtungen führten dazu, daß «Kinderkrankheiten» immer häufiger im Schul- und Erwachsenenalter aufträten. Und ältere Infizierte litten häufiger an neurologischen Komplikationen.

Die Modenschau der Viren

Während die Impfstofforscher einigen Erregern Schach bieten konnten, sind ihnen andere im Überlebenswettstreit stets eine Nasenlänge voraus. HI-Viren etwa zerstören ausgerechnet die Immunzellen, die den Überfall der Aidserreger zurückschlagen sollen. Andere Viren verstekken sich in Körperregionen, die für das Immunsystem schwer zugänglich sind. Herpesviren beispielsweise harren in Nervenzellen aus, bis der Körper eine allgemeine Abwehrschwäche zeigt, wie sie beispielsweise eine Erkältung bewirkt. Dann brechen sie aus ihrem Zufluchtsort hervor und beginnen ihr Zerstörungswerk.

Zudem zeigen sich Viren als wahre Verwandlungskünstler. Mutationen, zufällige genetische Veränderungen, führen dazu, daß die Erreger ihre Oberflächenstrukturen variieren. Die rasche Vermehrung der Mikroben ergibt, daß aus einem Erreger, der ein neues «Kleid» besitzt, rasch eine ganze Heerschar wird. Dem Immunsystem, das die Eindringlinge an ihrem alten Äußeren erkennen und dann mit der Zerstörung beginnen würde, präsentiert sich der Feind in neuem Gewand. Damit narren etwa mutationsfreudige Hepatitis-C-Viren die Körperabwehr. Was nützt es, daß die Immunzellen als Folge einer Impfung das Modell vom letzten Jahr erkennen, wenn die «Mode» sich längst gewandelt hat.

Auch zum Schutz vor Aids ist – trotz vieler Versuche – eine Vakzine noch nicht in Sicht, die breit angewendet werden könnte. Münchener Forscher haben zur Entwicklung eines Aidsimpfstoffs einen völlig neuen Ansatz gewählt: Sie isolieren aus dem Körper eines HIV-Infizierten seine individuelle Erregervariante. Dann versuchen sie, einen Impfstoff maßzuschneidern, der das Immunsystem des Patienten befähigt, speziell diesen Erregertyp zu erkennen und zu bekämpfen. Für jede Nachimpfung muß das aufwendige Verfahren wiederholt werden, um neu entstandene Varianten zu erfassen.

Hüllenwechsel in fast jeder Saison

Grippeviren beherrschen die Modenschau auf solch perfekte Weise, daß sie in fast jeder Saison ihre Hülle wechseln. Es gibt drei Typen von Influenzaviren: A ist der gefährlichste Verursacher von Epidemien und Pandemien; B kann kleine Epidemien hervorrufen; C tritt selten auf. Der Verkleidungstrick der Influenza-A- und -B-Viren beruht darauf, daß die Erreger die Proteine auf ihrer Oberfläche, Hämagglutinin und Neuraminidase, verändern. Diese Moleküle dienen den Viren dazu, sich an Zellen zu heften. Mutationen wandeln die Ankerproteine während der Virenvermehrung ab. Die Veränderungen sind nicht sehr stark, reichen jedoch aus, das Immunsystem vieler Menschen so weit zu verwirren, daß es die veränderten Viren nicht mehr erkennt. Diese kontinuierlich ablaufenden Verwandlungen bezeichnen Wissenschaftler als Antigendrift.

Eine weltweite Influenza-A-Pandemie geht zurück auf ein anderes einzigartiges Täuschungsmanöver des wandlungsfreudigen Erregers: Das Virus kann ein Gen gegen ein anderes austauschen. Daraufhin taucht an seiner Oberfläche ein Molekül auf, das das Immunsystem noch nie zuvor gesehen hat. Bevor die so überraschte Körperabwehr reagieren kann, hat der Erreger den Organismus bereits eingenommen. Seit einem Jahrhundert hat das Influenza-A-Virus die Menschen auf der Erde auf diese Art und Weise fünfmal überfallen: 1890, 1900, 1918, 1957 und 1968 ereigneten sich Pandemien, die millionenfaches Leid verursacht haben.

Allein an der spanischen Grippe von 1918/19 starben schätzungsweise zwanzig Millionen Menschen. Jeder zweite Influenzatote war erst zwischen zwanzig und vierzig Jahre alt. «Diese Pandemie war die größte Heimsuchung, die jemals der Menschheit widerfuhr», schreibt die Leiterin des Influenzareferenzzentrums in Hannover, Hildegard Willers. Keine andere Seuche habe jemals in wenigen Monaten so viele schwere Erkrankungen und Todesfälle verursacht. Im vorausgegangenen Ersten Weltkrieg waren etwa zehn Millionen Menschen umgekommen.

Die Infektion erfolgt über virusbeladene Tröpfchen, die von einem Menschen ausgeniest oder -gehustet werden. Es kommt schnell zu einer Ansteckung, doch nur jeder vierte bis siebte Infizierte zeigt deutliche Krankheitsanzeichen. Eine Grippe beginnt plötzlich mit starken Kopfschmerzen, hohem Fieber, Kreislaufschwäche und Schmerzen in der Rücken- und Beinmuskulatur. Der Betroffene kann auch an Atemwegssymptomen wie Bronchitis und Schnupfen leiden, bei kleinen Kindern kommt es häufig zu Erbrechen und Durchfall. Nach etwa einer Woche beginnt der Patient sich langsam zu erholen.

Zu schwerwiegender Erkrankung und Tod des Patienten können verschiedene Komplikationen führen. Eine der gefürchtetsten ist die Lungenentzündung, die häufig tödlich verläuft. An der Pneumonie beteiligt sind nicht nur Influenzaviren, sondern auch Bakterien, die als Folgeerreger in den Körper eindringen. In der Bundesrepublik ist die Grippe die Infektionskrankheit, die die meisten Todesfälle verursacht. In vielen Wintern tritt sie epidemisch auf: Innerhalb weniger Wochen kann die Grippe zehn Prozent der Bevölkerung befallen. In den letzten

Jahren starben jährlich 1000 bis 3000 Menschen an Influenza. Ende April 1996 schätzte das Robert Koch-Institut, daß bei der Grippeepidemie 1995/96 20000 Menschen starben.

Wissenschaftler haben herausgefunden, daß die weltumspannenden Grippepandemien dieses Jahrhunderts ihren Ursprung alle in China hatten. Die Experten favorisieren derzeit eine Theorie, nach der ein neuer Pandemiestamm immer dann entsteht, wenn zwei verschiedene Influenzaviren gleichzeitig einen Organismus befallen. An der «Geburt» des neuen Stamms sind ein Influenzastamm, der gewöhnlich beim Menschen parasitiert, und ein bei Wasservögeln verbreiteter Stamm beteiligt. Kommen sie zusammen, tauschen sie Teile ihres Erbguts aus. Dadurch können sich auf ihrer Oberfläche andere Formen der Proteine Hämagglutinin und Neuraminidase ausprägen. Dieses Ereignis wird Antigenshift genannt. Die Wissenschaftler vermuten, daß den heimtückischen Krankheitserregern Schweine als «Reaktionsgefäß» dienen. China ist als Experimentierküche für die Viren besonders geeignet, weil hier Menschen mit Schweinen und Enten oft unter einem Dach leben.

Mittlerweile numerieren die Forscher Hämagglutinin- und Neuraminidaseformen des Influenza-A-Virus. Je nach Verteilung der Proteine auf der Oberfläche ordnen die Forscher die Grippeerreger verschiedenen Subtypen zu: Die spanische Grippe der Jahre 1918/19 wurde demnach von den H1N1-Viren verursacht. Der erste Antigenshift in diesem Jahrhundert ereignete sich 1957: Das H2N2-Virus wurde «geboren» und löste die «asiatische» Pandemie aus. Bereits nach elf Jahren wurde der Erreger vom Subtyp H3N2 abgelöst, dem Verursacher der «Hongkong-Grippe». Bei diesen beiden Pandemien starben weltweit jeweils eine Million Menschen. In Deutschland kommen seit 1977 die beiden Influenza-A-Subtypen H1N1 und H3N2 nebeneinander vor. In vielen Wintern, wie auch in dem des Jahres 1995, treten beide Stämme gleichzeitig auf.

Experten erwarten neue Grippepandemie

Eine Grippeimpfung kann vor einer Influenza schützen. Der Impfstoff enthält entweder inaktivierte Viren zweier Influenza-A-Subtypen und eines Influenza-B-Virus. Er kann auch aus deren Hämagglutinin und Neuraminidase bestehen. Die Vakzine schützt allerdings nur, wenn ihre Zusammensetzung mit den gerade zirkulierenden Virusvarianten übereinstimmt. Die Impfstoffproduktion beginnt daher alljährlich erst, nachdem die WHO Ende Februar ihre Prognose abgegeben hat, welche Virusvariante sich in diesem Jahr zeigen wird.

In den letzten Jahren stimmten die Impfstämme mit den während einer Epidemie zirkulierenden Stämmen überein. Experten schätzen, daß etwa achtzig Prozent der Geimpften vor der Krankheit geschützt waren. Für die restlichen zwanzig Prozent galt, daß sie weniger oft von schweren Komplikationen betroffen waren, wenn sie erkrankten. Die Ständige Impfkommission empfiehlt eine jährliche Grippeimpfung vor allem Personen, die über sechzig Jahre alt sind. Impfen lassen sollten sich auch Kinder, Jugendliche und Erwachsene, deren Gesundheit wegen eines chronischen Grundleidens gefährdet ist. Die Impfempfehlung gilt auch für diejenigen, die einer stärkeren Ansteckungsgefahr ausgesetzt sind, etwa für medizinisches Personal oder Menschen, die beruflich viel mit anderen Menschen zusammenkommen.

Der günstigste Zeitraum für eine Impfung liegt zwischen September und November. Manche Geimpfte klagen ein bis zwei Tage über Unwohlsein, Frösteln, Kopf- oder Gliederschmerzen. Schwere Überempfindlichkeitsreaktionen auf den Impfstoff sind extrem selten. Die Schutzwirkung beginnt nach zwei Wochen. Der Geimpfte ist weiterhin empfänglich für grippale Infekte, die von Bakterien und anderen Viren verursacht werden. In begrenztem Maß hilft auch der Wirkstoff Amantadin, einer Grippe vorzubeugen oder sie zu behandeln. Diese Substanz verhindert, daß Influenza-A-Viren in Körperzellen eindringen. Gegen Influenza B ist Amantadin wirkungslos. Die Frage, ob eine Chemoprophylaxe sinnvoll ist, kann heute ein Schnelltest beantworten, der Influenza-A-Viren innerhalb von 24 Stunden nachweist.

Eine neue Grippepandemie ist nach Einschätzung der Experten jederzeit möglich. In diesem Fall könnten in Deutschland innerhalb eines Monats zehn Millionen Menschen erkranken, prophezeit Hildegard Willers. Dabei sei bei jedem Zehnten mit einer schweren Verlaufsform zu rechnen, die eine Einweisung ins Krankenhaus erforderlich mache. Um die drohende Gefahr frühzeitig zu erkennen, hat die WHO seit 1949 ein Frühwarnnetz aufgebaut: Über 100 Laboratorien in 81

Ländern melden neu auftauchende Influenza-A-Stämme und verfolgen ihre Ausbreitung. Die Daten gehen an die Weltinfluenzazentren in London, Atlanta und im australischen Parkville.

Verstärkt beobachtet die Weltgesundheitsorganisation seit einigen Jahren, welche Influenzaviren in China auftreten. Sie hofft, einen neuen Pandemiestamm möglichst schnell zu entlarven. «Mit ein wenig Glück sollte ein neuer Subtyp so rechtzeitig gefunden werden, daß Zeit für die Produktion des entsprechenden Impfstoffs bleibt», hofft Hildegard Willers. Es sei aber damit zu rechnen, daß dessen Menge nicht ausreichen werde, um bei einer schweren Pandemie die Nachfrage in der Bundesrepublik vollständig abzudecken. Nach welchen Kritierien soll der knappe Impfstoff dann verteilt werden? Schwierige ethische Fragen müßten beantwortet werden, sagt Willers, und erinnert an die Grippeepidemie 1995/96: «Die zum Teil fast hysterischen Reaktionen während der letztjährigen Epidemie geben einen Vorgeschmack von den Problemen, denen wir dann gegenüberstehen werden.»

Genimpfstoffe: Vakzine der Zukunft?

In Tierversuchen testen Wissenschaftler derzeit einen Grippeimpfstoff, der auf ganz andere Weise als sonst entsteht: Margret Liu, die Leiterin der Impfimmunologischen Abteilung der Merck-Forschungslaboratorien in Pennsylvania, hat Mäuse dazu gebracht, einen Impfstoff gegen das Influenza-A-Virus herzustellen. Liu arbeitet auf einem Gebiet, das zur Zeit als eines der vielversprechendsten in der Impfstofforschung gilt: die Immunisierung mit nackter DNS. Die Wissenschaftlerin und ihre Kollegen entfernten aus dem Grippevirus ein Gen, das die Information für das Antigen Hämagglutinin trägt. Sie bauten dieses Gen in einen Ring bakterieller DNS, ein Plasmid, ein. Damit das Gen im Körper arbeitete, «beluden» die Wissenschaftler das Plasmid mit weiteren genetischen Informationen. Den DNS-Ring injizierte Liu mit einer «Genkanone» in die Hinterläufe der Mäuse.

Dann infizierte die Wissenschaftlerin die Mäuse mit einer tödlichen Dosis des Influenza-A-Virus. Das erstaunliche Ergebnis: Die gengeimpften Mäuse überlebten alle, in der ungeschützten Kontrollgruppe starben neun von zehn. Mittlerweile verwenden die Forscher zur Impfung drei Virusproteine. Neben einem Protein aus der Außenhülle sind es zwei Proteine aus dem Inneren des Virus. Diese Moleküle sind bei verschiedenen Grippestämmen gleich oder ähnlich aufgebaut. In Tierexperimenten wirkte die Genmischung besser als der herkömmliche Impfstoff.

Wissenschaftler erklären sich den guten Immunschutz der Genimpfung damit, daß mit dieser Methode nicht nur – wie bei jetzigen Grippeimpfstoffen – die Bildung von Antikörpern hervorgerufen wird. Einige Muskelzellen nehmen den DNS-Ring auf, und das Gen produziert in ihnen Hämagglutinin. Dann wandert das Protein an die Oberfläche der Zellen. Dort wird es von T-Helfer- und T-Killerzellen erkannt, die für die Bekämpfung viraler Infektionen wesentlich wichtiger sind als Antikörper. Während Antikörper nur freie Viren angreifen können, vernichten die Immunzellen auch virusbefallene Körperzellen. Bislang liefern nur Lebendimpfstoffe diese Form der Immunantwort.

Die Impfstoffe aus Erbmolekülen, Nukleinsäurevakzine, haben viele Vorteile: Sie müssen nicht aufwendig und teuer hergestellt werden wie übliche Präparate. Vermutlich könnten sie sogar so produziert werden, daß sie ohne Kühlung haltbar sind. Die problemlose Lagerung wäre besonders für Entwicklungsländer vorteilhaft. Zudem scheint der Immunschutz nach einmaliger Injektion lange, manche Forscher vermuten sogar lebenslang, anzuhalten. Im Prinzip kann jedes entdeckte Gen ohne weitere Vorarbeit als genetischer Impfstoff getestet werden. Die neue Methode würde die Entwicklung neuer Vakzine daher beschleunigen.

Der Einsatz von Genimpfstoffen birgt aber auch eine Gefahr: Wenn sich die nackte DNS mit der Erbsubstanz der Wirtszellen verbinden würde, könnte sie womöglich Krebs auslösen. Bislang sprechen die Untersuchungen aber dafür, daß die Impf-DNS sich nicht in das zelleigene Erbgut eingliedert.

1995 widmete die amerikanischen Akademie der Wissenschaften in New York eine ganze Tagung dem Thema DNS-Vakzine. Die Wissenschaftlervereinigung gab dem Treffen den Titel: «A New Era in Vaccinology». Weltweit erproben Wissenschaftler derzeit in Tierversuchen die «Impfstoffe der Zukunft» gegen die verschiedensten Erreger. Am weitesten gediehen ist ein Aidsimpfstoff, der bereits klinisch erprobt wird. Die neue Impfung wird aber auch angepeilt gegen Tuberkulose,

Tollwut, Hepatitis B und C, Herpes und Windpocken. Auch die Malaria, gegen die es trotz vieler Bemühungen noch keine wirksame Impfung gibt, sowie andere wichtige Tropenkrankheiten haben die Impfstofforscher im Visier. Dazu zählen die von einem Einzeller verursachte Leishmaniose und die durch den Pärchenegel hervorgerufene Bilharziose.

Verschiedene Forschergruppen in der Welt arbeiten an einer weiteren interessanten Methode zur Vakzineproduktion: Sie machen Pflanzen gentechnisch zu Impfstoffherstellern. Die Wissenschaftler denken sogar daran, daß die Vakzine in Zukunft möglicherweise als Teil der Nahrung mitgegessen werden könnten.

Noch steckt die Entwicklung der pflanzlichen Impfstoffe in den Kinderschuhen. Beispielsweise ist ungeklärt, wie sehr die Pflanzenvakzine, sollten sie injiziert werden, von Alkaloiden und anderen giftigen Pflanzeninhaltsstoffen gereinigt werden müßten. Befürchtet wird außerdem, daß eßbare Impfstoffe das Gegenteil von dem bewirken könnten, was ihre Entwickler planen. Statt Immunität könnten sie – wie manche anderen Proteine in der Nahrung – Toleranz hervorrufen. In diesem Fall würde sich die körpereigene Abwehr an die fremden Proteine gewöhnen und sich im Fall einer Infektion nicht wehren. Als großen Vorteil sehen die Wissenschaftler, daß pflanzliche Impfstoffe vermutlich billiger hergestellt werden könnten als herkömmliche. Davon würden besonders Entwicklungsländer profitieren.

Ein erstes Ziel haben die Wissenschaftler erreicht: Versuchstiere haben sowohl nach der Injektion als auch nach dem Verzehr pflanzlicher Impfstoffe Antikörper entwickelt. Der Biologe Charles Arntzen und seine Kollegen von der Texas A & M University in Houston schleusten ein Gen in Tabakpflanzen ein, das die Information für die Herstellung eines Oberflächenproteins des Hepatitis-B-Virus trägt. Die Pflanzen stellten daraufhin das Protein her. Dieses führte in Mäusen zu einer Immunantwort gegen Hepatitis B.

Ebenso brachten die Wissenschaftler Kartoffelpflanzen dazu, toxische Proteine des Durchfallerregers Escherichia coli in ihren Knollen zu produzieren. Mäuse, die die rohen Kartoffeln fraßen, bildeten Antikörper gegen das Toxin. Diese fanden sich auch im Verdauungssystem der Tiere, wo sie bei einer bakteriellen Infektion besonders notwendig sind. Noch ist ungeklärt, ob der eßbare Pflanzenimpfstoff tatsächlich bei den Tieren eine Infektion mit dem Krankheitserreger verhindern kann.

Kochen darf man die Pflanzenmedizin nicht. Die Hitze würde das Impfprotein zerstören. Vermutlich würde es dann keine oder nur noch eine schwache Immunantwort hervorrufen. Diesem Problem wollen Arntzen und seine Kollegen jetzt mit transgenen Bananen aus dem Weg gehen. Erste Versuche versprechen Erfolg. Vielleicht wird eines Tages wahr, wovon Arntzen träumt: daß Mütter ihren Babys mit dem Brei gleichzeitig den Immunschutz vor mehreren Infektionskrankheiten aus dem Gläschen löffeln.

Anhang

Wo Sie Rat und Hilfe finden

Überregionale Adressen

Robert Koch-Institut
Bundesinstitut für Infektionskrankheiten und nichtübertragbare Krankheiten
Reichpietschufer 74
10785 Berlin
Tel.: (030) 4547-4

Deutsche Aids-Hilfe e. V.
Dieffenbachstr. 33
10967 Berlin
Tel.: (030) 6900870

(In allen größeren Gesundheitsämtern findet eine Aidsberatung statt. Der HIV-Antikörpertest wird kostenlos und anonym durchgeführt.)

Bundesvereinigung für Gesundheit e. V.
Heilsbachstr. 30
53123 Bonn
Tel.: (0228) 987270

Bundeszentrale für gesundheitliche Aufklärung
Postfach 910152
51071 Köln
Tel.: (0221) 8992-1

Paul-Ehrlich-Institut
Bundesamt für Sera und Impfstoffe
Paul-Ehrlich-Str. 51-59
63225 Langen
Tel.: (06103) 77-0

Deutsches Zentralkomitee zur Bekämpfung der Tuberkulose
III. Medizinische Universitätsklinik
Langenbeckstr. 1
55131 Mainz
Tel.: (06131) 172275 oder (06136) 8424

Deutsches Aussätzigen-Hilfswerk e.V.
Dominikanerplatz 4
97067 Würzburg
Tel.: (0931) 7948-0

Tropenmedizinische Institute

Landesinstitut für Tropenmedizin
Berlin
Engeldamm 62-64
10179 Berlin
Tel.: (030) 2746-0

Institut für Medizinische Parasitologie
der Universität Bonn
Sigmund-Freud-Str. 25
53127 Bonn
Tel.: (0228) 287-5673/74

Institut für Tropenmedizin
Städtisches Klinikum Dresden-Friedrichstadt
Friedrichstr. 41
01067 Dresden
Tel.: (0351) 496-3092 und -3172

Tropenmedizinisches Konsultationszentrum
Thälmannstr. 25
99085 Erfurt
Tel.: (0361) 5667218

Institut für Umweltmedizin
Georg-August-Universität
Windausweg 2
37073 Göttingen
Tel.: (0551) 394959/60

Bernhard-Nocht-Institut für Tropenmedizin
Bernhard-Nocht-Str. 74
20359 Hamburg
Tel.: (040) 311820

Klinikum der Universität Heidelberg
Abteilung 17. 4. Tropenmedizin
Im Neuenheimer Feld 324
69120 Heidelberg
Tel.: (06221) 562905 und 562999

Abteilung für Infektions- und Tropen-
medizin
Klinik für Innere Medizin IV
Härtelstr. 16-18
04107 Leipzig
Tel.: (0341) 9724972

Abteilung für Infektions- und Tropen-
medizin
Universität München
Leopoldstr. 5
80802 München
Tel.: (089) 2180-3517 und 398844

Abteilung für Tropenmedizin und
Infektionskrankheiten
der Universität Rostock
Ernst-Heydemann-Str. 6
18057 Rostock
Tel.: (0381) 494-7516

Tropenklinik
Paul-Lechler-Krankenhaus
Paul-Lechler-Str. 24
72076 Tübingen
Tel.: (07071) 2060

Institut für Tropenmedizin
der Universität Tübingen
Keplerstr. 15
72074 Tübingen
Tel.: (07071) 292364

Sektion Infektiologie und klinische
Immunologie
Medizinische Klinik und Poliklinik
der Universität Ulm
Robert-Koch-Str. 8
89081 Ulm
Tel.: (0731) 5024420

Tropenmedizinische Abteilung
Missionsärztliche Klinik
Salvatorstr. 7
97074 Würzburg
Tel.: (0931) 791-2825

Tropenmedizinische Abteilung des
Schweizerischen Tropeninstituts
Socinstr. 57
CH-4002 Basel
Tel.: (0041-61) 284-8111

*Informationen über Schutzmaßnah-
men vor Fernreisen*

Deutsches Grünes Kreuz
Schuhmarkt 4
35037 Marburg
Tel.: (06421) 293-0

Centrum für Reisemedizin
Oberrather Str. 10
40472 Düsseldorf
Tel.: (0211) 904290

Literatur

Abb, J., Virushepatiden, Marburg 1994

Ackerknecht, E., Murken, A., Geschichte der Medizin, Stuttgart 1992

Aids in Europa –Vierteljahresbericht der WHO, in: Bundesgesundheitsblatt 1 (1996), S. 22-27

Alexander, M., Raettig, H., Infektionskrankheiten, Stuttgart-New York 1992

AMA's Council on Scientific Affairs, Epidemic Infectious Disease Risks: Striving for Perspective, in: Journal of the American Medical Association, Nr. 3 (1996), S. 181

Anderson, G., US shuts down monkey trade, in: Nature, Nr. 344 (1990), S. 369

Andrei, G., De Clerq E., Molecular approaches for the treatment of hemmorrhagic fever virus infections, in: Antiviral Research, Nr. 22 (1993), S. 45-75

Bakken, J. S., Krueth, J., Wilson-Nordskog, C., Tilden, R. L., Asanovich, K., Dumler, J. S., Clinical and Laboratory Characteristics of Human Granulocytic Ehrlichiosis, in: Journal of the American Medical Association, Nr. 3 (1996)

Banz, K., Rohrbacher, R., Schwicker, D., Die Soziökonomie der chronischen Lebererkrankungen in Deutschland, Bern 1993

Baumgarten, R., Aktuelle Gefährdung durch die Pest?, in: Zeitschrift für Ärztliche Fortbildung, Nr. 1 (1995), S. 41f.

Bayerische Gesellschaft für Immun-, Tropenmedizin und Impfwesen, Konsensuspapier Hepatitis B, München 1996

Beutin, L., Niemer, U., Erkennung, Verhütung und Bekämpfung von Infektionen durch enterohämorrhagische E. coli (EHEC), in: Bundesgesundheitsblatt, Nr. 11 (1995), S. 422-427

Beutin, L., Zur Epidemiologie von Infektionen durch enterohämorrhagische E. coli (EHEC) in der Bundesrepublik Deutschland, in: Bundesgesundheitsblatt, Nr. 11 (1995), S. 428f.

Blaser, M. J., Der Erreger des Magengeschwürs, in: Spektrum der Wissenschaft, Nr. 4 (1996), S. 68-74

Bösel, B., Luttmann, U., Hartung, K., Praktikum des Infektions- und Impfschutzes, Berlin 1995

Brede, H. D., «Neue» Infektionskrankheiten, in: Münchener Medizinische Wochenschrift, Nr. 46-49 (1995), S. 797-822

Brodt, H.-R., Helm, E., Kamps, B., et al., Aids 1995 – Diagnostik und Therapie HIV-assoziierter Erkrankungen, Wuppertal 1995

Bruce-Chwatt, L. J., Essential Malariology, London 1993

Burgess, J., Marten, M., Taylor, R., Mikrokosmos, Heidelberg 1990

Burmester, G., Rittig, M., Häupl, T. (Hg.), Lyme-Borreliose: Neue Aspekte in Klinik und Diagnostik, Basel 1993

Cannon, G., Teufelskreis. Wenn Antibiotika krank machen, Köln 1994

Centers for Disease Control and Prevention, Addressing Emerging Infectious Disease Threats: A Prevention Strategy for the United States, Münchener Medizinische Wochenschrift, Nr. RR-5 (1994)

Centers for Disease Control and Prevention, Cholera Associated with Food Transported from El Salvador-Indiana, 1994, in: Münchener Medizinische Wochenschrift, Nr. 20 (1995), S. 385

Centers for Disease Control and Prevention, Diphtheria Epidemic – New Independent States of the Former Soviet Union, 1990-1994, in: Münchener Medizinische Wochenschrift, Nr. 10 (1995), S. 177-181

Centers for Disease Control and Prevention, Imported Dengue – United States, 1993-1994, in: Münchener Medizinische Wochenschrift, Nr. 18 (1995), S. 353-356

Centers for Disease Control and Prevention, Legionnaires' Disease Associated with Cooling Towers – Massachusetts, Michigan, and Rhode Island, 1993, in: Münchener Medizinische Wochenschrift, Nr. 27 (1994), S. 491ff.

Centers for Disease Control and Prevention, Lyme Disease – United States, 1994, in: Münchener Medizinische Wochenschrift, Nr. 24 (1995), S. 459-462

Centers for Disease Control and Prevention, Prevention and Control of Influenza, in: Münchener Medizinische Wochenschrift, Nr. RR-3 (1995)

Centers for Disease Control and Prevention, Update: Outbreak of Legionnaires' Disease Associated with a Cruise Ship, 1994, in: Münchener Medizinische Wochenschrift, Nr. 31 (1994), S. 574f.

Centers for Disease Control and Prevention,Update: Vibrio cholerae O1-Western Hemisphere, 1991-1994, and V. cholerae O139 – Asia, 1994, in: Münchener Medizinische Wochenschrift, Nr. 11 (1995), S. 215

Chopra, I., Hodgson, J., Metcalf, B., Poste, G., New Approaches to the Control of Infections Caused by Antibiotic-Resistant Bacteria, in: Journal of the American Medical Association, Nr. 5 (1996), S. 401ff.

Clemens, J., et al., Evaluationg New Vaccines for Developing Countries, in: Journal of the American Medical Association, Nr. 5 (1996), S. 390-397

Collinge, J., Rossor, M., Commentary: A new variant of prion disease, in: The Lancet, Nr. 347 (1996), S. 916f.

Cook, G. C., Manson's Tropical Diseases, London 1996

Daschner, F., Antibiotika am Krankenbett, Berlin-Heidelberg-New York 1996

Defoe D., A journal of the plague year 1665, Marburg 1987

Demling, L., Ist Gastritis eine Krankheit?, in: Spektrum der Wissenschaft, Nr. 3 (1992), S. 22-25

Der Weltgesundheitsbericht 1995, in: Bundesgesundheitsblatt, Nr. 1 (1996), S. 15-22

Deutsches Grünes Kreuz (Hg.), Reisen und Gesundheit-Impfbestimmungen und Gesundheitsratschläge, Marburg 1995

Deutsches Zentralkomitee zur Bekämpfung der Tuberkulose, 21. Informationsbericht, Frankfurt am Main 1995

Dinges, M., Schlich, T. (Hg.), Neue Wege in der Seuchengeschichte, Stuttgart 1995

Diringer, H., Özel M., Übertragbare spongiforme Enzephalopathien – Wodurch werden sie verursacht?, in: Spektrum der Wissenschaft, Nr. 3 (1995), S. 52ff.

Dixon, B., Der Pilz, der John F. Kennedy zum Präsidenten machte und andere Geschichten aus der Welt der Mikroorganismen, Heidelberg-Berlin-Oxford 1995

Dönges, J., Parasitologie, Stuttgart 1980

Drabik, R., Die Lepra in der Gegenwart, Würzburg 1993

Dwyer, J., Krieg im Körper, Stuttgart 1994

Eberhard-Metzger, C., Ries, R., Viren, München 1995

Eberhard-Metzger, C., Seuchen, München 1996

Eckart, W. U., Gradmann, C., Ärztelexikon: von der Antike bis zum 20. Jahrhundert, München 1995

Espinel, C. H., On the Trail of Color, in: Journal of the American Medical Association, Nr. 3 (1996), S. 168

Evans, R. J., Tod in Hamburg. Stadt, Gesellschaft und Politik in den Cholera-Jahren, Reinbek bei Hamburg 1990

Ewald, P., Die Evolution der Virulenz, in: Spektrum der Wissenschaft, Nr. 6 (1993), S. 40-47

Feldmeier, H., Ebola-Epidemie in Zaire, in: Naturwissenschaftliche Rundschau, Nr. 10 (1995), S. 377ff.

Ferlinz, R. (Hg.), 100 Jahre Deutsches Zentralkomitee zur Bekämpfung der Tuberkulose. Pneumologie, Sonderheft 3, Nr. 12 (1995), S. 617-662

Fisher, J. A., Krankmacher Antibiotika. Warum die Seuchen wiederkommen, München 1995

Frese, W., Bald Impfschutz gegen Magengeschwüre?, in: MPG-Presseinformation, 30. April 1996

Gajdusek, D. C., Unconventional Viruses and the Origin an Disappearance of Kuru, in: Science, Nr. 4307 (1977), S. 943

Garrett, L., Die kommenden Plagen. Neue Krankheiten in einer gefährdeten Welt, Frankfurt am Main 1996

Gelderblom, H. R., Die Ausrottung der Pocken, in: Spektrum der Wissenschaft, Nr. 6 (1996), S. 36-42

Gibbons, Ann, Where Are New Deseases Born?, in: Science, Nr. 261 (1993), S. 680f.

Giese, A., Schulz-Schaeffer, J., Windl, O., Kretzschmar, A., Rinderwahn und Creutzfeldt-Jakob-Krankheit, in: Deutsches Ärzteblatt, Nr. 14 (1996), S. 712ff.

Goldmann, D. A., et. al., Strategies to Prevent and Control the Emergence and Spread of Antimicrobial-Resistant Mircroorganisms in Hospitals, in: Journal of the American Medical Association, Nr. 3 (1996), S. 234-240

Gradmann, C., Eckart W., Ärzte-Lexikon, München 1995

Graf, P., Kunath G., Lepra – aktuelle Anmerkungen zur Behandlung der Lepra, Würzburg 1992

Gronauer, W., Tbc: Keine Entwarnung für Deutschland. Münchener medizinische Wochenschrift, Nr. 50 (1995), S. 840ff.

Groschup, H., Haas B., BSE – eine Gesundheitsgefährdung für den Menschen?, in: Fleischwirtschaft, Nr. 9 (1995), S. 1087-1091

Habicht, G. S., Beck, G., Benach, J. L., Die Lyme-Krankheit, in: Spektrum der Wissenschaft, Nr. 9 (1987), S. 54-59

Hamouda, O., Kiehl, W., Voß, L., et al., Aids/HIV 1994 – Bericht zur epidemiologischen Situation in der Bundesrepublik Deutschland zum 31. 12. 1994. Robert Koch-Institut, Berlin 1995

Haverkamp, M., Schlüter, W., Zehm, B., Cholera in Osnabrück. Zur Problematik der städtischen Daseinsfürsorge im Industriezeitalter, Bramsche 1995

HIV-Arbeitskreis Rhein-Main-Neckar, Deutsche Aids-Hilfe Berlin (Hg.), HIV und Aids – Ein Leitfaden für Betroffene. Mainz 1996

Hobhouse, H., Fünf Pflanzen verändern die Welt. Chinarinde, Zucker, Tee, Baumwolle, Kartoffel, München 1992

Höpken, W., Willers, H., Epidemiologie der Influenza, in: Deinhardt, F., Liebing, H. E., Höpken, W. (Hg.), 30 Jahre Deutsche Vereinigung zur Bekämpfung der Viruskrankheiten e. V., Marburg 1985, S. 43-76

Hotz, J., Lösch, R., Demling, L. (Hg.), Infektionen bei Fernreisen. Prophylaxe und Therapie, Heidelberg-Leipzig 1995

Hu, D., Dondero, T., Rayfield, M., et al., The Emerging Genetic Diversity of HIV, in: Journal of the American Medical Association, Nr. 3 (1996), S. 210-216

Huss, G., Mit Kindern in die Tropen, Marburg 1994

Jahrling, P., Filoviruses and Arenaviruses, in: Murray, P., et al (Hg.), Manual of clinical microbiology, Washington 1995, S. 1068-1081

Janeway, C., Das molekulare Arsenal des Immunsystems, in: Spektrum der Wissenschaft, Spezial 2: Das Immunsystem (1993), S. 28-35

Kantor, F. S., Bekämpfung der Zecken-Borreliose, in: Spektrum der Wissenschaft, Nr. 12 (1994), S. 48-54

Kaufmann, S. H. E., Die multiresistente Tuberkulose, in: Die gelben Hefte. Nr. 2 (1994), S. 56-66

Kayser, F., Bienz, K., Eckert, J., Lindenmann, J., Medizinische Mikrobiologie, Stuttgart 1993

Kießling, S., Marcus, U., Vettermann, W., Deutsches Aids/HIV-Therapiestudienregister, Robert Koch-Institut, Berlin 1996

Kiper, M., Seuchengefahr aus der Retorte, Reinbek bei Hamburg 1992

Knobloch, J., Die Bedrohung durch exotische Seuchen, in: Future, Nr. 4 (1995), S. 72f.

Koch, M., Aids –Vom Molekül zur Pandemie, Heidelberg 1987

Koch, M., Impfungen können und müssen besser genutzt werden, in: Bundesgesundheitsblatt, Nr. 1 (1996), S. 1f.

Köster-Lösche, K., Rinderwahnsinn - BSE, München 1996

Kramer, M., Simon, M. M., Wallich, R., Lyme-Borreliose: Impfstoff-Forschung in Europa, in: Spektrum der Wissenschaft, Nr. 12 (1994), S. 54-55

Kretzschmar H., Dahme E., BSE – Die spongiformen Enzephalopathien und die Prionenhypothese, in: Deutsches Ärzteblatt, Nr. 38 (1990), S. 2797-2802

Krüger, N., Sanchez E., Tropenkrankheiten – Diagnostik, Therapie, Prävention, Darmstadt 1995

Kurth, R., Infektionskrankheiten der Zukunft, in: Aidsforschung, Nr. 4 (1991), S. 178-185

Laer, Gunther v., Gesundheit und Alltag in den Tropen, Jena-Stuttgart 1995

Lang, W. (Hg.), Tropenmedizin in Klinik und Praxis, Stuttgart 1993

Le Guenno, Bernard, Neue Seuchen durch hämorrhagische Viren, in: Spektrum der Wissenschaft, Nr. 8 (1995), S. 38-45

Lederberg, J., Infection Emergent, in: Journal of the American Medical Association, Nr. 3 (1996), S. 243ff.

Lederberg, J., Shope, R., Oaks, S. C., Jr. (Hg.), Emerging Infections. Microbial Threats to Health in the United States, Washington, D. C., 1992

Leisinger, K., Poverty, Sickness and Medicines – Development Policy, Health and the Role of the Pharmaceutical Industry in the Third World, Basel 1989

Levine, A.,Viren-Diebe, Mörder und Piraten, Heidelberg-Berlin-New York 1993

Lindenmann, J., Zwischen Ansteckung und Vererbung – Die spongiformen Enzephalopathien, in: einblick, Nr. 1 (1996), S. 6-9

Maass, G., Immunprophylaxe und Chemoprophylaxe der Influenza, in: Infektions-epidemiologische Forschung, Robert Koch-Institut, Nr. 1 (1996), S. 4f.

Maass, G., Stück, B. (Hg.), Virushepatitis A bis E – Diagnose, Therapie, Prophylaxe. Marburg 1994

Mackay, J., Der Weltgesundheitsatlas, Bonn 1993

Maiwald, M., Hassler, D., Zappe, H. A., Epidemiologie und Prophylaxe zeckenübertragener Krankheiten, in: Allgemeinarzt (1996), im Druck

Mantel, C. F., Klose, C., Scheurer, S., Vogel, R., Wesirow, A-L., Bienzle, U., Plasmodium falciparum malaria acquired in Berlin, Germany, in: The Lancet, Nr. 346 (1995), S. 320

Marwick, C., Readiness Is All: Public Health Experts Draft Plan Outlining Pandemic Influenza Response, in: Journal of the American Medical Association, Nr. 3 (1996), S. 179f.

McNeill, W., Die großen Epidemien, München 1978

McNeill, W., Seuchen machen Geschichte, München 1978

Mitchison, A., Mensch oder Mikrobe: Wer gewinnt, in: Spektrum der Wissenschaft, Spezial 2: Das Immunsystem (1993), S. 92-101

Moffat, A. S., Exploring Transgenic Plants As a New Vaccine Source, in: Science, Nr. 268 (1995)

Müller-Sacks, E., Ärztlicher Ratgeber für Auslandsaufenthalte, Berlin-Heidelberg-New York 1996

Nossal, G., Das Immunsystem, in: Spektrum der Wissenschaft, Spezial 2: Das Immunsystem (1993), S. 8-17

Nowak, M., McMichael, A., Die Zerstörung des Immunsystems durch HIV, in: Spektrum der Wissenschaft, Nr. 11 (1995), S. 52-64

Nye, K., Parkin, J., HIV und Aids, Heidelberg-Berlin-Oxford 1995

Olliaro, P., Cattani, J., Wirth, D., Malaria, the Submerged Disease, in: Journal of the American Medical Association, Nr. 3 (1996), S. 230-233

Özel, M., Baldauf, E., et al., Extrem kleine Virus-ähnliche Partikel in Gehirnproben Scrapie-Infizierter Hamster und von Creutzfeldt-Jakob-Patienten, in: Jahresbericht des Robert Koch-Instituts, Berlin 1994

Patarroyo, M. E., Der synthetische Malaria-Impfstoff SPf66, in: Robert Koch Mitteilungen, Nr. 19 (1995), S. 15-31

Patz, J. A., Global Climate Change and Emerging Infectious Diseases, in: Journal of the American Medical Association, Nr. 3 (1996), S. 217-223

Patz, J., Epstein, P., et al., Global Climate Change and Emerging Infectious Diseases, in: Journal of the American Medical Association, Nr. 3 (1996), S. 217-223

Paul, W., Abwehr von Krankheitserregern, in: Spektrum der Wissenschaft, Spezial 2: Das Immunsystem (1993), S. 46-53

Pinner, R., Teutsch, S., et al., Trends in Infectious Diseases Mortality in the United States, in: Journal of the American Medical Association, Nr. 3 (1996), S. 189-193

Porter, J. D. H., McAdam, K. P. W. J., Tuberculosis: Back to the Future, Chichester 1994

Postgate, J., Mikroben und Mensch. Die unsichtbare Macht der Bakterien und Viren, Heidelberg-Berlin-Oxford 1994

Prusiner, S., Prionen-Erkrankungen, in: Spektrum der Wissenschaft, Nr. 3 (1995), S. 44-54

Quast, U., Thilo, W., Fescharek, R., Impfreaktionen, Stuttgart 1993

Ramalingaswami, V., et al., Plague in India, in: Nature Medicine, Nr. 12 (1995), S. 1237ff.

Reiner, R., Antibiotics, Stuttgart 1982

Rich, V., Influenza epidemic in Russia likely to stay, in: The Lancet, Nr. 347 (1996), S. 182

Ridley, D., Skin Biopsy in Leprosy, Basel 1990

Ringwald, P., Bickii, J., Basco, L., Randomised trial of pyronaridine versus chloroquine for acute uncomplicated falciparum malaria in Africa, in: The Lancet, Nr. 347 (1996), S. 24-28

Robert Koch-Institut (Hg.) Diphtherie-Ansteckung nicht nur im Ausland möglich, in: Epidemiologisches Bulletin, Nr. 3 (1996), S. 15f.

Robert Koch-Institut (Hg.) Ein Sterbefall an Diphtherie in Baden-Württemberg, in: Epidemiologisches Bulletin, Nr. 4 (1995), S. 6f.

Robert Koch-Institut (Hg.), Aids/HIV-Infektionen – Globale Daten, in: Epidemiologisches Bulletin, Nr. 6 (1996), S 41f.

Robert Koch-Institut (Hg.), Aktuelle Hinweise zur Creutzfeldt-Jakob-Krankheit, in: Epidemiologisches Bulletin, Nr. 19 (1996), S. 130

Robert Koch-Institut (Hg.), Cholera in Westafrika, in: Epidemiologisches Bulletin, Nr. 11 (1996), S. 75

Robert Koch-Institut (Hg.), Cholera: Maßnahmen der Verhütung und Bekämpfung, in: Forschung aktuell – Schwerpunkt Impfungen, Berlin 1996

Robert Koch-Institut (Hg.), Creutzfeldt-Jakob-Krankheit – Neue Variante beschrieben, in: Epidemiologisches Bulletin, Nr. 13 (1996), S. 87f.

Robert Koch-Institut (Hg.), Creutzfeldt-Jakob-Krankheit in Deutschland, in: Epidemiologisches Bulletin, Nr. 16 (1996), S. 110f.

Robert Koch-Institut (Hg.), Delta-Studie – Durchbruch für die Kombinationstherapie bei HIV-Infektionen, in: Infektionsepidemiologische Forschung, Nr. 4 (1995), S. 1-16

Robert Koch-Institut (Hg.), Die Influenza-Epidemie in der Saison 1995/1996, in: Epidemiologisches Bulletin, Nr. 17 (1996), S. 116f.

Robert Koch-Institut (Hg.), Forschung aktuell – Aids, in: Infektionsepidemiologische Forschung, Nr. 1 (1996), S. 44-57

Robert Koch-Institut (Hg.), Forschung aktuell – Hepatitis, in: Infektionsepidemiologische Forschung, Nr. 4 (1995), S. 31-35

Robert Koch-Institut (Hg.), Forschung aktuell – Hepatitisviren, in: Infektionsepidemiologische Forschung, Nr. 1 (1996), S. 31f.

Robert Koch-Institut (Hg.), Globales Immunisierungsprogramm, in: Epidemiologisches Bulletin, Nr. 5 (1996), S. 31

Robert Koch-Institut (Hg.), Häufung von EHEC-Erkrankungen in Bayern, in: Epidemiologisches Bulletin, Nr. 20 (1996), S. 137f.

Robert Koch-Institut (Hg.), Hepatitis C – Übertragungswege, in: Infektionsepidemiologische Forschung, Nr. 1 (1996), S. 32f.

Robert Koch-Institut (Hg.), Hepatitis-G-Infektion – Aktueller Stand des Wissens, in: Epidemiologisches Bulletin, Nr. 9 (1996), S. 61f.

Robert Koch-Institut (Hg.), HIV und Aids in Deutschland – Zusammenfassende Betrachtung zur Situation am Ende des Jahres 1995, in: Epidemiologisches Bulletin, Nr. 3 (1996), S. 17ff.

Robert Koch-Institut (Hg.), Infektionen durch Hanta-Viren, in: Epidemiologisches Bulletin, Nr. 11 (1996), S. 73f.

Robert Koch-Institut (Hg.), Klinische Tests eines Impfstoffes gegen die Lyme-Borreliose, in: Infektionsepidemiologische Forschung, Nr. 1 (1996), S. 37

Robert Koch-Institut (Hg.), Multiresistente Tuberkulose in Deutschland, in: Infektionsepidemiologische Forschung, Nr. 1 (1996), S. 38f.

Robert Koch-Institut (Hg.), Neue Antibiotika gegen multiresistente Erreger, in: Infektionsepidemiologische Forschung, Nr. 1 (1996), S. 38

Robert Koch-Institut (Hg.), Neuer Erreger der humanen Ehrlichiose isoliert, in: Infektionsepidemiologische Forschung, Nr. 1 (1996), S. 42

Robert Koch-Institut (Hg.), Poliomyelitis in Deutschland, in: Epidemiologisches Bulletin, Nr. 1 (1996), S. 3ff.

Robert Koch-Institut (Hg.), Reduzierung des Mutter-Kind-Übertragungsrisikos und Behandlung HIV-infizierter Kinder, in: Infektionsepidemiologische Forschung, Nr. 4 (1995), S. 48f.

Robert Koch-Institut (Hg.), Therapie der HCV-Erkrankung, in: Infektionsepidemiologische Forschung, Nr. 1 (1996), S. 33

Robert Koch-Institut (Hg.), Tuberkulose, in: Epidemiologisches Bulletin, Nr. 12 (1996), S. 79-83

Robert Koch-Institut (Hg.), Typhus-Prophylaxe – wichtig für Reisende, in: Epidemiologisches Bulletin, Nr. 4 (1996), S. 23f.

Robert Koch-Institut (Hg.), Virushepatitis B – Zur aktuellen Situation, in: Epidemiologisches Bulletin, Nr. 48 (1995), S. 2

Robert Koch-Institut (Hg.), WHO-Expertenberatung zu BSE und zum Auftreten einer neuen Variante der CJK, in: Epidemiologisches Bulletin, Nr. 16 (1996), S. 107-111

Robert Koch-Institut (Hg.), WHO-Expertenberatung zur BSE und zum Auftreten einer neuen Variante der CJK, in: Epidemiologisches Bulletin, Nr. 16 (1996), S. 107-110

Robert Koch-Institut (Hg.), Zahl der Malariafälle bei Tropenrückkehrern steigt weiter, in: Epidemiologisches Bulletin, Nr. 7 (1996), S. 47f.

Robert Koch-Institut (Hg.), Zum Influenza-Vorkommen in der Saison 1995/96, in: Epidemiologisches Bulletin, Nr. 1 (1996), S. 1f.

Robert Koch-Institut (Hg.), Zum Problem der vancomycinresistenten Enterokokken (VRE), in: Epidemiologisches Bulletin, Nr. 6 (1996), S. 39f.

Robert Koch-Institut (Hg.), Zur Malaria-Situation, in: Epidemiologisches Bulletin, Nr. 15 (1996), S. 102f.

Robert Koch-Institut, Impfempfehlungen der Ständigen Impfkommission am Robert Koch-Institut (STIKO), Berlin 1995

Roitt, I., Brostoff, J., Male, D., Kurzes Lehrbuch der Immunologie, Stuttgart-New York 1987

Rott, R., Wie werden Viren zu Krankheitserregern?, in: Spiegel der Forschung, Nr. 2 (1995), S. 36-39

Roush, W., Modified Microbe My Boost TB Vaccine, in: Science, Nr. 271 (1996), S. 447

Rübsamen-Waigmann, H., Die vergessene Gefahr, in: Forschung Frankfurt, Nr. 1 (1995), S. 19-30

Rüden, H., Daschner, F., Schumacher, M., Nosokomiale Infektionen in Deutschland – Erfassung und Prävention (NIDEP-Studie), Baden-Baden 1995

Ruffié, J., Sournia, J., Die Seuchen in der Geschichte der Menschheit, München 1993

Sanchez, A., Kiley, M., et al., Sequence analysis of the Ebola virus genome – organization, genetic elements, and comparison with the genome of Marburg virus, in: Virus Research, Nr. 3 (1993), S. 215-240

Sandblom, P., Kreativität und Krankheit, Berlin-Heidelberg-New York 1990

Schadewaldt, H. (Hg.), Die Rückkehr der Seuchen. Ist die Medizin machtlos?, Köln 1994

Schipperges, H., Die Kranken im Mittelalter. München 1993

Schirmer, R. H., Malaria – Geschichte und Geschichten, in: Futura, Nr. 4 (1993), S. 15-21

Schmidt, J. M., Geschichte der Tuberkulin-Therapie – Ihre Begründung durch Robert Koch, ihre Vorläufer und ihre weitere Entwicklung, in: Pneumologie, Nr. 45 (1991), S. 776-784

Schmitschek, E., Werner, G. T., Malaria, Fleckfieber, Pest, Stuttgart 1985

Schnittler, H., et al., Replication of Marburg virus in human endothelial cells, in: Journal of Clinical Investigation, Nr. 91 (1993), S. 1301-1309

Schreiber, W., Mathys, F. K., Infectio. Ansteckende Krankheiten in der Geschichte der Medizin, Basel 1987

Schwarz, T., Jäger, G., Zur Bedeutung importierter viraler Infektionen, in: Deutsches Ärzteblatt, Nr. 21 (1995), S. 1510-1520

Scott, A., Zellpiraten – Die Geschichte der Viren, Basel 1990

Service, R. F., Antibiotics That Resist Resistance, in: Science, Nr. 270 (1995), S. 724-727

Shortridge, K. F., The next pandemic influenza virus?, in: The Lancet, Nr. 346 (1995), S. 1210ff.

Sichrovsky, P., Scheer, P., Resistent. Die Wiederkehr der Seuchen, Berlin 1995

Singleton, P., Einführung in die Bakteriologie, Wiesbaden 1995

Staines, N., Brostoff, J., James, K., Immunologisches Grundwissen, Stuttgart-New York 1987

Steere, A. C., Snydman, D., Murray, P., Mensch, J., Main, A. J., Wallis, R. C., Shope, R. E., Malawista, S. E., Historical Perspective of Lyme Disease, in: Zbl. Bakt. Hyg. A 263, (1986), S. 3-6

Stephenson, J., Conjugate Vaccines Hold Hope for Countering Resistant Pneumococcus, in: JAMA, Nr. 17 (1995), S. 1327f.

Stephenson, J., Disease Detectives Are Turning to Molecular Techniques to Uncover Emerging Microbes, in: Journal of the American Medical Association, Nr. 3 (1996), S. 176

Sticht-Groh, V., Bretzel, G., Lepra – Aktuelle Aspekte einer Erkrankung aus biblischer Zeit, in: Immun-Infekt, Nr. 23 (1995), S. 216-221

Stock, R. F., Cholera in Africa, International African Institute, London 1976

Thilo, W., Die aktuelle Diphtherie-Epidemie, in: Bundesgesundheitsblatt, Nr. 3 (1995), S. 82f.

Thilo, W., Die Diphtherie – Erneut ein Infektionsrisiko?, in: Sander, J., Sander, U. (Hg.), Verbindung von Ökonomie und Ökologie mit den Zielen der Krankenhaushygiene, Osnabrück 1994, S. 173-182

Throm, D., Das Diphtherie-Serum: Ein neues Therapieprinzip, seine Entwicklung und Markteinführung, Stuttgart 1995

Tweel van den, J., et al., Immunologie, Heidelberg 1991

Uphoff, H., Szecsenyi, J., Influenza-Monitoring mit dem bundesweiten Sentinel-System der Arbeitsgemeinschaft Influenza (AGI), in: Infektionsepidemiologische Forschung, Nr. 1 (1996), S. 6-11

Vasold, M., Pest, Not und schwer Plagen – Seuchen und Epidemien vom Mittelalter bis heute, München 1991

Vetter, C., Viren – harmlos bis tödlich, Stuttgart 1994

Weber, T., Poser, S., Kretzschmar, H., Prionenkrankheiten – heutiger Wissensstand, in: Deutsches Ärzteblatt, Nr. 44 (1994), S. 3021-3030

Wilderotter, H. (Hg.), Das große Sterben. Seuchen machen Geschichte, Berlin 1995

Will, R. G., Ironside, J. W., et al., A new variant of Creutzfeldt-Jakob disease in the UK, in: The Lancet, Nr. 347 (1996), S. 921-925

Willers, H., Die Influenza: Ein ständig wiederkehrender Verwandlungskünstler, in: Infektionsepidemiologische Forschung, Nr. 1 (1996), S. 1-4

Winau, R., Paul Ehrlich und die Berliner Medizin, in: Chemotherapie Journal, Band 4, Nr. 2 (1995), S. 57

Winker, M., Flanagin A., Infectious Diseases – A Global Approach to a Global Problem, in: Journal of the American Medical Association, Nr. 3 (1996), S. 245f.

Winstanley, P., Pyronaridine: a promising drug for Africa?, in: The Lancet, Nr. 347 (1996), S. 2f.

World Health Organization, Communicable Diseases Control, Kopenhagen 1995

World Health Organization, Diphtheria – A New Emergency, Kopenhagen 1995

World Health Organization, Human Plague in 1993, in: Weekly Epidemiological Record, Nr. 7 (1995), S. 45-48

World Health Organization, The World Health Report 1995, Genf 1995

Yawalkar, S., Leprosy for medical practitioners and paramedical workers, Basel 1994
Yawalkar, S., McDougall A., Leprosy – basic information and management, Basel 1987
Zielonka, W. v., Kleine Touristik- und Tropenmedizin, Stuttgart 1995
Zinsser, H., Ratten, Läuse und Geschichte, Stuttgart 1949

Index

Die Entdeckerin der springenden Gene

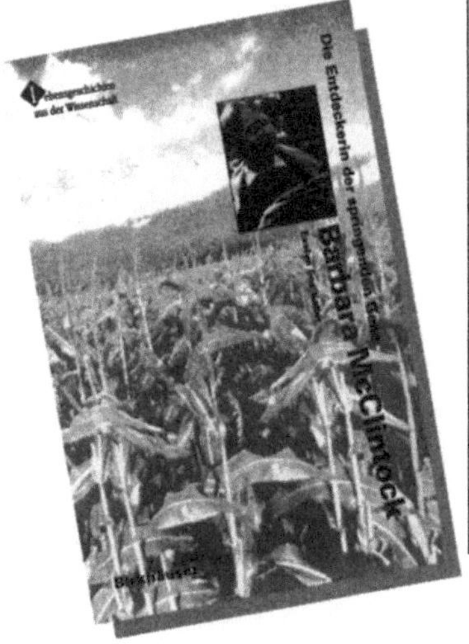

Diese erste deutsch-
sprachige Biographie
von Barbara McClintock
beschreibt das bewegte
Leben einer außerge-
wöhnlichen Frau und
Wissenschaftlerin.

Evelyn Fox Keller
Barbara McClintock
Die Entdeckerin der
springenden Gene
Aus dem Englischen von G. Bosch
246 Seiten, 13 sw- und
4 Strichabbildungen.
Gebunden mit Schutzumschlag
ISBN 3-7643- 5013-X

**In allen Buchhandlungen
erhältlich**

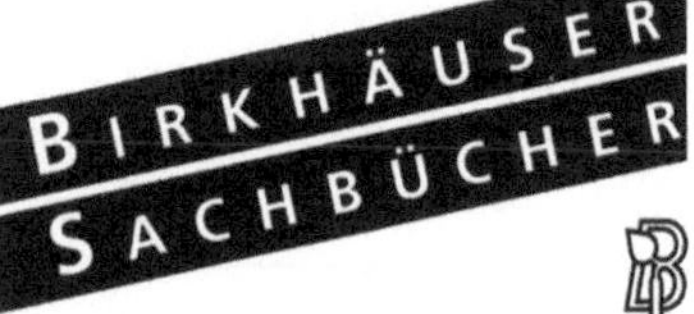

Die Kulturgeschichte unseres Wissens

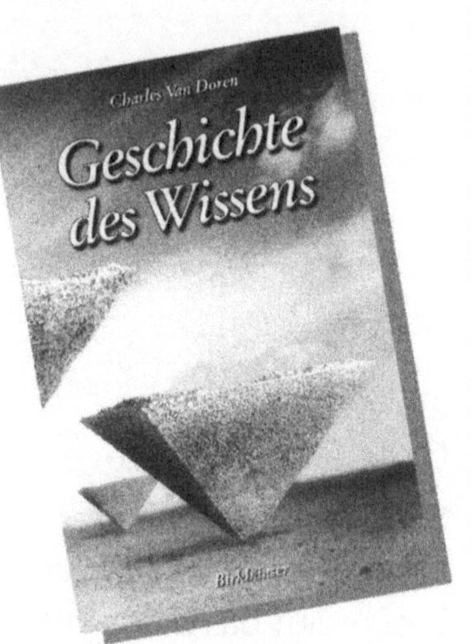

Eine Kulturgeschichte
des Wissens. Von den
antiken Kulturen der
Ägypter und Griechen
bis ins ausgehende 20.
Jahrhundert reicht der
Spannungsbogen dieses
bemerkenswerten
Buches.

Charles Van Doren
Geschichte des Wissens
Aus dem Amerikanischen
von Anita Ehlers
528 Seiten
Gebunden mit
Schutzumschlag
ISBN 3-7643-5324-4

**In allen Buchhandlungen
erhältlich**

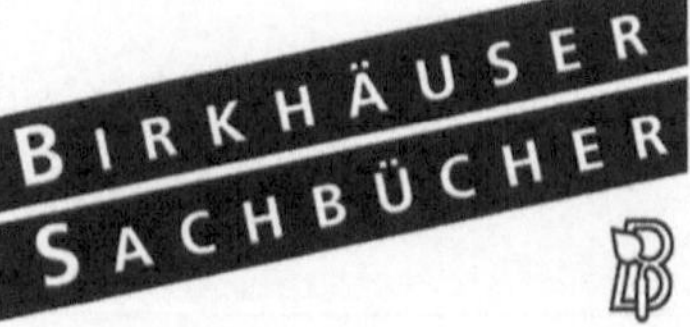